- 国家卫生和计划生育委员会"十三五"规划教材
- 全国高等学校教材

供眼视光学专业用

眼 镜 学

—— 第 3 版 ——

主　　编　瞿　佳　陈　浩
副主编　何　伟　高祥璐　李　雪　倪海龙
编　　者（以姓氏笔画为序）

丁冬冬　天津医科大学眼科临床学院　　　倪海龙　浙江大学医学院
李　雪　哈尔滨医科大学　　　　　　　　高祥璐　天津医科大学
何　伟　辽宁何氏医学院　　　　　　　　唐　萍　首都医科大学
陈　浩　温州医科大学　　　　　　　　　蓝卫忠　中南大学
赵　炜　第四军医大学　　　　　　　　　瞿　佳　温州医科大学
保金华　温州医科大学

编写秘书　卓佐跑　温州医科大学
融合教材数字资源负责人　瞿　佳　温州医科大学
融合教材数字资源秘书　马　轶　温州医科大学

人民卫生出版社

图书在版编目(CIP)数据

眼镜学 / 瞿佳,陈浩主编. —3 版. —北京:人民卫生出版社,2017

ISBN 978-7-117-24737-5

Ⅰ.①眼… Ⅱ.①瞿… ②陈… Ⅲ.①眼镜学-医学院校-教材 Ⅳ.①R778.3

中国版本图书馆 CIP 数据核字(2017)第 149003 号

人卫智网	www.ipmph.com	医学教育、学术、考试、健康, 购书智慧智能综合服务平台
人卫官网	www.pmph.com	人卫官方资讯发布平台

眼 镜 学
第 3 版

主　　编:瞿　佳　陈　浩
出版发行:人民卫生出版社(中继线 010-59780011)
地　　址:北京市朝阳区潘家园南里 19 号
邮　　编:100021
E - mail:pmph @ pmph.com
购书热线:010-59787592　010-59787584　010-65264830
印　　刷:北京汇林印务有限公司
经　　销:新华书店
开　　本:850×1168　1/16　印张:17　插页:4
字　　数:515 千字
版　　次:2004 年 7 月第 1 版　2017 年 7 月第 3 版
　　　　　2025 年 5 月第 3 版第 13 次印刷(总第 21 次印刷)
标准书号:ISBN 978-7-117-24737-5/R·24738
定　　价:58.00 元

打击盗版举报电话:010-59787491　E-mail:WQ @ pmph.com
(凡属印装质量问题请与本社市场营销中心联系退换)

第三轮全国高等学校眼视光学专业本科国家级规划教材（融合教材）修订说明

第三轮全国高等学校眼视光学专业本科国家卫生计生委规划教材，是在第二轮全国高等学校眼视光学专业本科卫生部规划教材基础上，以纸质为载体，融入富媒体资源、网络素材、数字教材和慕课课程形成的"五位一体"的一套眼视光学专业创新融合教材。

第一轮全国普通高等教育"十五"国家级规划教材、全国高等学校眼视光学专业卫生部规划教材于2003年启动，是我国第一套供眼视光学专业本科使用的国家级规划教材，其出版对于我国眼视光学高等教育以及眼视光学专业的发展具有重要的、里程碑式的意义，为我国眼视光学高级人才培养做出了历史性的巨大贡献。本套教材第二轮修订于2011年完成，其中《眼镜学》为普通高等教育"十二五"国家级规划教材。两轮国家级眼视光专业规划教材建设对推动我国眼视光学专业发展和人才培养、促进人民群众眼保健和健康起到了重要作用。

在本套第三轮教材的修订之时，正逢我国医疗卫生和医学教育面临重大发展的重要时期，我们贯彻落实全国卫生健康大会精神和《健康中国2030规划纲要》，按照全国卫生计生工作方针、医药协同综合改革意见，以及传统媒体和新兴媒体融合发展的要求，推动第三轮全国高等学校眼视光学专业本科国家级规划教材（融合教材）的修订工作。

本轮修订坚持中国特色的教材建设模式，即根据教育部培养目标、国家卫生计生委用人要求，医教协同，由国家卫生计生委领导、指导和支持，教材评审委员会规划、论证和评审，知名院士、专家、教授指导、审定和把关，各大院校积极参与支持，专家教授组织编写，人民卫生出版社出版的全方位教材建设体系，开启融合教材修订工作。

本轮教材修订具有以下特点：

1. 本轮教材经过了全国范围的调研，累计共有全国25个省市自治区，27所院校的90名专家教授进行了申报，最终建立了来自15个省市自治区，25个院校，由52名主编、副主编组成的编写团队，代表了目前我国眼视光专业发展的水平和方向，也代表了我国眼视光教育最先进的教学思想、教学模式和教学理念。

2. 课程设置上，由第二轮教材"13+3"到本轮教材"13+5"的转变，从教师、学生的需要出发，以问题为导向，新增《低视力学实训指导》及《眼视光学习题集》。

3. 对各本教材中交叉重复的内容进行了整体规划，通过调整教材大纲，加强各本教材主编之间的交流，力图从不同角度和侧重点进行诠释，避免知识点的简单重复。

4. 构建纸质＋数字生态圈，完成"互联网＋"立体化纸数融合教材的编写。除了纸质部分，新增二维码扫码阅读数字资源，数字资源包括：习题、视频、动画、彩图、PPT课件、知识拓展等。

5. 依然严格遵守"三基"、"五性"、"三特定"的教材编写原则。

6. 较上一版教材从习题类型、数量上进行完善，每章增加选择题。选择题和问答题的数量均大幅增加，目的是帮助学生课后及时、有效地巩固课堂知识点。每道习题配有答案和解析，学生可进行自我练习。自我练习由学生借助手机或平板电脑终端完成，操作简便，激发学习兴趣。

本套教材为 2017 年秋季教材，供眼视光学专业本科院校使用。

第三轮教材(融合教材)目录

获取融合教材配套数字资源的步骤说明

1 扫描封底红标二维码，获取图书"使用说明"。

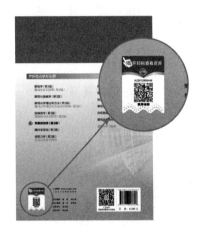

2 揭开红标，扫描绿标激活码，注册/登录人卫账号获取数字资源。

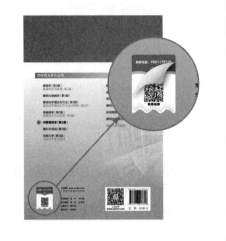

3 扫描书内二维码或封底绿标激活码随时查看数字资源。

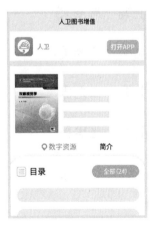

4 登录 zengzhi.ipmph.com 或下载应用体验更多功能和服务。

扫描下载应用

客户服务热线 400-111-8166

关注人卫眼科公众号
新书介绍　最新书目

前　言

在人的一生中，由于屈光不正、老视或保健和美观的目的，几乎所有人均需要配戴眼镜，因此，可以说眼镜与人有着千丝万缕的联系。作为一种特殊的医疗器具，眼镜可以用来矫正眼球屈光不正、保护眼睛健康和提高视觉功能等，被人们誉为"光学药物"。随着生活水平的日益改善，人们对与健康相关的生活品质的要求也不断提高，因此，能够拥有清晰、舒适和持久的视觉已经成为体现现代人生活质量不可或缺的组成部分。配戴眼镜正是能够帮助大部分人实现高品质视觉的重要手段。

眼镜学作为研究眼镜及其应用的一门科学，已经形成了相对独立的专业方向。它不仅涉及光学、材料学、化学和机械学等传统学科，还与眼生理学、眼科学、视光学、双眼视觉学和医学心理学等医学学科有着密不可分的联系。此外，它还涉及美学和人文学科等领域。本书初版于2004年，至今已有13年的历史。2011年，由人民卫生出版社出版的普通高等教育"十二五"国家级重点规划教材之一——《眼镜学》（第2版）已作为各大医学院校眼视光学专业的本科生教材并得到了广泛的使用。同时，它也是硕士研究生、博士研究生和眼科住院医师的专业参考书以及配镜师、制镜师的业务参考书。

根据各医学院校对本书的使用情况和反馈意见，同时结合学科的新进展，编写委员会对本书的编写思路进行了重新梳理。除了第一章绪论，依据课程学习和内容特征，全书分为两大部分：基础部分（第二章～第八章）和应用部分（第九章～第十四章）。基础部分以基本知识和相关知识间的系统关联作为学习基础，强调眼镜、眼睛、人和视觉的系统医学思维方式；应用部分则立足于临床实践需求的立场，以图文并茂的表达方式将理论知识自然过渡到实践应用，以具体测量、识别、制作和检验等作为学习线索，从简单的单光球镜循序渐进到各种复杂镜片的科学应用。《眼镜学》（第3版）具备更强的系统性和实用性，内容更加简明易懂。同时，本版《眼镜学》配备了数字资源，每个章节增设了相关内容的视频或动画，每章增加练习题并且加入习题解析，帮助读者更好地理解与掌握本教材内容。此外，《眼镜学》（第3版）配备了第2版《眼镜学实训指导》。

本书的撰写、修订和出版得到了人民卫生出版社的大力支持，也得到了各编者所在单位的支持。本书编写秘书卓佐跑、数字资源秘书马轶和温州医科大学的李雪在文稿收集、文字梳理及插图设计、修正和绘制等工作中做出了巨大努力。还要感谢辽宁何氏医学院的于翠老师和李晶老师为眼镜架及其调校和眼镜装配及质量控制章节提供资料并参与撰写。本书的完成凝聚了众多人的智慧和心血，在此无法一一列举，谨在此书出版发行之际表达我们诚挚的谢意！

瞿　佳　陈　浩

2017年2月27日

目　录

融合教材数字资源目录

第一章

绪　论

本章学习要点

- 掌握：眼镜学作为眼视光学专业课程的基本理念和理论；眼镜光学基本原理。
- 理解：眼镜是医疗器具，眼镜矫正的不仅仅是屈光不正，而是从人的整体角度提供更加清晰、舒适、持久的视觉质量和视觉功能。
- 了解：眼镜的历史和发展历程；一些重要的标志性事件。

关键词　眼镜　光学　医疗器具　矫正

眼视光学讲求"眼为器，视为本，光为用"。眼镜是通过矫正眼球屈光、保护眼睛健康和提高视觉功能的一种特殊的光学医疗器具。眼镜与每个人都有着密切关系，由于屈光不正、老视，或出于保健、美观、防护的目的，几乎人人都需要配戴眼镜。

眼镜在眼视光学科和行业发展过程中起着特别重要的作用，眼镜学是眼视光专业课程中的主要课程之一。眼镜学研究与眼镜光学、眼镜设计、制造装配等相关的内容，不仅涉及传统意义上的光学、材料学、化学等范畴，还与眼球生理学、光学、眼科学、视光学、双眼视觉学、医学心理学、美学和人文学等有着更加密不可分的联系。在眼镜光学的基础上，进而发展出接触镜、人工晶状体等用于视觉矫正的眼屈光矫正器具。

随着科学的发展和人们对视觉要求的提高，合适的眼镜不仅应带来清晰的视觉，还应让戴镜者获得舒适的感觉、持久的近距阅读和高品位的外观。特别随着互联网时代的到来，眼镜技术和营销也将带来新的变化和革新。

第一节　眼镜的历史和发展

在我国，可以查找到的最早相关的资料是在春秋末期的记载，齐国工业技术官书《考工论》就有用凹球面镜取火的记载，当时记载的是镜片的概念。

在欧洲，较早的相关文字记载可以追溯到 13 世纪，描述当时人们如何矫正视力。最典型的例子是古罗马皇帝尼禄，他在竞技场看角斗表演时，喜欢把一颗有弧形刻面的钻石拿起来放在一只眼前面，后人推测是利用凹面来矫正近视。后人很长一段时间将眼镜戏称为"尼禄的眼镜"。

真正将镜片用于矫正人眼屈光不正可能还是在中国。据考证，中国南宋时（即 13 世纪前半叶）已经发明了眼镜。根据 Duke-Elder 所著的眼科全书介绍，马可 - 波罗（Marco Polo，1254—1324）1270 年到北京（当时称为大都）时，看到元朝（忽必烈时代）官吏戴凸透镜阅读文件，遂将其带到威尼斯，由工匠设法仿制，因而使眼镜传入欧洲。

13 世纪末叶的欧洲，出现了把透镜紧贴在眼睛前面来细看东西的新鲜事，这个时期的透镜都是聚焦型的，都是由吹玻璃的工人磨制而成，尽管遭到科学家的反对，工匠们还是制造了很多能够用于看近物的透镜,他们还发现,人年纪越大,要求越大的透镜曲率。

将眼镜片用于提升人眼视觉的比较复杂的设计和创新是第一台显微镜。据记载,17世纪初,人们开始热衷自然科学研究,发现人类的裸眼限制了对自然事物的探索,因为无论人眼多么敏锐,也只能看清一定距离的东西。为了揭示自然的秘密,从硕大无比的到最渺小的,人们需要增加眼睛的能力。于是在1590年荷兰米德尔堡的约翰内斯和扎卡莱亚斯发明了一种满足这种需要的仪器,这是首次通过科学设置多个镜片的方式使人眼在正常状态下看到原本无法看见的物体。1610年,伽利略成功地使用望远镜放大微小的物体,这种仪器后来由列文霍克进行了改进,成为研究生物的显微镜。

最初被认同并普及使用的眼镜为手持式的单眼凸透镜,一片镜片连接一个手柄,类似现在的放大镜,后来制作成双眼排镜式,再后来用两根绳子系挂到耳朵上,然后逐步出现与现代接近的镜脚。

镜片的材料最初使用的是天然水晶,随着玻璃工业的发展,玻璃材料逐步取代了天然水晶。当几何光学知识和相关定律逐步被认识和应用后,人们发现镜片的屈光力与镜片材料的折射率有关。由此,不同种类和不同折射率的镜片材料随之相继出现,其中最具代表性的是折射率为1.523的皇冠玻璃(又称冕牌玻璃),它成为了玻璃镜片材料标准的对照材料。为了减轻镜片重量或减薄镜片的厚度,出现了高折射率的玻璃镜片。随着航空业的发展,一些原本为航空领域研制和发展的材料逐渐被民用,其中典型的例子就是树脂材料,如,哥伦比亚树脂材料第39号(Columbian resin 39,CR39)、聚碳酸酯(polycarbonate,PC)等,这些材料在眼镜领域的应用可以说为镜片材料带来了革命性发展,不仅达到了轻、薄的要求,更重要的是从医学角度使镜片材料更加安全、健康,使视觉更加清晰等。

眼镜的发展还体现在镜片表面镀膜技术的改进和临床应用上。镀膜从最初的耐磨损膜(又称加硬膜)到单层减反射膜,逐步发展到由耐磨损膜、多层减反射膜、憎水膜(称抗污膜)组成的复合膜,从生理和视觉角度减少了反光和眩光,阻断了紫外线等,从外观角度更加美观,从物理角度提高了镜片的耐用性。

镜片的设计从最原始的球面镜片发展到现在的非球面镜片。从屈光矫正的临床研究发现,球性或球柱镜片作为放置在眼外的镜片与眼球共同组合成光学系统后,也会产生另一些光学问题,如像差等,从而影响了成像效果。随着多学科研究的交叉、融合,如数学、光学和计算机学的应用,使得非球面设计更优化,不仅在成像质量方面解决了许多光学问题,在重量、镜片厚度等方面也达到了良好的效果,眼镜的新技术、新成果近年来一直层出不穷。

眼镜片设计方面的另一个突出例子就是矫正老视的镜片。虽然最早的眼镜是从矫正老视开始的,但老视矫正一直沿用了阅读附加的方式,这方面突破性的进展是出现了第一副双光镜,随之出现能看远、看中距离和看近的三光镜,20世纪50年代出现了渐变多焦点镜(又称渐变镜、渐进镜),即一副能满足不同距离注视要求的眼镜。虽然最初的设计存在诸如周边变形等许多问题,但随着计算机技术发展、临床经验积累和对眼球运动、调节和集合等方面的认识进一步深入,一代比一代更符合眼睛视觉生理的渐变镜已应运而生。

眼镜的发展还包括框架材料和框架设计。眼镜在安全、轻巧、舒适、时尚等方面都在不断进步,成为既具备视觉矫正功能、符合眼部和脸部生理,同时又具备时尚美学的特殊医疗器具,从而孕育了巨大的市场发展潜力。

第二节 眼镜学的地位与学习意义

笔记

近年来,眼镜学已成为我国许多高等院校眼视光学专业的必修课程之一,眼镜学已被纳入我国眼视光学高等教育体系。

一、眼镜学是眼视光学相关方法与技术的基础

眼镜学主要围绕框架眼镜进行科学阐述。它实际上还是眼视光学领域其他相关技术方面的基础，如接触镜、人工晶状体等。接触镜已经成为眼视光学临床三大成熟屈光矫正方式（框架眼镜、接触镜和屈光手术）之一。虽然接触镜在眼生理方面的作用与框架眼镜完全不同，但其光学原理和设计特征完全是以眼镜学为基础的。作为本专业的学生，掌握眼镜学的理论与技术将为进一步学习接触镜学打下基础。

人工晶状体实际上是置入人眼内的精致的微型透镜。由于放入眼内，对其材料与眼组织的相容性、稳定性均有特别高的要求，但究其光学原理，还是以眼镜学为基础。现代的人工晶状体可以是球面镜或球柱镜、可以是球面设计或非球面设计、可以是单焦点或多焦点，对这些光学特性的理解以及应用，都可以从眼镜学的课程中学到。

又如准分子激光角膜屈光手术，虽然是应用激光技术对角膜组织进行精确切削达到屈光矫治目的，但其原理还是相当于将矫正镜片"做"到了角膜上，激光在角膜上的切削模型和计算实际上还是基于镜片矫正屈光不正的光学原理。

二、眼镜是眼视光学中主要的光学矫正方法

无论是传统、经典的眼科学还是现代的眼视光学，其基本治疗手段是：手术、药物和光学矫正。在传统医疗服务模式中，人们往往生病后才求医，大多数人也是出现疾病症状后才开始治疗，因此以化学药物和手术为主，光学矫正为辅。随着人们对健康概念的认识发生变化，在信息科技时代，拥有良好视觉是现代社会文明最重要的健康标志之一，越来越多的人通过眼保健服务的方式在早期发现视觉问题，并且通过眼镜的光学矫正获得良好的视功能效果。因此，随着社会的进步和发展，光学矫正已经成为眼视光学医疗服务中的主要手段之一，被称为"光学药物"，因为它不仅达到屈光矫正的目的，而且还是恢复和拥有良好视觉功能等方面的重要手段。

三、眼镜的作用不仅仅限于屈光矫正

许多特殊的眼疾需要眼镜，许多特殊的工作岗位或阅读状态下也需要眼镜，因此现代的眼镜已被赋予了除屈光矫正以外的更多应用价值。

（一）眼镜与儿童斜视或弱视矫正

一些类型的儿童斜视或弱视如早期及时矫正和训练，可以迅速得以恢复。儿童斜视或弱视主要的治疗手段之一就是配戴矫正眼镜，并进行适当、有效的训练。这时候的眼镜不仅具备了视觉矫正功能，更重要的是还具备了矫治斜视弱视的效果。

（二）眼镜与无晶状体眼矫正

某些先天性白内障的婴幼儿，由于多种原因不能植入人工晶状体，这时眼镜即成为选择之一。这时候的镜片一般为高屈光度数的凸透镜，相当于一个外置的晶状体，如处理得当，可解决因无晶状体而发生的重度弱视、眼球震颤、眼球失用性斜视等问题。由于外置，该镜片的成像情况会差异于原位的晶状体，该差异包括：物像放大率、各种像差等，在给予矫正同时亦带来一些视觉问题，因此对眼镜片的设计提出了挑战。

（三）眼镜与低视力康复

低视力病人为视力较好的一眼的矫正视力低于 0.3（4.5）或视野小于 10°。配戴框架眼镜实际上是一种低视力病人经常选择使用的助视器方式。不仅如此，某些卒中、外伤引起的视野缺损者，亦可以使用特殊的眼镜，如菲涅耳棱镜（Fresnel prisms）等，达到扩大视野的目的。

笔记

（四）眼镜与安全防护

很早人们就已经认识到，在阳光特别强烈的时候，眼睛会有刺激感，通过有色镜片减少光亮，可以减少这种不舒适的感觉，因此很早就有了太阳镜这一概念。随着科学的发展和人们对大自然以及人的各种生理情况的认识，眼镜的安全概念普遍得到认识和应用，如儿童由于好动的性格，常常会因为跌破眼镜而损害眼睛，因此，许多国家规定，对需要配戴眼镜的儿童进行验配时，医师有责任推荐 PC 片。

眼镜还广泛用于国防、特殊工种和医疗防疫等，如防弹、防火、防生化、防微生物污染、抗冲击等，是一种增强安全性的特需装备。

（五）眼镜与紫外线防护

紫外线对人眼从外到里的各层组织、包括从角膜到视网膜均有不同程度的损伤可能。随着地球环境的变化，臭氧层被破坏，人们在户外活动时与紫外线接触的机会也增加，因此如何防范紫外线对人眼的伤害日益引起人们的关注。

抗紫外线最便捷、有效的工具是眼镜，且以框架眼镜为主。虽然配戴太阳镜的目的之一是减少透光量，但在阳光直射条件下，抗紫外线能力才是现代衡量镜片质量的一个重要指标。除阳光直射外，一些反射现象，如水面反射、雪地、平整的马路等都会出现大量的紫外线，因此框架镜片材料是否具备抗紫外线能力或抗紫外线能力的强弱成为现代镜片材料的主要控制指标之一。

（六）眼镜与时尚

眼镜是时尚的标志，如何设计新颖的款式和材质，与脸形和肤色匹配，与装束合理搭配，与气质相符，与环境，如工作环境、休闲环境相协调，已经成为现代时尚的重要部分。据统计，发达国家中等收入者，每人平均同时拥有七副不同款式和材质的眼镜。

第三节　学好眼镜学应建立的几个观点

一、眼镜是医疗器具的观点

人们常常注重眼镜的物理属性，而忽略了眼镜与人眼的生理和病理的关系。眼镜不仅是光学器具，它还具备商品性，更是特殊的器具，即医疗器具。镜片材料、设计或参数上的任何问题都可能引起作为身体局部组织的眼发生问题，从而不仅影响视觉，甚至影响人的全身健康。因此，许多国家政府立法部门制定了一系列条文规定，以保证镜片质量及其在使用时的安全性和有效性。

二、建立眼镜、眼睛与人的整体观点

应该认识到，戴在眼睛前的镜片不再是单纯的镜片，而是与眼球组成的新的眼球光学系统。眼睛虽然是完美的光学器具，但是由于各种因素的变化，如角膜过陡或过平、眼轴过长或过短、眼睛调节问题等综合因素，使得外界所要注视的物体不能清晰成像在视网膜上，从而视物不清。通过眼外放置各种镜片，弥补眼球光学方面的缺陷，从而使外界物体成像在视网膜上。该光学镜片和眼球相当于重新组成了理想的眼球光学系统，而此时的光学镜片就成为眼的重要部分。因此，学习眼镜学时，必须考虑眼睛和人的存在，必须考虑眼镜与眼睛之间的相互依存关系。

眼球的理想成像仅仅是完成视觉任务的第一步，更重要的是人除了主观感觉视物清楚外，还应达到看得舒服，阅读持久的要求。从生理角度看，视网膜清晰像必须通过健康的视神经、视路，到达视皮质，并加工成视觉信息而被人所感受。另外，双眼成像系统对外界物

笔记

体所成的像质，须在大小、色泽、清晰度等方面达到基本一致时，才能通过健康的视觉皮质系统获得双眼单视的效果。

此外，人们用眼的习惯、对过去眼镜处方的使用习惯、工作的特殊环境、对时尚的不同看法等都会影响人们对符合视觉生理要求的健康镜片处方或矫正方式的选择。所以，我们在眼镜学的学习过程中，必须将眼镜与眼睛的光学和生理联系在一起，必须与人的整体联系在一起，必须"见物又见人"。

三、眼镜是多学科结合产物的观点

眼镜学是一门多学科交叉的课程，它以几何光学为基础，融合了数学、材料学、工学和计算机学等理工方面的学科，由于它的主要功能是矫正视力或改善视觉效果，因此又融合了眼球生理学、眼科学、视光学、双眼视觉学、医学心理学、美学和人文等学科。

目前从事眼镜学教学、科研和临床的人员大都具备医学背景，而从事眼镜制作和设计的人员大都为工程、材料和计算机学等理工科背景。由于眼镜在视觉健康方面承担着越来越重要的角色，不仅成为眼保健医疗部门的重要内容，而且在市场经济方面也在不断开拓，显示了巨大的潜力，所以越来越多的眼镜学研究和开发领域需要医学和理学的结合。同时，眼镜学也是进一步研究角膜接触镜、人工晶状体等用于人眼视觉矫正器具和技术的基础专业课程。

第四节　眼镜光学基本原理

一、光的基本概念

什么是光？这是被激烈辩论了几个世纪的主题。一方观点支持由惠更斯（Christian Huygens）提出的波动说（wave theory），而另一方观点支持由牛顿（Newton）提出的微粒说（corpuscular theory）。然而，这两个理论最终都被用于解释与光有关的现象。最后，源于普朗克（Planck）量子理论（quantum theory）的量子力学（quantum mechanics）成功合并了光的波动说和微粒说，提出了光的波 - 粒二象性（wave-particle duality）。

目前，光学按现象分为物理光学（physical optics）、几何光学（geometric optics），以及量子光学（quantum optics）。物理光学描述了光的波动性；几何光学将光看作光线，阐述了透镜和平面镜（lens and mirrors）的成像特性；量子光学涉及物质和光的相互作用（interaction of light and matter），把光看成同时具有波动和微粒的特性，即光子（photon）特性。本节主要涉及物理光学和几何光学。

（一）物理光学的基本概念

从物理学的角度，"光"的本质是一种电磁辐射（electromagnetic radiation），又称电磁波。电磁波与我们的日常生活密切相关，如可见光、红外线、紫外线，以及手机、电视和收音机接收的电波都属于电磁波；此外，微波炉也产生电磁波等等。而我们日常看到的"光"，即可见光，只是电磁波的很小一部分。

电磁波有特定的波长，这是波的一个基本要素。根据波长可以将电磁波分成几大类：波长由短到长依次为 γ 射线、X 射线、紫外线、可见光、红外线和无线电波（图 1-1）；而可见光的波长范围从 380～760nm，显然只是电磁波的

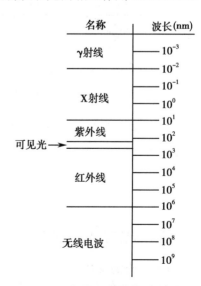

名称	波长(nm)
γ射线	10^{-3}
	10^{-2}
	10^{-1}
X射线	10^{0}
	10^{1}
紫外线	10^{2}
可见光→	10^{3}
红外线	10^{4}
	10^{5}
	10^{6}
	10^{7}
无线电波	10^{8}
	10^{9}

图 1-1　电磁波按照波长的分类

笔记

很小一部分。我们视网膜的视觉感受器(视锥细胞和视杆细胞)只对这部分的电磁波起反应,对其他部分的电磁波我们将"视而不见"。

光除了给我们亮的感觉外,还可以给我们颜色的感觉。色觉的产生依靠视网膜上三种含有不同光敏色素的视锥细胞,分别对不同波长的可见光最大程度地吸收,产生三种不同的视信号,在中枢产生特定的颜色感觉。各种波长可见光的不同组合将产生不同的色觉刺激,例如各种波长的可见光均匀组合将产生白色的感觉。而单一波长的可见光将产生单一的特定颜色感觉,称为单色光(monochromatic light)。单色光根据其波长由长到短依次产生红、橙、黄、绿、蓝、靛、紫的感觉随着光的波长逐渐变化,产生的色觉刺激也是逐渐过渡的,没有截然的界线(表1-1)。

表1-1   可见光波长与色觉反应关系

色觉反应	可见光波长(nm)	色觉反应	可见光波长(nm)
红	780～620	蓝	490～450
橙	620～590	靛	450～430
黄	590～560	紫	430～380
绿	560～490		

(二)几何光学基本概念

当我们研究光是如何成像时,我们可以将光的物理性质放在一边,不考虑其波长、振幅和频率,而以简单的几何原理进行分析。以下是几何光学的几个基本概念:

1. 光源   能发光的物体称为光源或发光体,如太阳、电灯等。如果发光体本身的体积与作用距离相比可以忽略不计,则称为点光源。例如遥远的恒星,虽然体积庞大,但与地球距离遥远,我们仍然可以将其称为点光源。

2. 光线   将光的传播方向用一条直线来表示,而忽略其直径、体积和所有的物理性质,只有位置和方向,这样的几何线条称为光线。光线是几何光学最基本的概念。

3. 光束   将一系列有一定关系的光线集合起来,称为光束。分四种不同的光束:会聚光束、发散光束、平行光束和像散光束(图1-2)。

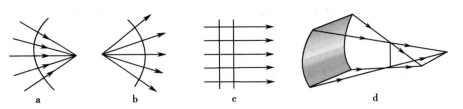

图1-2   四种不同类型的光束

a. 会聚光束   b. 发散光束   c. 平行光束   d. 像散光束

4. 光速   光在真空中的速度约为3×10^8m/s(准确的数值为299 792 458m/s)。当光进入其他透明介质时,速度就会减慢。光在该介质的速度(v)与在真空的速度(c)之比,称为该介质的折射率(n)。

$$n = \frac{c}{v}$$

公式1-1

二、光的反射和折射

(一)光的反射

当光线照射在物体表面,或两种介质的分界面,都会有一部分光线出现反射(reflection)。

笔记

究竟有多少光线反射则取决于物体的材料和光线投射的角度。一条光线照射在光滑的表面上，将出现反射（图1-3）。入射光线、反射光线与法线位于同一平面上，入射角 θ_1 等于反射角 θ_2，这就是光的反射定律。光的反射定律与光的波长、介质材料和入射角度均无关。

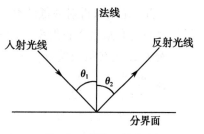

图1-3 光的反射定律

当一束光照射在光滑的平面上，如一面镜子上，出现的反射称为镜面反射（specular reflection）。当一束平行光线照射在光滑的平面上，反射的光线仍然是平行光线（图1-4）。如果光束照射在粗糙的表面上，每条光线仍然遵循反射定律，但每条反射光线的方向都不一样，这种现象则称为散射（diffusion）（图1-5）。

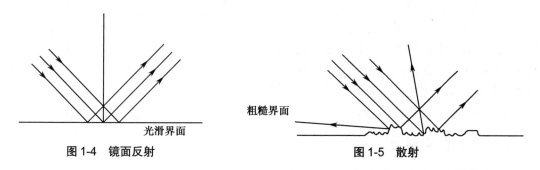

图1-4 镜面反射 　　　　　　　　　　　　图1-5 散射

（二）光的折射

当光线进入水中，除了一部分会反射，另一部分则进入水中，而且传播方向将发生改变。比如我们将一根筷子放入水中，会觉得筷子向上折了，其实筷子仍然是直的，是光线变"折"了。如图1-6所示，光线从空气投射到水面，部分光线进入水中，发生方向偏折，成为折射光线。这种现象称为光的折射。发生偏折的原因是光在两种介质的传播速度不一样。如图1-7所示，光线进入水面，同一波阵面在空气的部分速度快，到了水中则速度减慢，因而传播方向发生偏折。

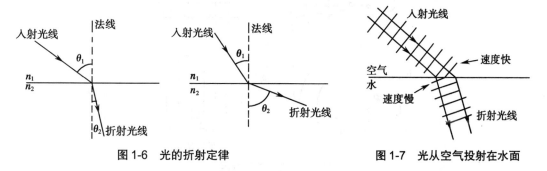

图1-6 光的折射定律 　　　　　　　　图1-7 光从空气投射在水面

如图1-6所示，入射光线、折射光线与法线在同一平面上，入射角 θ_1 的正弦与折射角 θ_2 的正弦之比，等于第二种介质的折射率 n_2 与第一种介质的折射率 n_1 之比，这就是光的折射定律。用公式表示为：

$$\frac{\sin\theta_1}{\sin\theta_2} = \frac{n_2}{n_1} \qquad \text{公式1-2}$$

例1-1：光线从空气（$n_1 = 1$）进入玻璃（$n_2 = 1.523$），入射角为45°，折射角 θ_2 是多少？

解：$\dfrac{\sin 45°}{\sin\theta_2} = \dfrac{1.523}{1}$

$\theta_2 = 27.7°$

笔记

因此,光线从折射率低的介质进入折射率高的介质,折射角小于入射角。反之,光线从折射率高的介质进入折射率高的介质,折射角则大于入射角。

例 1-2: 光线从玻璃($n_1 = 1.523$)进入空气($n_2 = 1$),入射角为 45°,折射角 θ_2 是多少?

解: $\dfrac{\sin 45°}{\sin \theta_2} = \dfrac{1}{1.523}$

$\sin \theta_2 = 1.077$,θ_2 不存在。

因此,当光线从折射率高的介质进入折射率低的介质,入射角恰好达到某一特定的角度时,折射角为 90°,实际上没有折射,只有反射,这个角称为临界角。光线以大于临界角入射,将都不会出现折射,称为全反射。上述例子就是属于全反射。间接检眼镜就是利用全反射的原理设计,如图 1-8 所示,光线以 45° 入射反射棱镜,入射角大于玻璃 / 空气的临界角(41°),光线不会发生折射,此棱镜相当于反射镜的作用,却比反射镜更好,不会损失光线。

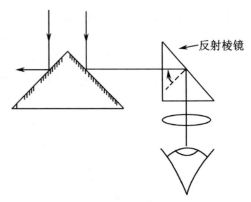

图 1-8　间接检眼镜的示意图

三、光束的聚散度

(一)聚散度(介质以空气为例)的概念

光束的聚散度(vergence)是指光束在空气中的特定位置,其聚集或发散的程度。

如图 1-9a 所示,点光源 A 发射出一束发散光束,在距离 A 较近的 B 点,光束的发散程度较大,而距离 A 很远处的 C 点,光束接近平行状态,发散程度变得很小。因此,光束的聚散度与会聚点或发散点的距离相关。

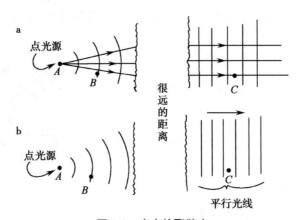

图 1-9　光束的聚散度

波阵面(wavefront)是指在波的空间分布中同相位的各点组成的几何面。如图 1-10a 所示,在均匀介质中,由点光源发出的光波,其波阵面就是一圈一圈的同心圆。光线(ray)是与波阵面相垂直的轨迹,光线就是通过发光点的直线,表示光的传播方向(图 1-9a,图 1-10b)。波阵面和光线是可以互相转换的,已知波阵面可以画出光线,已知光线也可以画出波阵面。

当光束位于空气中(空气的折射率 = 1),则光束的聚散度就是该点所在波阵面的曲率。如图 1-9b 所示,由 A 点发出的发散光束组成的波阵面,波阵面上 B 点距离 A 较近,所以 B 点的波阵面曲率较大,聚散度较高;而 C 点离 A 很远,波阵面近似于直线,聚散度趋向零。

笔记

可见在波阵面上距离光束的交点越近,聚散度越高,距离交点越远,聚散度越低。只有平行光束例外,其波阵面近于平坦,曲率为零,因而平行光束上各点的聚散度都为零。

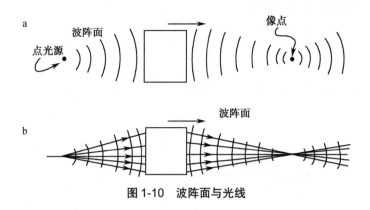

图 1-10 波阵面与光线

(二)聚散度的表示

当光束位于某折射率为 n 的介质中,其聚散度(L)是波阵面的曲率,用波阵面曲率半径(即与光束交点的距离 l,单位为 m)的倒数来表示。聚散度的单位是屈光度(diopter,D),用公式表示为:

$$L = \frac{n}{l}$$ 公式 1-3

若该介质为空气,$n=1$。

为了区分会聚光束和发散光束的聚散度,将会聚光束的聚散度定为正,发散光束为负。

如图 1-9,假设 B 点距离 A 点 1m,则 B 点的聚散度为 $L = \frac{n}{l} = -1.00\,\mathrm{D}$;$C$ 点距离 A 点无穷远,则 C 点的聚散度=0。

聚散度与距离的关系参见图 1-11 所示。

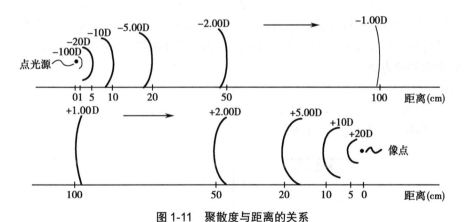

图 1-11 聚散度与距离的关系

(三)聚散度的应用

聚散度对于计算透镜屈光力和透镜成像非常重要。

透镜可以改变光束的聚散度,如凸透镜使光束趋于会聚,凹透镜使光束趋于发散。透镜使光束聚散度改变的程度称为透镜的镜度或屈光力(power),用 F 来表示。

如图 1-12 所示,物体 A 通过透镜 B,成像于 C,则光束进入透镜时的聚散度(物聚散度 U)、透镜屈光力(F)与光束离开透镜时的聚散度(像聚散度 V)的关系如下:

$$U + F = V$$ 公式 1-4

假设物体距离 A 透镜 1m,即物聚散度为 -1.00D,又知凸透镜 B 的屈光力为 $+3.00$D,

笔记

可以得出像聚散度为－1＋3＝＋2.00D，即离开透镜的光束聚散度为＋2.00D，因此像 C 距离透镜 50cm。

如果用 u 表示透镜与物体的距离（物距）、v 表示透镜与像的距离（像距）、f 表示透镜与像方焦点的距离（像方焦距），可以得出另一条公式：

$$\frac{1}{u}+\frac{1}{f}=\frac{1}{v}$$ 公式1-5

这两条公式是完全等效的。注意，这两条公式只适用于透镜放在空气中的成像计算。

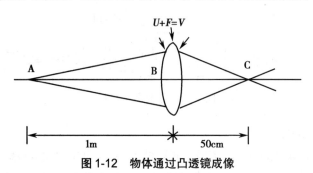

图 1-12 物体通过凸透镜成像

四、符号规则

对几何光学进行计算，必须遵循特定的符号规则。以下的计算遵循笛卡尔（Cartesian）系统：

1. 假定所有光线行进的方向都是从左向右。

例如我们要计算一个物体经过透镜成像在哪里时，这个物体通常要画在透镜的左侧，其发出的光线从左到右通过透镜。

2. 所有距离从透镜向左衡量为负，向右衡量为正，这是最重要的一条符号规则。

例如物体在透镜的左侧，物距是从透镜量度到物体，所以物距为负值。平行光线从左向右通过凸透镜焦点在透镜的右侧，所以凸透镜的焦距为正；反之，凹透镜的焦距为负。又例如透镜的表面为球面，对应的圆心在透镜的右侧，则曲率半径为正，对应的圆心在透镜的左侧，则曲率半径为负。

3. 所有距离从光轴向下衡量为负，向上衡量为正。

4. 所有角度由光线向光轴顺时针衡量为负，逆时针衡量为正。

符号规则的示意图如图 1-13 所示。

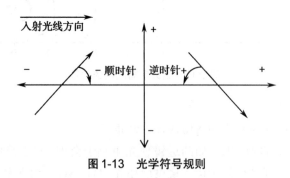

图 1-13 光学符号规则

（瞿 佳 陈 浩）

二维码1-1
扫一扫，测一测

笔记

第二章

眼球：生物器官和光学器官

本章学习要点

- 掌握：眼的生物特性；屈光不正的特点及其矫正。
- 熟悉：框架平面的距离效应；矫正透镜的放大性质。
- 了解：几种模型眼的构成及关键参数的特征。

关键词 生物特性 屈光不正 屈光矫正 距离效应 放大率

眼睛是以光作为适宜刺激的视觉生物器官，外界物体发出或反射出来的光线，经过正常眼的屈光系统将发生折射，在视网膜上形成清晰缩小的倒像。眼睛生理上的变化和屈光方面的变化将会改变人的视觉状况或质量，因此，了解眼球的生物特性和光学特性至关重要。

眼球的生物结构和功能是了解眼球屈光状况和解决屈光问题的知识基础，同时，眼球作为人的整体中的一部分，人体的许多变化，如大脑、血循环、肢体、内脏、内分泌、心理因素等或不健康均可引起眼球或者视觉的变化。因此，在学习和工作中必须建立眼睛与人的整体概念。

第一节　与视觉有关的眼球生物和光学特性

一、眼的生物特性

人眼包括眼球、视路和眼附属器三部分。眼球近似球形，有如两个不同曲率半径的球面对合而成，其最外层的前表面中央部分是透明的角膜，其余大部分为白色的巩膜。正常成人的眼球前后径平均为24mm，垂直径为23mm，水平径为23.5mm。

眼球由眼球壁和眼球内容物构成，从外至里，与视觉信息传递和反应有关的主要结构如下（图2-1，图2-2）：

（一）泪膜

泪膜被吸附在球结膜、睑结膜和角膜上皮上，面积约为16cm²，它润滑了整个眼球前表面，形成角膜光滑的光学表面。泪膜本身是透明的，并保持一定的厚度，从光学的角度看，相当于一个透镜。此外，泪膜可以清除外来眼表刺激物、过敏源等物质，泪膜中的过氧化酶、乳铁蛋白、溶解酵素等具有抗菌作用。

（二）角膜

角膜为眼球壁最外层前1/6部分，为稍向前凸的透明组织，略呈横椭圆形，横径约11.5～12mm，垂直径约10.5～11mm。直径小于10mm或大于13mm均为异常。角膜中央

笔记

11

部厚度约 0.5～0.55mm，从中央 3° 外开始增厚，周边部约 1mm。角膜内无血管，以保持角膜的透明性，它最大的作用是屈光作用。

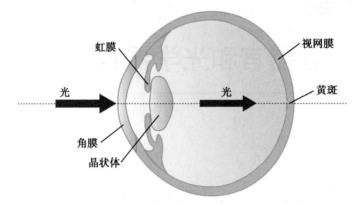

图 2-1　眼球结构简图

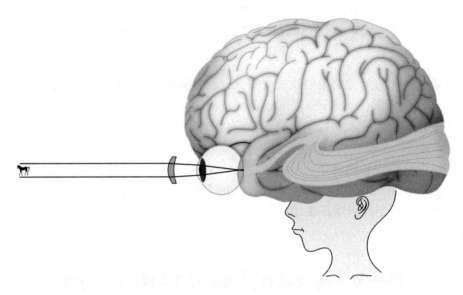

图 2-2　与视觉有关的眼球结构和视网膜到视觉皮质的通路简图

（三）巩膜

巩膜为眼球壁最外层后 5/6 部分，质地坚韧，呈乳白色，由致密且相互交错的胶原纤维组成，前接角膜；在后部，与视神经交接处，巩膜分为内外两层，外 2/3 移行于视神经鞘膜，内 1/3 呈网眼状，称为巩膜筛板。

（四）虹膜

虹膜为一圆盘状膜，自睫状体伸展到晶状体前面。虹膜的中央有一 2.5～4mm 的圆孔，称为瞳孔。受交感神经和副交感神经支配，瞳孔可以扩大或缩小，以调节进入眼内的光线，因此，从光学角度看，瞳孔类似光学仪器中的光圈。

（五）前房和后房

前房的前界为角膜的后表面，后界为虹膜和瞳孔区晶状体的前表面，前房内充满房水，容积约为 0.2ml，前房中央部深度即前房深度约 2.5～3mm。后房为虹膜后面、睫状体内侧、晶状体悬韧带前面和晶状体前侧面的环形间隙，后房通过瞳孔与前房相通，因此也充满房水，容积约 0.06ml。房水的功能为营养角膜、晶状体及玻璃体并清除上述组织的代谢产物，维持一定的眼内压。

笔记

（六）晶状体

晶状体形如双凸透镜，富有弹性。由晶状体悬韧带与睫状体联系，使其固定于虹膜后面、玻璃体前面。前后两面交接处称晶状体赤道部，两面的顶点分别为晶状体的前极和后极。晶状体是眼球屈光介质的重要组成部分。此外，它还具有产生眼调节（accommodation）和滤过紫外线等功能。

（七）玻璃体

玻璃体为透明的胶质体，充满于玻璃体腔内，主要由水和胶原纤维组成，其中水占98.5%～99.7%。玻璃体为重要的屈光介质。此外，它还对晶状体、视网膜和眼球壁起支撑作用。

（八）视网膜

视网膜是一层透明的膜，后界位于视盘周围，前界位于锯齿缘。视网膜后极部有一直径约2mm的浅漏斗状凹陷区，称为黄斑，其中央有一小凹，称为黄斑中心凹，是视网膜上视觉最敏锐的部位。视网膜有丰富的血管、神经和视觉色素，是视觉信息的接收器。

（九）大脑视觉中枢

外界物体在视网膜上成像后，通过光 - 化学反应，形成视觉神经冲动，经过多个神经元传递，沿视路将视觉信息传递到大脑皮质视觉中枢，形成视觉。从视网膜图像到大脑视皮质的视觉形成，不是简单的传递，而是一个错综复杂的信息处理过程，其中包含图像的点点对应、左右眼的图像融合等。视网膜感受细胞之间拥有非常复杂的连接，大脑对外界景物的各种点、线、空间频率、水平或垂直方向等均有特定的渠道或区域进行识别，因此眼睛和大脑是目前任何电脑都无法比拟的信息处理器。

人类拥有两只眼睛，两只眼睛分别以细微偏差的角度注视物体，获得三维空间信息，形成立体视。两只眼睛在注视外界物体时，或静态注视、或运动扫视、或会聚阅读，双眼非常协同，大脑同时获得分别来自左右眼的信息，进行融合后获得精细的视觉，这就是双眼视。许多破坏双眼协同的问题，如斜视、重度隐斜等都会产生视觉问题。

二、眼的光学特性

从光学角度，可以将眼睛的角膜和晶状体作为这个复合光学系统的两个子系统，其各个表面的中心近似位于共同轴，即光轴上。光轴通常交于视网膜黄斑中心凹鼻侧稍上方一点，在水平方向上为4°～5°，而垂直方向上略大于1°。

（一）角膜

角膜的前表面分隔着空气和角膜实质，角膜前表面的曲率半径约为7.7mm，角膜实质的折射率为1.376，角膜后表面与房水接触，曲率半径约为6.8mm，房水的折射率为1.336，角膜的形态类似新月形透镜。通过屈光力公式，角膜的屈光力为：

$$角膜前表面屈光力 = \frac{(1.376-1)\times10^3}{7.7} = +48.83D$$

$$角膜后表面屈光力 = \frac{(1.336-1.376)\times10^3}{6.8} = -5.88D$$

如不考虑角膜厚度影响，角膜屈光力＝角膜前表面屈光力＋角膜后表面屈光力＝+48.83＋（-5.88）＝+42.95D

若考虑到角膜厚度影响，则整个角膜的等价屈光力是+43.05D。

（二）晶状体

晶状体形状类似双凸透镜，其前面离角膜前顶点约3.6mm。晶状体折射率约为1.44，是眼球屈光介质的重要组成部分，对进入眼内的光线有折射功能，而且能滤去部分紫外线，

笔记

对视网膜有保护作用;此外,眼的调节功能也主要靠晶状体来执行。如图2-3所示,当无调节时,晶状体前表面的曲率半径为10mm,后表面的曲率半径为5mm,整个晶状体的屈光力为+19.00D。当眼睛调节对近点聚焦时,晶状体屈光力增加,主要是前表面曲率增加,最大时曲率半径达5.33mm,后表面曲率少许增加。晶状体就相当于一个非常灵敏的调焦镜,不知不觉地进行飞速的调焦工作。无论景物远近,正常状态下的晶状体都能通过眼调节作用,使外界物体在视网膜清晰成像。

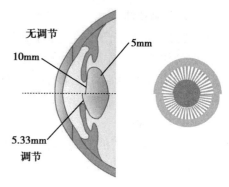

图2-3 晶状体调节和调节放松状态

(三)模型眼、简化模型眼和简略眼

光线通过角膜和晶状体后,行进于玻璃体而到达视网膜,玻璃体的折射率与房水的折射率相同,将上述角膜和晶状体的基本形态和屈光力的平均值画出,并确定玻璃体的深度平均值,可作成一种模型眼(schematic eye),便于从理论上研究眼球的光学成像。

模型眼参数基本包括了角膜和晶状体等的前后各个折射面的参数,并能用比较精确的数据标示出眼球整体屈光状态的主点、节点和焦点,这样的模型眼称为精密模型眼,如Gullstrand精密模型眼。

为了方便临床计算或使用,可以简化眼睛光学系统,如Gullstrand简化模型眼(simplified schematic eye),其特征是分别使用单一曲面代表角膜和晶状体的整体光学效果。

在临床上,还可将简化模型眼再进一步简化,其中比较简单且比较普及使用的是Emsley简略眼(reduced schematic eye),也称为Emsley 60D眼(60-Diopter eye)(图2-4)。此种光学模型眼将所有的光学折射面综合成单一折射面,此折射面于角膜后1.67mm,分隔空气和折射率为$\frac{4}{3}$的媒质。折射面的屈光力(F_e)取+60.00D,所以,折射面的曲率半径(r)可由下式得出:

$$r = \frac{(n-1) \times 10^3}{F_e} = \frac{(\frac{4}{3}-1) \times 10^3}{+60.00} = 5.55mm$$

得$r=5.55mm$,即该简略眼的折射面曲率中心位于距离折射面顶点5.55mm处,形成此光学系统的单一节点。眼的前焦距(f_e)是$\frac{-1}{F_e}$米,即-16.67mm,而后焦距(f'_e)是$\frac{4}{3} \times 16.67$,即22.22mm。

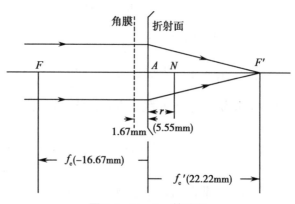

图2-4 Emsley简略眼

如果简略眼是正视状态，则其长度是 22.22mm，即视网膜与折射面必须保持的距离，那么视网膜距离真实角膜的距离就应该为（22.22＋1.67）mm，即 23.89mm。各基点的位置显示于图 2-4，A 是折射面的顶点，N 是节点，F 是前主焦点，F' 是后主焦点。在正视眼中，视网膜落在 F' 上，图 2-5 中也显示了垂直于光轴的物体发出的平行光束的通路。

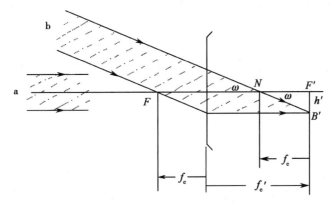

图 2-5　简略（正视）眼成像

图 2-5 所示为与光轴呈一定角度的远物的成像情况。假设远物立于直线 FN 上，从物体最低点发出的平行光束 a 经眼睛折射后，聚焦于 F'。平行光束 b 表示物体最顶点发出的平行光束，与直线 FN 成 ω 夹角。平行光束 b 中的一条光线通过节点 N 而没有发生偏折，交视网膜于 B'（因为正视眼，故视网膜通过 F'）。B' 的位置也可由光束 b 中通过前焦点 F 的光线确定，此光线经折射后平行于光轴。于是，$F'B'$ 是远物的倒置实像，其高度 h' 的计算公式为：

$$h' = f_e \times \tan \omega = \frac{-\tan \omega}{F_e} \qquad \text{公式 2-1}$$

公式 2-1 仅应用于正视眼。如果 ω 很小，则其正切值以角度本身（以弧度为单位）来替代。

例 2-1　视力表 1.0（5.0）行的视标在 5m 处所对角度为 5′，求它在 +60.00D 正视眼中的视网膜像的大小。

解：$\omega = 5'$ $F_e = +60D$
根据公式 2-1，得：

$$h' = \frac{-\tan 5'}{+60} = \frac{-0.00145 \times 10^3}{+60} = -0.024\text{mm}$$

因此，像大小为 0.024mm，负号表示为倒像。

第二节　眼的屈光问题

一、球性屈光不正

根据简略眼，眼由约 +60.00D 等价屈光力的光学系统和其后面的接受屏幕即视网膜组成。外来光线进入眼球后，经过眼球光学系统，到达视网膜的黄斑中心凹。视网膜后极附近约 1°大小的区域，通称为中心凹，是视觉最敏锐区，在此区域内感光细胞密集，具有一对一的神经节细胞和神经纤维连接后传送到视觉皮层。

（一）正视

当眼调节放松时，外界的平行光线（一般认为来自 5m 以外）经眼的屈光系统后恰好在视网膜黄斑中心凹聚焦，这种屈光状态称为正视（emmetropia）（图 2-6a），正视眼的远点为无穷远。若不能在视网膜黄斑中心凹聚焦，将不能产生清晰像，称为非正视（ametropia）或屈光不正（refractive error）。正视与否取决于眼球的屈光力与眼轴长度的匹配关系。

（二）远视

当眼调节放松时，外界的平行光线经眼的屈光系统后聚焦在视网膜之后，称为远视（hypermetropia）（图 2-6b），远视眼的远点在眼睛后方。眼球屈光力过弱或眼轴过短，均可能发生远视。

（三）近视

当眼调节放松时，外界的平行光线经眼的屈光系统后聚焦在视网膜之前，称为近视（myopia）（图 2-6c），近视眼的远点在眼前一定距离。眼球屈光力过强或眼轴过长，均可能发生近视。

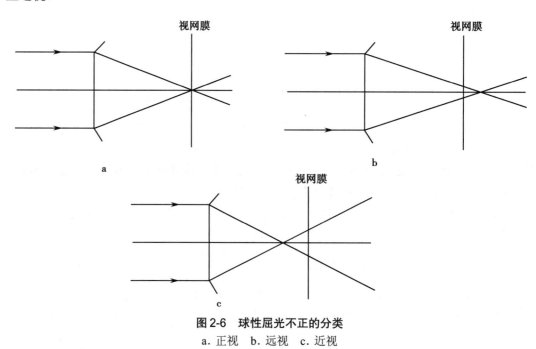

图 2-6　球性屈光不正的分类
a. 正视　b. 远视　c. 近视

（四）远点与屈光不正

在非正视眼中，视网膜与后焦点 F' 不一致，其距离 f' 的位移量是非正视眼的一种度量，通过求取调节放松时中心凹共轭的点（在空气中），提供更简便的度量。先看远视眼的情况（图 2-7a），远视眼没有足够的屈光力以聚焦平行光线于视网膜上。但是，我们能够求得轴上一点 M，使朝向此点会聚的光线，经眼睛折射后交于视网膜 M'。于是，M 和 M' 是共轭点，M 称为该眼的远点；同样，通过 M 垂直于光轴的平面叫做远点面（far point plane）。应该注意到，在远视情况下，远点 M 是虚的。

近视眼情况如图 2-7b 所示，远点 M 是实的，从此点发散的光线，经折射后聚焦于视网膜 M' 上。离眼远于 M 的点必定成像于视网膜之前，因此不能清晰成像。

远点离折射面顶点 A 的距离 k 是非正视眼的一种度量。但是，非正视眼以屈光力表达更为方便。于是，当 k 以米为单位时，根据公式 $R = 1/k$，则非正视眼的量 R，在近视眼为负，远视眼为正，在正视眼中 $R = 0$，因为远点在无穷远处。因为 k 是从屈光系统的主点起始测量，故相应的 R 值叫做主点屈光力（principal point refraction）或眼非正视度，或称轴屈光（轴性眼屈光，即眼屈光）。

因为 M 和 M' 是共轭点，故眼轴长度 k' 能根据 R 和眼的屈光力 F_e 计算求得。从远点发出或朝向远点的光束，以 R 的聚散度到达眼睛。让 R' 作为光束经眼睛折射后的聚散度。则：

笔记

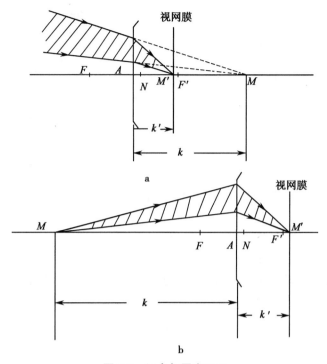

图 2-7　远点与屈光不正

a. 远视眼　b. 近视眼

在这两种情况下，远点 M 共轭于视网膜上的 M'

$$R' = R + F_e \qquad\qquad 公式 2\text{-}2$$

$$k' = \frac{n'}{R'} = \frac{n'}{R + F_e} = \frac{4}{3(R + F_e)} （对于简略眼） \qquad 公式 2\text{-}3$$

由公式 2-3 可得出视网膜与折射面之间的距离，离开角膜顶点的距离再加上 1.67mm。

例 2-2　如果某眼的轴屈光是远视 +5.00D（$R = +5D$），$F_e = +60D$，则根据公式 2-3 得眼轴长度为：

解：$k' = \dfrac{4}{3(5 + 60)} = \dfrac{4 \times 10^3}{195} = 20.51\text{mm}$

视网膜离简略眼主点为 20.51mm，或在角膜顶点后 20.51 + 1.67 = 22.18mm。在例 2-2 中，视网膜离后焦点为 22.22 - 20.51 = 1.71mm，由于是远视眼，故视网膜比 F' 靠近角膜。

例 2-3　对于某近视眼，$R = -5D$，$F_e = +60D$（同例 2-2），则得眼轴长度为：

解：$k' = \dfrac{4}{3(-5 + 60)}（\text{m}） = 24.24\text{mm}$

视网膜离角膜顶点为（24.24 + 1.67）mm，即 25.91mm。这些眼睛具有平均屈光力，常归属于轴性非正视眼情况，而那些有平均眼轴长度、但屈光力高于或低于平均值的眼睛，可归属于折射性非正视眼（或称屈光性非正视眼）。此种区别仅限于理论。事实证明：正视眼因眼轴长度或者屈光力不同，具有很大的差异性，只要矛盾双方——眼轴长度与屈光力统一，即是正视眼。

（五）非正视眼的成像

我们已经看到，调节放松的非正视眼对其远点面上的物点聚焦。从而得知，远物的视网膜像是模糊的，模糊程度取决于弥散斑的直径，而后者又取决于出射光瞳的大小和折射系统的特征。

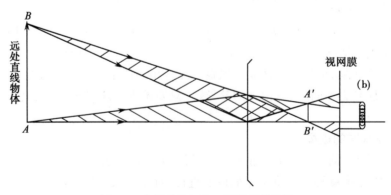

图 2-8 简略眼：对于远处物点的弥散斑大小

图 2-8 中，设瞳孔 PQ 与简略眼折射面在同一平面上，图中显示了从远处轴上物点发出的平行光束的通路。若是远视眼，折射后光锥在到达焦点前便被视网膜阻挡，在视网膜上形成直径为 RS 的弥散斑。设 $AM'=k'$，$AF'=f'_e$，$PQ=p$，$RS=b$，以米为单位，根据相似三角形 RSF' 和 PQF' 计算：

$$\frac{RS}{PQ}=\frac{M'F'}{AF'}$$

从而

$$b=\frac{p(f'_e-k')}{f'_e}$$

因为 $f'_e=n'/F_e$，$k'=n'/R'$，故视网膜弥散斑直径 b 的表达式可以简化为：

$$b=\frac{pR}{R+F_e} \qquad\qquad 公式2-4$$

式中 p=瞳孔直径，R=轴屈光，F_e=眼的屈光力。公式 2-4 得出视网膜弥散斑的直径，单位与 p 相同。虽然此公式从远视眼推导得出，但它同样适用于近视眼。

例 2-4 若 $p=4mm$，$F_e=+60D$，$R=-1D$，得：

解：$b=\frac{4\times(-1)}{-1+60}=\frac{-4}{59}=-0.068mm$

当非正视眼看一定大小物体时，视网膜的离焦像（即不对准焦点的模糊像）可以被认为是一系列相对应于物体各点的弥散斑的叠加。例如，以一直线作为物体，我们把它看作是系列点垂直密排一起。如图 2-9 所示，假设物体 AB 位于距离某近视眼较远处，该近视眼形成 AB 的倒置实像于视网膜前 $A'B'$ 处。因为物体上每点都在视网膜上产生一个弥散斑，故视网膜像可以被看作是一系列重叠的弥散斑 b。

图 2-9 直线物体经非正视眼所成的像

如果将直线像变宽变长，同时使它模糊，可以更容易地推广以研究更复杂的形状，例如视力表视标的离焦像。在任何特殊情况下，弥散斑的直径都能根据公式 2-4 求得。

（六）非正视眼的视力

对于非正视眼，由于视网膜像是离焦像，视力与非正视眼的屈光不正程度成比例，但受瞳孔大小的影响，因为弥散斑的直径随瞳孔直径变化。许多研究者根据屈光状态与裸眼视力之间的关系提出了不同的关系表，如 Egger 表（表 2-1）。

表 2-1　Egger 表：单纯性近视眼或单纯性远视眼的屈光度数与裸眼视力的关系

屈光不正量/D	0.25	0.50	0.75	1.00	1.25	1.50	2.50
5分记录视力	4.9	4.8	4.7	4.6	4.5	4.3	4.0
小数视力	0.8	0.6	0.5	0.4	0.3	0.2	0.1
Snellen	20/25	20/30	20/40	20/50	20/70	20/100	20/200

备注：在调节松弛状态且不考虑散光存在的前提下

二、散光

散光（astigmatism）是一种眼睛不同子午线上存在屈光力差异的屈光状态。通常，具有最大和最小屈光力的子午线称为主子午线（principal meridians）。当两条主子午线相互垂直时，称为规则散光（regular astigmatism）。角膜最大屈光力子午线位于近垂直位（90°±30°）时称为顺规散光（with-the-rule astigmatism）；当角膜最大屈光力子午线位于近水平位（180°±30°）时称为逆规散光（against-the-rule astigmatism）（图 2-10）。当最大屈光力的子午线范围在 30°～60° 或 120°～150° 时称为斜轴散光（oblique astigmatism）。

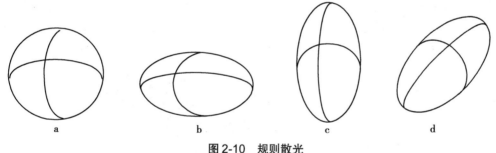

图 2-10　规则散光
a. 无散光　b. 顺规散光　c. 逆规散光　d. 斜轴散光

大部分散光者为规则散光，是可以用球柱镜矫正的散光，且约 80% 以上散光者的散光度数低于 1.25D。某些病人的散光是不规则的，眼睛在同一子午线的两端显示出不同的屈光力，或者两条主子午线相互不垂直，这样的病例被称为不规则散光（irregular astigmatism），是无法用球柱镜完全矫正的散光。

（一）散光的分类

散光根据所伴相应的球性屈光不正分类可分为以下五类：如果一主子午线的后焦线落在视网膜上，另外一条主子午线的后焦线都落在视网膜之后，则叫做单纯远视散光（图 2-11a）；如果两主子午线的后焦线都落在视网膜之后，则称为复合远视散光（图 2-11b）；如果一主子午线的后焦线落在视网膜上，另外一条主子午线的后焦线都落在视网膜之前，则称为单纯近视散光（图 2-11c）；如果两主子午线的后焦线都落成在视网膜之前，则称为复合近视散光（图 2-11d）；如果视网膜在两子午线的焦线之间，则称为混合散光（图 2-11e）。不管是哪类散光，较高散光度数会影响视物的清晰度。

笔记

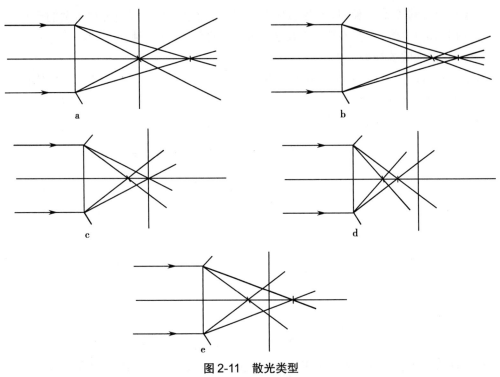

图 2-11   散光类型

a. 单纯远视散光   b. 复合远视散光   c. 单纯近视散光   d. 复合近视散光   e. 混合散光

　　某点光源发出的光线,经一圆形孔径散光透镜折射后,形成一个称史氏光锥(Sturm's conoid)的焦区(图 2-12)。史氏光锥的主要特征是:①相对应于一个主子午线上屈光力的第一焦线;②最小弥散圆(circle of least confusion),即这个屈光系统所能形成的最小的像;③与第一焦线垂直而相对应于透镜第二主子午线上屈光力的另一条焦线。在最小弥散圆的前后方,光束横断面的形状为一椭圆,其长轴平行于同一方的焦线。图 2-12 所示为光束经一个具有相互垂直的最大及最小屈光力子午线的散光光系,折射后的各种横断面。

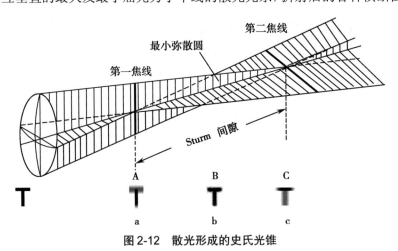

图 2-12   散光形成的史氏光锥

　　从图 2-12 中我们还可以看到散光眼看远物的情况。假设散光眼注视远处字母 T,若视网膜恰好位于第一焦线平面 A 上(单纯远视散光),则字母 T 上的每个点在视网膜上所成的像均为一条垂直的小短线,则散光眼感知字母 T 水平笔画模糊,而垂直笔画相对清晰(如图 2-12a)。现在考虑视网膜位于最小弥散圆平面 B 处的情形(混合散光)。此时,字母 T 上的每个点在视网膜上均为一个最小弥散圆,因此散光眼感知字母 T 在水平及垂直笔画上一样模糊(如图 2-12b),像由一系列重叠的弥散斑组成。同样,如果视网膜位于 C 处(单纯近视散光),散

笔记

光眼将感知到如图 2-12c 所示的成像，其特点是相对清晰的水平线段和模糊的垂直线。显然，在 (a) 情况下，线段在垂直时鲜明清晰，但若旋转时，将逐渐变为模糊，至水平时最模糊。远视病人如果有足够的调节，其能够改变落在视网膜上的散光光束的切面。这样的病人若希望感知字母的水平笔画鲜明清晰，则能容易地从 (a) 型变为 (c) 型。当然，远视病人也能通过调节使弥散圆落到视网膜上。而近视病人则无法进行这样的调节。在复合远视或复合近视散光的情况下，视网膜位于 A 的左边或 C 的右边，则感知到的 T 的两画都模糊，但模糊程度不等同。

（二）散光对视力的影响

未矫正的散光眼，由于成像模糊而使视力减退。如同未矫正的球性屈光不正一样，视力低下程度取决于瞳孔的大小，以及散光的度数和主子午线的方向。如果主子午线方向是斜的，则视力通常低于主子午线是水平或垂直情况的视力，也就是说斜轴散光的视力低于顺规散光或逆规散光。

三、老视

老视并非屈光不正，是因年龄增长、晶状体调节能力逐步下降，在一定的阅读距离调节反应无法舒适地达到调节需求而产生的屈光问题，表现为阅读不清、不适或视觉疲劳等。

老视大约从 40～45 岁开始。临床上常常发现，矫正的远视眼比矫正的近视眼更早地出现老视，这是由于镜眼距离引起的镜片效应，对同一距离的视标，远视眼的调节需求量比正视眼大。我们常常在框架眼镜平面（简称框架平面）测量调节，而实际调节发生在晶状体平面。用移近法测得的同样调节幅度，对于远视眼来说，实际的调节量明显高于近视眼。此外，许多远视眼往往没有完全矫正屈光不正，因此，远视者在相对较早的年龄开始需要近附加；而近视者正好相反，由于框架平面镜眼距离的关系，在同样阅读距离，调节需求低于正视眼。所以，在同样的条件下，老视现象出现的年龄相对迟些。

第三节 屈光不正矫正原则

一、球性屈光不正的矫正

近视或远视是平行光线进入调节放松的眼球后聚焦在视网膜前或后，因此我们需要将平行光线发散或会聚后进入眼球，即将平行光线通过镜片后聚焦在眼球的远点上。

（一）近视的矫正

负透镜（minus lens）使得光线发散，用于矫正近视眼（图 2-13），平行光线通过镜片后发散，聚焦在近视眼的远点。如近视眼的远点在 50cm 处，使用 −2.00D 镜片，将平行光聚焦在 50cm 处正好聚焦在视网膜上。

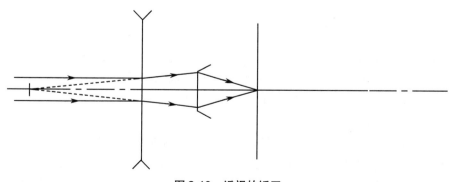

图 2-13 近视的矫正

（二）远视的矫正

正透镜（plus lens）使得光线会聚，用于矫正远视眼（图2-14），平行光线通过镜片后会聚，聚焦在远视眼的远点。如远视眼的远点在视网膜后，使用＋2.00D镜片，将平行光聚焦在远点后正好聚焦在视网膜上。

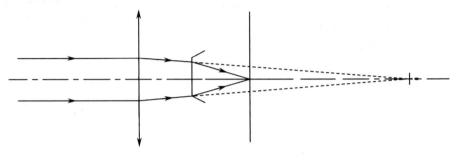

图2-14   远视的矫正

二、散光的矫正

散光的矫正原则就是针对两条主子午线分别进行矫正，如图2-15a，水平子午线为正视，垂直子午线为−1.00D；图2-15b，水平子午线屈光不正−1.00D，垂直子午线−3.00D，则分别在各子午线放置不同屈光力的镜片，即柱镜或球柱镜。

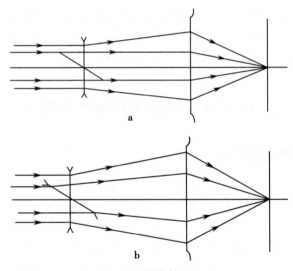

图2-15   散光的矫正
a. 柱镜   b. 可以看成是分别在两个主子午线的柱镜，联合后为球柱镜

三、框架平面的距离效应

框架眼镜实际上与眼角膜前表面有一定的距离，通常为12～15mm。根据几何光学定律，相同屈光力的透镜在框架平面和在角膜平面时其成像与视网膜的位置关系不同。当透镜距离角膜平面距离比较大，或镜片屈光力比较高时，它与角膜面的相应屈光力的差异会很明显。我们可以通过计算获得。

图2-16中，后顶点焦距为f'_V的透镜，使平行光线经折射后聚焦于远点M。如果M在离眼主点P为k米距离处，则该眼的轴屈光是$1/k$屈光度，我们写为R屈光度，即等于透镜在P处的有效屈光力。若透镜后顶点在离P为d米处，其后顶点屈光力为F'_V，则：

笔记

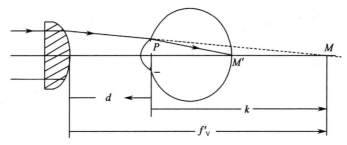

图 2-16　框架平面的距离效应

$$k = f'_v - d$$

$$\frac{1}{R} = \frac{1}{F'_v} - d$$

从而，
$$R = \frac{F'_v}{1 - d \cdot F'_v}$$
　　　　公式 2-5

　　从公式 2-5 中我们可以发现，若镜眼距离为 12mm，当透镜屈光力大于 +4.00D 时，与角膜面的屈光力相差超过 +0.25D，此时就需要考虑这种距离效应了。因此当我们配戴角膜接触镜时，d 接近零，则该距离效应基本可以忽略。

四、老视矫正

老视矫正的基本原理就是采用正透镜作为阅读附加来弥补调节不足（图 2-17）。

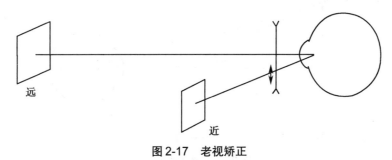

远

近

图 2-17　老视矫正

　　目前，老视矫正方法主要采用框架眼镜，如阅读单光镜、双光镜、渐变多焦点镜；此外也有少量老视病人采用角膜接触镜矫正，而老视屈光手术尚在起步阶段。

五、矫正透镜的放大性质

（一）视网膜像的大小

　　当讨论某一物体的视网膜像大小时，我们必须明确眼镜光学系统所形成的清晰像与视网膜像之间的区别。后者清晰或模糊都有可能，这取决于是否存在屈光不正及其程度，当然也取决于调节状态。

　　图 2-18 中，物体 BQ 位于眼睛光轴上，在入射光瞳（真实瞳孔经角膜成的像，平均位置在角膜后 3.00mm）的中心 E 处所呈的角度为 ω。自 Q 向入射光瞳发出的光束，经晶状体折射后，从以 E' 为中心的出射光瞳（真实瞳孔经晶状体所成的像）出来。对于整个光学系统，E 和 E' 是共轭点。如果 Q 经眼屈光系统所成的像 Q' 不在视网膜上，则在视网膜上形成一个弥散斑，其几何中心落在 $E'Q'$ 上，$E'Q'$ 与光轴成 ω' 角度。因此，无论视网膜位于何处，无论视网膜像是清晰的或是模糊的，其在出射光瞳的中心处呈同一角度 ω'。

　　当眼睛调节时，瞳孔位置影响不大，虽然调节可以使远视眼的模糊像清晰，但像大小保持不变。

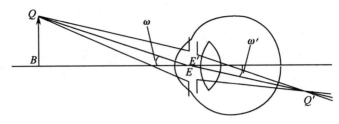

图 2-18 视网膜像

若给特定角度 ω',则视网膜像的线性大小决定于眼轴长度,后者一般是未知的。然而对于任何特定的眼睛,视网膜像的线性大小,无论其像是模糊的或是清晰的,对于角 ω' 将呈有固定比例。由此,对于任何特定眼睛,像大小对于角 ω 也具有恒定的比例(取 Gullstrand 精密模型眼数据,$\tan\omega' = 0.82\tan\omega$,Bennett,1949)。所以,我们可以下结论:无论视网膜像是模糊的或是清晰的,其线性大小直接随着物体在眼睛入射光瞳中心处所呈的角度的大小而变化。

(二)眼镜放大率(spectacle magnification)

眼镜放大率是指已矫正的非正视眼视网膜像的大小和未矫正的非正视眼视网膜像的大小的比值。

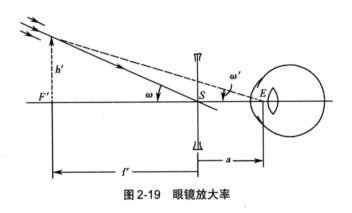

图 2-19 眼镜放大率

图 2-19 显示近视眼看与光轴呈 ω 角度的轴上远物时的情况。屈光力为 F 的矫正透镜置于眼镜点 S 位,在其与眼睛的远点面重合的第二焦面上,形成一直立的虚像。像在 S 处所呈的角度为 ω,但在眼睛入射光瞳中心 E 处所呈的角度为 ω'。没有戴矫正透镜时,物体应在 E 处呈角度 ω。眼镜放大率的表达如下:

眼镜放大率=像在入射光瞳中心所对的角度 ω' 的正切值 / 物在入射光瞳中心所对的角度 ω 的正切值 公式 2-6

令在 F' 处虚像高度$=h'$,SE$=a$ 米,则:

$$\tan\omega' = \frac{h'}{-f'+a}$$

$$\tan\omega = \frac{h'}{-f'}$$

从而,

$$眼镜放大率 = \frac{\tan\omega'}{\tan\omega} = \frac{-f'}{-f'+a} = \frac{1}{1-aF} = 1+aF \,(近似值) \qquad 公式 2-7$$

公式 2-7 的推导过程为:

笔记

$\because (aF)^2$ 一般很小

$\therefore 1 \approx 1-(aF)^2=(1-aF)(1+aF)$

$\therefore \dfrac{1}{1-aF}=1+aF$

（瞿　佳　陈　浩）

笔记

第 三 章
球 面 透 镜

本章学习要点

- 掌握：球面透镜的概念和分类；球面透镜的光学性质以及屈光力的计算方法。
- 熟悉：球面透镜的形式、联合、转换以及透镜屈光力和处方的规范写法。
- 了解：球面透镜的识别和透镜面屈光力的计算。

关键词 透镜 球面透镜 屈光力

透镜分为球面透镜、圆柱透镜、球柱透镜和环曲面透镜。本章节主要阐述常见的简单透镜形式——球面透镜。球面透镜分为凸透镜和凹透镜两大类。球面透镜具有会聚及发散的光学性质。透镜对光线聚散度的程度称为透镜的镜度或屈光力。

第一节 透 镜

一、透镜的概述

（一）透镜的概念

由前后两个折射面组成的透明介质称为透镜（lens），这两个折射面至少有一个是弯曲面。弯曲面可以为球面、柱面、环曲面或非球面。

1. 球面顾名思义，像一个圆球的表面，各条子午线都是弯的，且弯度相等。

2. 柱面像一根柱子的表面，其中一条子午线是直的，与之垂直的子午线弯度最大。

3. 环曲面简而言之，就像一个鼓的表面，各条子午线弯度不同，其中一条子午线弯度最大，与之垂直的子午线弯度最小。

4. 非球面整个表面的曲率半径不一致。一般而言，非球面的表面曲率来自圆锥截面（conic section），包括圆（circle）、椭圆（ellipse）、抛物线（parabola）和双曲线（hyperbola）。

5. 平面可以看作特殊的球面，其曲率半径无穷大。

（二）透镜的分类

按透镜前后表面的形状可以分为球面透镜、圆柱透镜、球柱透镜和环曲面透镜四种主要类型。

1. 球面透镜（spherical lens，简称球镜）指前后两个面都为球面，或一面是球面，另一面是平面的透镜。球镜又可分为凸透镜（中央厚、边缘薄）和凹透镜（中央薄、边缘厚）。凸透镜又可分为双凸、平凸和凹凸三种形式，凹透镜可以分为双凹、平凹和凸凹三种形式。

2. 圆柱透镜（cylindric lens）指一面是柱面，另一面是平面的透镜。圆柱透镜又可分为正圆柱透镜和负圆柱透镜。

笔记

3．球柱透镜(sphero-cylindric lens)指一面是球面,另一面是柱面;或前后两面都是柱面,但方向互相垂直。

4．环曲面透镜(toric lens)指一个面是环曲面,另一个面是球面或平面的透镜。

如果从光学作用分析,球面透镜可以使平行光线形成一个焦点,而圆柱透镜、球柱透镜和环曲面透镜均不能使平行光线形成焦点,后三者统称为散光透镜。

在眼镜光学里,有薄透镜与厚透镜之分。

如果透镜的中央厚度薄到一定程度,透镜的光学性质与其形状和透镜形式无关,即无论凸透镜的形状是双凸、平凸还是凹凸,无论凹透镜的形状是双凹、平凹还是凸凹,中央厚度对其光学性质的影响都可以忽略,我们就可以将其称为薄透镜。这时,凸透镜用一个相对的双箭头表示,而凹透镜用一个相向的双箭头表示,如图3-1所示。

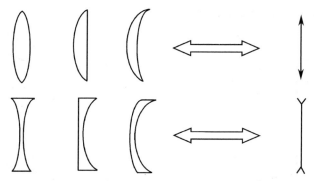

图 3-1　薄透镜示意图

运用薄透镜的概念将使我们的计算大为简化。

如果中央厚度不能忽略,则称为厚透镜。当厚透镜的透镜形式发生改变,如前后表面变弯或变平,透镜的总体屈光力和前后顶点屈光力都会相应变化,其偏差的数值不能忽略不计,这使得计算上要复杂得多。

薄透镜和厚透镜并没有明确的分界线。对于一般的眼镜片,凹透镜的中央厚度较薄,可以按照薄透镜的公式计算;而凸透镜,尤其是度数高、中央厚度大、前后表面较弯的,如果使用薄透镜的公式进行计算,则容易造成较大的偏差。

二、透镜的成像

以下所述的透镜成像内容均指薄透镜成像。

(一)相关概念

1．光轴(optical axis)　连接透镜前后表面光学中心的连线。光轴与透镜的交点是薄透镜的光学中心,如图3-2所示。

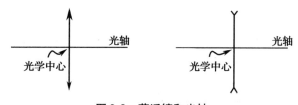

图 3-2　薄透镜和光轴

2．焦点(第二焦点,F_2)无穷远处的物体发出的平行光线通过透镜后所成的像点,也称为像方焦点。平行光线通过凸透镜,能会聚到一个焦点,称为实焦点;而凹透镜所成的是虚焦点。如图3-3所示。

笔记

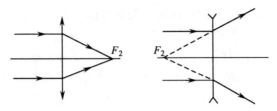

图 3-3 透镜的第二焦点

二维码 3-1
动画 透镜
的第二焦点

3. 物点（object point） 入射到透镜的同心光束的中心。

4. 像点（image point） 从透镜出射的同心光束的中心。

5. 实物点 / 实像点由实际光线相交形成的物点 / 像点。

6. 虚物点 / 虚像点由实际光线的反向延长线所成的物点 / 像点。

例 3-1：图 3-4 显示了物点和像点的关系。

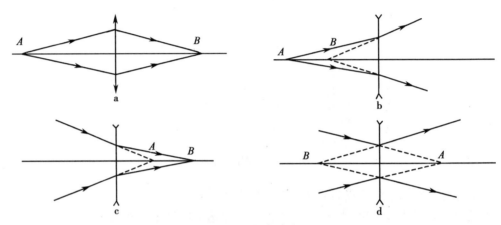

图 3-4 物与像的关系

a. 实物点 *A* 通过凸透镜成实像点 *B*　b. 表示实物点 *A* 通过凹透镜成虚像点 *B*

c. 表示虚物点 *A* 通过凹透镜成实像点 *B*　d. 表示虚物点 *A* 通过凹透镜成虚像点 *B*

（二）作图法求像

在透镜成像中使用光路图，或称为光路轨迹图，能简单、快速地对物体通过透镜所成像的位置、大小和性质作出判断。在理想的成像中，从同一物点发出的所有光线，经过透镜后都将相交于一点，因此，只要找出由物点发出的两条特殊光线，作出通过透镜所成的共轭光线，其交点就是像点。

例 3-2：已知物体 *AB* 距离焦距为 50cm 的凸透镜 2m，用作图法求所成像的性质。

解：先画出透镜和光轴，作出透镜焦点和物体的位置。注意：物体应在透镜的左侧。通过物体 *B* 点作平行于光轴的入射光线，出射光线将通过透镜的第二焦点；作通过 *B* 点和透镜光学中心的入射光线，出射光线与入射光线方向相同。这两条出射光线相交于 *B′*，即 *B* 点所成的像点。

通过 *B′* 作垂线与光轴相交于 *A′*，则 *A′B′* 就是物体 *AB* 所成的像。如图 3-5 所示。由此得出此物体所成的像为倒立、缩小的实像。

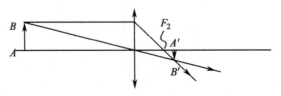

图 3-5 凸透镜成像的光路图

笔记

同理,如果凸透镜焦距 1m,物体距离凸透镜 0.5m,将成正立、放大的虚像,如图 3-6 所示。

如果凹透镜焦距 1m,物体距离透镜 2m,将成正立、缩小的虚像,如图 3-7 所示。

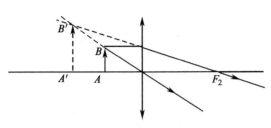
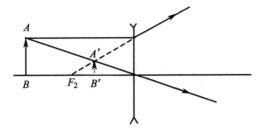

图 3-6　凸透镜成像的光路图　　　　　图 3-7　凹透镜成像的光路图

在作图中,应注意物与像的虚、实。一般把物放在透镜的左侧,若成像于透镜的右侧,则为实像;若成像于透镜的左侧,则为虚像。实像用实线表示,虚像用虚线表示。

(三)计算法求像

在上一章我们已讲到,当薄透镜置于空气中,其成像可用以下公式表示:

$$\frac{1}{u} + \frac{1}{f} = \frac{1}{v}$$

这条公式也称为高斯透镜公式。

需要特别注意的是各个参数的正负符号。根据符号规则,一般物体都位于透镜的左侧,这时物距 u 规定为负值;对于焦距 f,凸透镜为正,凹透镜为负。

例 3-3:已知物体 A 距离焦距为 50cm 的凸透镜 2m 处,求像的位置。

解:根据符号规则,已知物距 u 为 -2m,透镜焦距 f 为 $+0.5$m,代入高斯透镜公式中,计算:

$$\frac{1}{u} + \frac{1}{f} = \frac{1}{v}$$

$$\frac{1}{v} = \frac{1}{-2.00} + \frac{1}{0.50} = -0.50 + 2.00 = 1.50D$$

所以,$v = \frac{1}{1.5} = 0.667\text{m} = 66.7\text{cm}$,即成像在透镜右侧 66.7cm 处。

例 3-4:已知凹透镜焦距 1m,物体距离透镜 2m,求像的位置。

解:根据符号规则,已知凹透镜焦距 $f = -1$m,物距 $u = -2$m,代入高斯透镜公式中,计算:

$$\frac{1}{u} + \frac{1}{f} = \frac{1}{v}$$

$$\frac{1}{v} = \frac{1}{-2.00} + \frac{1}{-1.00} = -0.50 - 1.00 = -1.50D$$

所以,$v = \frac{1}{-1.50} = -0.667\text{m} = -66.7\text{cm}$,即成像在透镜左侧 66.7cm 处。

例 3-5:已知物体距离 $+1.00$D 的凸透镜 50cm,求像的位置。

解:注意题目已知的是透镜屈光力 F,$F = 1/f = +1.00$D,又已知 $u = -0.50$m,代入高斯透镜公式中,计算:

$$\frac{1}{u} + \frac{1}{f} = \frac{1}{v}$$

$$\frac{1}{v} = \frac{1}{-0.50} + 1.00 = -2.00 + 1.00 = -1.00D$$

所以 $v = \frac{1}{-1.00} = -1.00\text{m}$,即成像在透镜左侧 1m 处。

笔记

第二节　球　面　透　镜

一、概念及分类

（一）球面透镜的概念

球面透镜（spherical lens）（简称球镜）指前后表面均为球面，或一面为球面，另一面为平面的透镜。球面（spherical surface）是由一个圆或一段弧绕其直径旋转而得，如图3-8所示。通过球面的任一截平面总是一段圆弧，其中通过球心的截平面形成的圆弧最大。

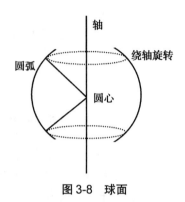

图3-8　球面

（二）球面透镜的分类

球面透镜分凸透镜和凹透镜两大类

1. 凸透镜（convex lens）　中央厚、周边薄的球镜。凸透镜对光线有会聚作用，故也称为会聚透镜（converging lens）。

根据凸透镜的前后两面的形状，如图3-9所示，可以分为以下几种类型：如果凸透镜前后两个面均为凸面（convex surface），称为双凸透镜（biconvex lens）；如果两个凸面的曲率相等，称为等双凸透镜（equiconvex lens）；如果凸透镜一面是凸面，另一面是平面，称为平凸透镜（plano-convex lens）；如果由一个凸面和一个凹面（concave surface）组成，则称为凹凸透镜，或称为新月形凸透镜（meniscus-convex lens）。

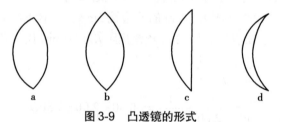

图3-9　凸透镜的形式
a. 双凸　b. 等双凸　c. 平凸　d. 凹凸

2. 凹透镜（concave lens）　中央薄、周边厚的球镜。凹透镜对光线有发散作用，故也称为发散透镜（diverging lens）。

根据凹透镜的前后两面的形状，如图3-10所示，也可以分为以下几种类型：

如果凹透镜前后两个面均为凹面，称为双凹透镜（biconcave lens）；如果两个凹面的曲率相等，称为等双凹透镜（equiconcave lens）；如果凹透镜的一面是凹面，另一面是平面，称为平凹透镜（plano-concave lens）；如果由一个凹面和一个凸面组成，则称为凸凹透镜，或称为新月形凹透镜（meniscus-concave lens）。

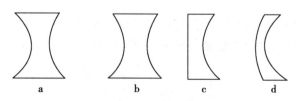

图3-10　凹透镜的形式
a. 双凹　b. 等双凹　c. 平凹　d. 凸凹

笔记

透镜前后表面的形状对于薄透镜光学作用的影响可以忽略，对厚透镜则会产生较大影响。目前的眼镜片多采用新月形，如图3-9d和图3-10d所示。

二、光学性质

（一）光学作用

当平行光束从空气通过凸面进入透镜，根据折射定律，光束将会聚，如图 3-11 所示；而平行光束从透镜通过凸面进入空气，光束也将会聚，如图 3-12 所示。

平行光束从空气通过凹面进入透镜，根据折射定律，光束将发散，如图 3-13 所示；而平行光束从透镜经过凹面进入空气，光束也将发散，如图 3-14 所示。

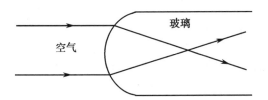

图 3-11　平行光束从空气通过凸面进入透镜

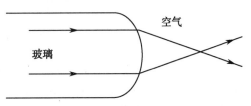

图 3-12　平行光束从透镜通过凸面进入空气

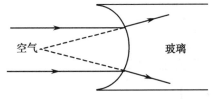

图 3-13　平行光束从空气通过凹面进入透镜

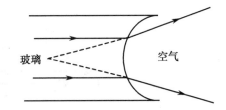

图 3-14　平行光束从透镜通过凹面进入空气

当光线通过双凸透镜的前后两个面，都分别发生会聚，因此双凸透镜使光线会聚；同理，双凹透镜使光线发散。

当光线通过新月形凸透镜的前表面（凸面）将会聚，通过后表面（凹面）将发散，而凸面的作用强于凹面。新月形凹透镜的凹面作用强于凸面。

（二）光轴

光轴（optical axis）是通过球镜前后两个球面光学中心的直线。图 3-15 显示了各种形状球镜的光轴，其中 C_1、C_2 分别代表透镜前、后表面的光学中心。

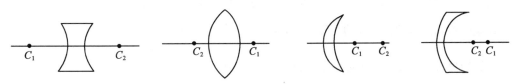

图 3-15　球面透镜的光轴

由于光轴通过两个球面的光心，因此与两个面都相垂直。光线沿光轴进入球面透镜，将不会发生偏折。由于物点和像点是共轭的，因此在光轴上的物体，所成的像也必然在光轴上。

透镜的中心厚度是指通过透镜中央部的距离。凸透镜的中央厚度最大，凹透镜的中央厚度最小。

（三）薄透镜的焦点

光轴上无穷远的物体发出的平行光线通过球面透镜后在光轴上所成的点，如平行光线通过凸透镜，将会聚成一个点；平行光线通过凹透镜形成发散光束，其反向延长线也会在光轴上会聚成一个点，这个点称为球面透镜的第二焦点（secondary focal point，F_2）。

笔记

第二焦点也可定义为与负无穷远处的光轴上的物体（on-axis object）相共轭的光轴上的像（on-axis image）。第二焦点也称为像方焦点。如图 3-16a 所示，薄凸透镜的第二焦点为实焦点；如图 3-16b 所示，薄凹透镜的第二焦点为虚焦点。

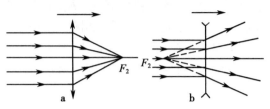

图 3-16　薄透镜的第二焦点

由光轴上的特定点发出的光线，通过球面透镜后出射为平行光线，这样的点称为球面透镜的第一焦点（primary focal point, F_1）。

第一焦点也可定义为与光轴上正无穷远处的像共轭的光轴上的物点。第一焦点也称为物方焦点。如图 3-17a 和图 3-17b 所示分别为薄凸透镜和薄凹透镜的第一焦点。

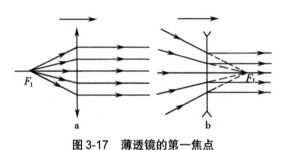

图 3-17　薄透镜的第一焦点

当薄透镜放在空气中，第一焦点与第二焦点分居薄透镜的两侧，且与透镜的距离相等。

三、球镜的屈光力

透镜对光线聚散度改变的程度称为透镜的镜度或屈光力。

我们在第一章讲述了光束的聚散度公式：

$$U+F=V$$

其中，U 为物聚散度，V 为像聚散度，F 为透镜的屈光力；

物聚散度（U）与物距（u）的关系式：$U=\dfrac{1}{u}$

像聚散度（V）与像距（v）的关系式：$V=\dfrac{1}{v}$

薄透镜至第二焦点（F_2）的距离为第二焦距，当平行光线通过透镜所成的像点为第二焦点，即：

$$v=f_2$$

由于平行光线入射，因此物聚散度（U）为零，则像聚散度（V）与透镜屈光力（F）相等，即：

$$V=F+U=F$$

由于 $V=\dfrac{1}{v}$，综合上述三条公式可以得出：

$$F=\dfrac{1}{f_2}$$

公式 3-1

笔记

这就是薄透镜在空气中的屈光力公式。注意第二焦距的单位为米。

薄透镜的第一焦距（f_1）是透镜到第一焦点（F_1）的距离。从第一焦点发出的光线通过透镜后成为平行光线，即：

$$u = f_1$$

由于成像在无穷远，像聚散度（V）为零，即：

$$U + F = V = 0，得出 F = -U$$

由于 $U = \dfrac{1}{u}$，综合上述公式可以得出：

$$F = -\frac{1}{f_1}\qquad\qquad\text{公式 3-2}$$

可见，$f_2 = -f_1$。证明薄透镜位于空气中时，第二焦点和第一焦点分居透镜的两侧，且与透镜的距离相等。

例 3-6：如图 3-18 所示，屈光度数为 +4.00D 的凸透镜，其焦距为多少？

解：$f_2 = \dfrac{1}{F} = \dfrac{1}{+4.00} = +0.25\text{m} = +25\text{cm}$

$\qquad f_1 = -\dfrac{1}{F} = -\dfrac{1}{+4.00} = -0.25\text{m} = -25\text{cm}$

第二焦点和第一焦点均为实焦点。

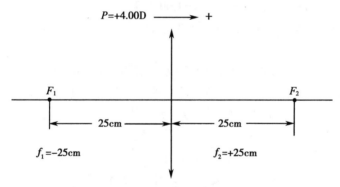

图 3-18　+4.00D 凸透镜的焦点和焦距

例 3-7：如图 3-19 所示，屈光度数为 -3.00D 凹透镜，其焦距为多少？

解：$f_2 = \dfrac{1}{F} = \dfrac{1}{-3.00} = -0.333\text{m} = -33.3\text{cm}$

$\qquad f_1 = -\dfrac{1}{F} = -\dfrac{1}{-3.00} = +0.333\text{m} = +33.3\text{cm}$

第二焦点和第一焦点均为虚焦点。

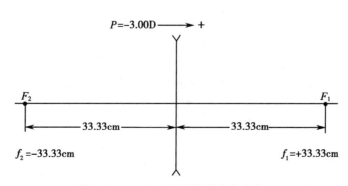

图 3-19　-3.00D 凹透镜的焦点和焦距

笔记

透镜屈光力的单位为屈光度（diopter，D），是国际通用的单位。

出于计算上的简便，很多书将透镜的第二焦点（F_2）简称透镜的焦点（F），第二焦距（f_2）简称为透镜的焦距（f），则透镜的屈光力公式为：

$$F = \frac{1}{f}$$

公式 3-3

凸透镜的焦距（f）为正，屈光力也为正，因此凸透镜也称为正透镜或正镜；凹透镜的焦距（f）为负，屈光力也为负，因此凹透镜也称为负透镜或负镜。

例 3-8：凸透镜的焦距为 50cm，其屈光度数为多少？

解：$F = \dfrac{1}{f} = \dfrac{1}{+0.50} = +2.00D$

例 3-9：凹透镜焦距为 50cm，其屈光度数为多少？

解：$F = \dfrac{1}{f} = \dfrac{1}{-0.50} = -2.00D$

四、透镜屈光力和处方的规范写法

透镜屈光力的屈光度数值一般保留小数点后两位。屈光度数的间距通常为 1/4D，如 ±0.25D、±0.50D、±0.75D、±1.00D 等。有时屈光度数会以 1/8D 为间距，如 ±0.12、±0.25、±0.37、±0.50、±0.62、±0.75、±0.87、±1.00D 等。

屈光力的单位为"D"。如果是球镜，还要记录球镜的简称"S"。完整球镜的屈光力记录示范：+1.50DS、−3.75DS。

如果透镜屈光度数为零，则记录 0.00DS 或平光透镜（plano lens，PL）。

如果是柱镜，除了记录屈光度数之外，还必须注明轴位。在屈光度"D"后面要加上柱镜的简称"C"；轴位（axis）要根据 TABO 标示法记录，用"×"来表示。为了避免手写时的误笔，常常将度的符号"°"省略，并在不足三位的轴位度数前加"0"以补足三位。所以完整的柱镜屈光力表示应为：−1.50DC×180、−2.00DC×005、−3.00DC×015。在临床上书写处方时，若轴向不足三位数，也可以不加"0"进行补足，本书的柱镜屈光力均以该形式进行表示。

散光透镜通常以球柱联合的形式表示，要分别记录球镜度数、柱镜度数和柱镜的轴位。在球镜度数和柱镜度数之间会用"/"或者"◠"来连接，有时也可以省略。例如一个 −2.00D 球镜联合 −1.50D 轴位在 170° 的柱镜，可以写为下列形式：

$$-2.00DS/-1.50DC \times 170$$
$$-2.00DS \smallfrown -1.50DC \times 170$$
$$-2.00DS - 1.50DC \times 170$$
$$-2.00DS/-1.50DC \times 170$$

规范的配镜处方开具，应包括：

1. 配戴者的一般资料，包括姓名、性别、年龄、职业等。

2. 分别注明右眼和左眼的远用和（或）近用屈光度数，包括球镜度数、柱镜度数和柱镜的轴位，并记录矫正视力。

3. 如果处方有棱镜，应注明右眼和左眼的棱镜度和基底朝向。

4. 记录远用和（或）近用的瞳距。如果验配渐变多焦点镜，须注明单眼瞳距。

5. 验光师签名并记录日期。

五、球镜的联合

当两个或几个透镜联合后，相当于一个新的透镜的效果，称为透镜的联合（combination）。

笔记

透镜联合的符号是◯。

两个球面薄透镜光学中心紧密叠合是最简单的透镜联合形式,联合的效果相当于原来两个球镜屈光度数的代数和。

例 3-10: $\quad +1.00DS \bigcirc +2.50DS = +3.50DS$

$\qquad -1.50DS \bigcirc -3.00DS = -4.50DS$

$\qquad +1.50DS \bigcirc -4.00DS = -2.50DS$

如果两个共轴的球镜相隔一定的距离,则联合后的效果并不等于这两个球镜的代数和,必须考虑之间的距离 d。联合后的效果需要用等效屈光力公式 3-4 进行计算。详见本书第六章"等效屈光力"的相关内容。

$$F = F_1 + F_2 - dF_1F_2 \qquad\qquad 公式\ 3\text{-}4$$

六、球镜的识别与中和

(一)球镜的识别

鉴别一个球镜是凸透镜还是凹透镜,在实际工作中有着重要的意义。我们可以使用以下三种简单快捷的方法对球镜进行识别。

1. 薄厚法 对于镜度较深的球镜,直接观察或触摸镜片,比较镜片的中心和边缘厚度即可以识别。

(1)凹透镜:中心较薄,边缘较厚。

(2)凸透镜:中心较厚,边缘较薄。

2. 影像法 通过镜片成像也可以区分镜片的性质。

(1)凹透镜:通过凹透镜看到物体的像是略有缩小的。

(2)凸透镜:通过凸透镜看到物体的像是略有放大的。注意观察凸透镜的影像时不要将凸透镜拿得太远,超过其焦距将看到缩小、倒立的像。一般将凸透镜置于眼前 15～20cm 左右为宜。

3. 像移法(motions) 手持镜片(凸面在外)置于眼前,缓慢地做上下或左右平移透镜,透过镜片看远处,所见到的像也会发生移动。

(1)如果像的移动方向与镜片的移动方向相同,称为顺动(with motion),表示此透镜为凹透镜。

(2)如果像的移动的方向与镜片的移动方向相反,称为逆动(against motion),表示此透镜为凸透镜。

对凸透镜进行识别时,如果透镜与眼睛的距离超过透镜的焦距,将看到倒立、缩小和顺动的像。为了避免判断失误,一般将透镜放在眼前约 15～20cm 处。如果看到倒立缩小的像,应将透镜移近。

若像不动,则表示此透镜为平光镜。透镜的屈光力越大,移动越快;屈光力越浅,移动越慢。

我们也可以将镜片作前后移动来识别球面透镜。镜片由眼前向远处移动时,透过镜片看到物像也向远处移动;当镜片由远处向眼前移动时,透过镜片看到物像向眼前移动,这种现象也称为顺动,表示此透镜为凹透镜。如果像的移动方向与透镜的移动方向相反,称为逆动,表示此透镜为凸透镜。

在临床上,上下左右平移透镜的方法较常用。

(二)球镜的中和

像移法是球镜中和法的基础。中和法(neutralization)是指用已知度数的透镜与未知度数的透镜相联合,寻找与未知透镜屈光力相抵消的已知透镜,以测量未知透镜的度数。详见本书第六章"中和法"的相关内容。

笔记

第三节 薄透镜的屈光力

一、球镜的面屈光力

当光束从一种介质通过单球面界面(single spherical refracting interface, SSRI)进入另一种介质，光束的聚散度将发生改变。球面使光束聚散度改变的程度称为此球面的面屈光力(dioptric power of spherical interface)。

当光束从折射率为 n_1 的介质，通过曲率半径为 r 的球面，进入折射率为 n_2 的介质，此球面的屈光力(F)与上述三者均相关。

$$F = \frac{n_2 - n_1}{r}$$ 公式 3-5

曲率半径 r 需遵循符号规则，如果 r 从界面向右衡量(即球面的光心在界面的右侧)，r 为正值；相反，如果 r 从界面向左衡量(即球面的光心在界面的左侧)，则 r 为负值。

由于 r 与界面的曲率(R)相关，面屈光力的公式也可写为：

$$F = (n_2 - n_1)R$$ 公式 3-6

可见，当界面的曲率增加(即界面弯度增加)，面屈光力增加；当界面的曲率减少(即界面弯度变平)，则面屈光力减小。同时，当两种介质的折射率差别较大的时候，面屈光力较大；差别较小，则面屈光力较小。

例 3-11：如图 3-20 所示，水和玻璃之间的界面为球面，水的折射率为 1.33，玻璃的折射率为 1.53，球面的曲率半径为 10cm，光线从水进入玻璃，则此界面的屈光力为多少？

解：已知 $n_1 = 1.33$、$n_2 = 1.53$、$r = +0.1$m，代入公式 3-5：

$$F = \frac{n_2 - n_1}{r} = \frac{(1.53 - 1.33)}{+0.1} = +2.00D$$

例 3-12：如图 3-21 所示，光线从空气经过球面进入玻璃，空气折射率为 1.00，玻璃为 1.50，界面曲率半径为 5cm，则界面的屈光力为多少？

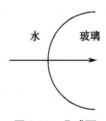

图 3-20　凸球面

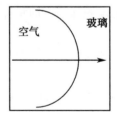

图 3-21　凹球面

解：已知 $n_1 = 1.00$、$n_2 = 1.50$、$r = -0.05$m，代入公式 3-5：

$$F = \frac{n_2 - n_1}{r} = \frac{(1.50 - 1.00)}{-0.05} = -10.00D$$

二、薄透镜的屈光力

如果忽略透镜的中央厚度，透镜的屈光力取决于其前后表面。如图 3-22 所示，折射率为 n_2 的新月形凸透镜放在折射率为 n_1 的介质中；透镜的前、后表面曲率半径分别为 r_1、r_2；凸透镜的前、后表面屈光力分别为 F_1、F_2，则：

$$F_1 = \frac{n_2 - n_1}{r_1}$$ 公式 3-7

笔记

$$F_2 = \frac{n_1 - n_2}{r_2}$$ 公式 3-8

光线从左向右通过透镜。假设光线进入透镜前表面时的物聚散度为 U_1，像聚散度为 V_1；通过透镜后表面时物聚散度为 U_2，像聚散度为 V_2，则：

$$V_1 = F_1 + U_1$$
$$V_2 = F_2 + U_2$$

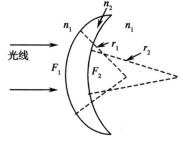

图 3-22 透镜的面屈光力

如果忽略透镜的中央厚度，光从前表面到后表面过程中聚散度不变，即：

$$U_2 = V_1$$

代入可得出：$V_2 = F_1 + F_2 + U_1$

设透镜的屈光力为 F，则：$V_2 = F + U_1$

因此，

$$F = F_1 + F_2$$ 公式 3-9

当透镜位于空气中，空气的折射率 = 1，设透镜的折射率为 n，则公式 3-7，公式 3-8 可简化为：

$$F_1 = \frac{n-1}{r_1}$$ 公式 3-10

$$F_2 = \frac{1-n}{r_2}$$ 公式 3-11

因此，

$$F = F_1 + F_2 = (n-1)\left(\frac{1}{r_1} - \frac{1}{r_2}\right)$$ 公式 3-12

其中，F 为透镜的屈光力，F_1 为透镜前表面屈光力，F_2 为透镜后表面屈光力。

例 3-13：一个双凸型薄透镜，折射率为 1.6，前、后表面曲率半径分别为 12cm 和 20cm，求透镜的屈光力。

解：已知 $n = 1.6$，由于透镜为双凸型，因此 $r_1 = +0.12\text{m}$、$r_2 = -0.20\text{m}$

$$F_1 = \frac{n-1}{r_1} = \frac{1.6-1}{+0.12} = +5.00\text{D}$$

$$F_2 = \frac{1-n}{r_2} = \frac{1-1.60}{-0.20} = +3.00\text{D}$$

$$F = F_1 + F_2 = +5.00 + 3.00 = +8.00\text{D}$$

或直接代入公式 3-12 计算：

$$F = (n-1)\left(\frac{1}{r_1} - \frac{1}{r_2}\right) = (1.6-1)\left(\frac{1}{+0.12} - \frac{1}{-0.20}\right) = +8.00\text{D}$$

例 3-14：一个凸新月形薄透镜，折射率为 1.5，前、后表面曲率半径分别为 5cm 和 25cm，求透镜的屈光力。

解：已知 $n = 1.5$，由于透镜为新月形，因此 $r_1 = +0.05\text{m}$、$r_2 = +0.25\text{m}$

$$F_1 = \frac{n-1}{r_1} = \frac{1.5-1}{+0.05} = +10.00\text{D}$$

$$F_2 = \frac{1-n}{r_2} = \frac{1-1.50}{+0.25} = -2.00\text{D}$$

$$F = F_1 + F_2 = +10.00 + (-2.00) = +8.00\text{D}$$

或直接代入公式 3-12 计算：

笔记

$$F = (n-1)\left(\frac{1}{r_1} - \frac{1}{r_2}\right) = (1.5-1)\left(\frac{1}{+0.05} - \frac{1}{+0.25}\right) = +8.00D$$

如果透镜的中央厚度较大，光线从透镜的前表面到后表面的聚散度变化不能忽略，则需要用精确的公式计算透镜的屈光力。详见第六章"厚透镜的屈光力"的相关内容。

三、透镜的形式

从透镜的屈光力与表面屈光力的关系可以看出，同一屈光力的透镜可以有无数种形式，只要前、后表面屈光力相加为所需的屈光力即可。

以 +8.00D 的透镜为例，可以采用表 3-1 的透镜形式。

表 3-1　透镜形式

序号	前表面屈光力	后表面屈光力	透镜屈光力	透镜形式
1	+4.00	+4.00	+8.00	等双凸
2	+6.00	+2.00	+8.00	双凸
3	+8.00	0.00	+8.00	平凸
4	+10.00	-2.00	+8.00	浅新月
5	+14.00	-6.00	+8.00	新月
6	+16.00	-8.00	+8.00	深新月

实际上，除了上述形式外，还可以有无数种的形式。究竟用哪种形式能达到最佳的配戴效果，这涉及镜片设计的目的。镜片设计的目的是在保证中心屈光力符合临床要求的情况下尽可能地减少或消除像差。临床上绝大多数眼镜镜片都采用新月形的形式。

（曾骏文　赵　炜）

二维码 3-8
扫一扫，测一测

笔记

第四章
散 光 透 镜

本章学习要点

- 掌握：三种散光透镜的形式及其光学成像特点；像散光束的光路；柱面透镜叠加、正负柱镜形式以及等效球镜的计算；交叉柱镜的构造和光学特点。
- 熟悉：环曲面透镜的优点。
- 了解：像散光束中各参数的计算。

关键词 散光透镜 像散光束 交叉柱镜

近视眼和远视眼的屈光系统为球面系统，尽管只是成像位置的不同，但仍可以成像为一点，所以我们可以使用球面透镜（spherical lens）将其矫正。散光眼则不同，规则散光由于其在互相垂直的两个子午线方向上有最大及最小的屈光力，进而成像于前后两条互相垂直的焦线。所以，球面透镜不能矫正散光眼，矫正散光眼需要用散光透镜。散光透镜有柱面透镜、球柱面透镜和环曲面透镜三种形式，它们具有共同的光学特点，即在某一子午线方向上屈光力最小，在其余子午线上，屈光力逐渐增加，并且直至其垂直的子午线方向上达到最大。平行光束通过散光透镜后不会形成一个焦点，而是形成前后两条互相垂直的焦线，因此能用于矫正散光眼。

第一节 柱 面 透 镜

一、柱面透镜

如果散光眼的两条主子午线中的一条不需要矫正，可以使用柱面透镜矫正。柱面透镜可以从一透明圆柱体（如玻璃）沿轴方向切下而得到。

（一）柱面透镜的概念

柱面透镜是最简单的散光透镜形式，由一个柱面和一个平面组成。

如图 4-1 所示，将一条直线 PQ 绕另一条直线 AA' 平行等距离旋转可以得到一圆柱体。AA' 为圆柱的轴，两条线之间距为圆柱的曲率半径，与轴垂直的方向有最大的曲率。如图 4-2、图 4-3 所示，这样得到的一面为平面，另一面为圆柱面的透镜称为柱面透镜（cylindrical lens），也称为平柱镜。

（二）相关术语

1. 柱面 一条直线绕另一条与之平行的直线为轴旋转所成的面。

柱面的特点：与轴向相平行的方向没有弯度，与轴向垂直的方向弯度最大，这两个方向称为柱面的两条主子午线方向。

二维码 4-1
动画 柱面
透镜

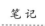

笔记

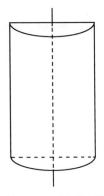

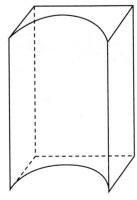

图 4-1　圆柱体及圆柱透镜　　　图 4-2　正柱面透镜　　　图 4-3　负柱面透镜

2. 柱面透镜　由一个柱面和一个平面组成,分为正柱面透镜和负柱面透镜(图 4-2 和图 4-3)。

柱面透镜由于另一个面为平面,透镜的光学作用主要由柱面决定,因此与柱面一样,柱面透镜也有一条轴和两条主子午线,与轴向相一致的主子午线方向屈光力为零,称为轴向主子午线;与轴相垂直的主子午线方向屈光力最大,称为屈光力主子午线。

总结:柱面透镜在轴向上屈光力为零,与轴相垂直的另一条主子午线方向上屈光力最大。

（三）光学性质

由于柱面透镜在与轴平行的方向上曲率为零(没有弯曲),所以光束通过柱面透镜在这个方向上没有曲折,柱面透镜在与轴垂直的方向上有最大的曲率,所以光束通过柱面透镜在这个方向上受到最大的屈光力。平行光通过柱面透镜后汇聚到焦点,焦点集合成一直线称为焦线(图 4-4,图 4-5),焦线与轴平行。光束通过正柱面透镜,形成一条实焦线;光束通过负柱面透镜,则形成一条虚焦线。

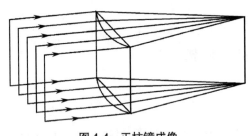

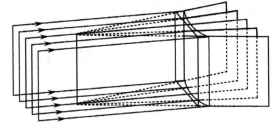

图 4-4　正柱镜成像　　　　　　　图 4-5　负柱镜成像

（四）记录方法

柱面透镜的屈光力分布情况可以采用光学十字的形式表示。如图 4-6 所示,首先划一个十字,分别表示柱面透镜的两条主子午线方向,轴向上屈光力为零,与轴垂直的另一个方向上屈光力最大,为柱镜度(如 +2.00DC)。

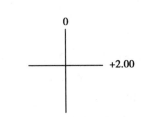

图 4-6　屈光力的光学十字表达形式

（五）柱面透镜的轴位

在实际工作中,用光学十字表示比较不便,一般采用标记法表示柱镜度和轴位的方向。国际上普遍采用的标记法是标准标记法,又称 TABO 标记法(Technischer Ausschuss für Brillen Optik 德国光学学会建议使用)(图 4-7)。我国目前也采用标准标记法。

笔记

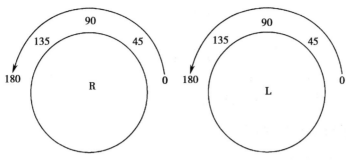

图 4-7 标准标记法

标准标记法规定：由水平方向起，从被检者的左向右逆时针旋转 0°～180°。垂直子午线称为 90°子午线，水平子午线称为 180°子午线。在处方中，度数符号"°"可以省略，这样可以避免使 10°误认为是 100。

在绝大多数散光眼中，两主子午线互相垂直。这样如果已知一主子午线的轴向，另一主子午线的轴向可由前轴向 ±90°而得到。由于标准标记法中规定散光轴是 0°～180°，所以若加 90°后轴向大于 180°时应采用减 90°。如果轴向在水平方向上，记录为 180°而不是 0°。

所以上述例子中柱面透镜的轴在 90°，柱镜度为 +2.00D，可记录为：

$$+2.00DC \times 90$$

D 为屈光度（diopter）的简写，C 为柱镜（cylinder）的简写，"×"为英文"轴"（AXIS）的"X"，90°的"°"在处方中通常省略不写，以免造成不必要的混淆。

二、柱面透镜的屈光力

柱面透镜沿轴方向的曲率为零，与轴垂直方向有最大的曲率，该方向的屈光力为柱镜的屈光力。如果柱面最大曲率的半径为 r，透镜的折射率为 n，则柱面的屈光力为：

$$F = \frac{n-1}{r} \qquad\qquad 公式 4-1$$

例 4-1 冕牌玻璃的折射率 $n = 1.523$，柱面最大曲率的半径为 0.523m，则该柱面的屈光力是多少？

解：$F = \dfrac{n-1}{r} = \dfrac{1.523-1}{0.523} = +1.00D$

柱面透镜在轴的方向上屈光力为零，这个方向又叫作轴主子午线。在与轴垂直的方向上的屈光力最大，这个方向又叫做屈光力主子午线。但在柱面透镜的任意一个方向上屈光力是如何变化的呢？假设一柱面透镜的屈光力为 F，F_θ 为与轴夹角为 θ 的任意一子午线上的屈光力，则：

$$F_\theta = F\sin^2\theta \qquad 公式 4-2$$

在图 4-8 中 OX 为柱面透镜的轴主子午线，OY 为屈光力主子午线。以 OA 的长度代表屈光力 F，OW 代表与轴向的夹角 θ，做 $AC \perp OW$，做 $CB \perp OX$，OC 的屈光力为 CB，即 F_θ。

由图 4-8 可知，

在 $\triangle AOC$ 中，$\sin\theta = \dfrac{OC}{AO}$

$$OC = AO\sin\theta = F\sin\theta$$

在 $\triangle COB$ 中，$\sin\theta = \dfrac{CB}{OC}$

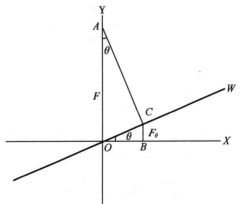

图 4-8 柱面透镜上的任意一个方向上屈光力
$$F_\theta = F\sin^2\theta$$

笔记

$$CB = OC\sin\theta$$

所以：

$$F_\theta = OC\sin\theta = F\sin\theta\sin\theta = F\sin^2\theta$$

例 4-2　一个 −5.00D 的柱面透镜，求与轴夹角为 30° 子午线上的屈光力是多少？

$$F_\theta = F\sin^2\theta = -5.00 \times \sin^2 30° = -5.00 \times 0.25 = -1.25D$$

三、柱面透镜的视觉像移

将一个柱面透镜置于眼前，观看"+"字视标。当透镜沿轴向移动时，由于轴向无曲率，故无视觉像移现象，当透镜沿最大曲率方向移动时，将产生视觉像移。若是正柱镜，像移与透镜移动方向相反；若是负柱镜，则像移与透镜移动方向相同。

以柱面透镜的中心为轴进行旋转时，通过透镜可观察到"十"字的两条线在随着透镜的旋转进行"张开"继而又"合拢"状的移动。这种现象称之为"剪刀运动"（scissors movement）。该现象是柱面透镜各子午线方向的屈光力不同所致。

四、柱面透镜的叠加

在讨论散光镜片的时候，可以在图中"十"字的水平和垂直的两方向上直接标出屈光力，便于讨论柱镜紧密叠加等问题。

如果两块薄的柱面透镜紧密叠加，其效果如下：

1. 两柱面透镜轴向相同，叠加后仍为一柱面透镜，轴向相同，柱镜度为所叠加柱镜的柱镜度之和。当两柱镜度数数值相同，符号相反时，叠加后的效果为平光，这是一个特例。

0　+1.00　　+　　0　+2.50　　=　　0　+3.50

2. 两柱面透镜轴向互相垂直，柱镜度相同，叠加后成为一球镜，球镜度等于所叠加柱镜的柱镜度。

0 —— +1.00　+　+1.00 —— 0　=　+1.00 —— +1.00

3. 两柱面透镜轴向互相垂直，柱镜度不同，叠加后的效果相当于一球柱透镜。

0 —— +1.00　+　+2.50 —— 0　=　+2.50 —— +1.00

第二节　球柱面透镜

柱面镜只能矫正一个主子午线的屈光不正，但复性散光眼是两条主子午线都需要矫正。球柱面透镜就可以解决这样的问题。

一、球柱面透镜的概念

一个面是球面，另一个面是柱面；或前后两个面都是柱面，但轴向互相垂直的透镜。其特点是两条主子午线方向都有屈光力，且不相等。

二维码 4-2
动画　球柱
面透镜

笔记

二、球柱面透镜的形式

球柱面透镜的屈光力为

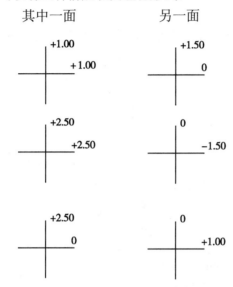

根据球柱面的概念,可以有三种前后表面组合形式:

其中一面　　　　　　　另一面

所有球柱面透镜都有 3 种前后表面组合形式,且只有 3 种。

三、表示方式

球柱面透镜可以用上述的光学十字形式表示两条主子午线的方向和屈光力,但更常用表达式的形式。与前后表面组合形式相对应,球柱面透镜也有三种表达式的形式:

1. 正柱镜形式　球镜度联合正柱镜度:+1.00DS/+1.50DC×180

2. 负柱镜形式　球镜度联合负柱镜度:+2.50DS/-1.50DC×90

3. 正交柱镜形式　正柱镜度联合负柱镜度:+2.50DC×180/+1.00DC×90

前两种形式称为球柱联合形式,所有球柱面透镜都可以写成这 3 种表达式,实际应用中,多数使用球柱联合形式。

由于同一透镜可以有三种不同的表达方式,不统一的表达形式会给行业内的工作带来麻烦,因此,有必要对镜片的表达形式进行统一;同时结合临床实际的眼镜片制造情况,目前,业内统一采用负柱镜的镜片表达形式。

四、表达形式的转换

同一球柱面透镜可以有光学十字形式和三种表达式形式,需要熟悉它们之间的相互转换方法。其中最重要的转换是正负柱镜形式之间的转换。

如上述例子中,要懂得+1.00DS/+1.50DC×180 与+2.50DS/-1.50DC×90 这两种形式的相互转换方法。

正负柱镜形式的转换法则如下:

1. 原球镜度和柱镜度相加作为新的球镜度。

2. 原柱镜度改变正负号。

3. 原柱镜轴向转 90°。

例 4-3：将 +3.00DS/-1.25DC×30 转换为正柱镜形式：

新的球镜度为：+3.00-1.25=-1.75D

新的柱镜度为：+1.25D

新的轴向为：30+90=120°

记录为：+1.75DS/+1.25DC×120

五、等效球镜度

散光透镜两条主子午线方向的屈光力的平均值称为此透镜的等效球镜度。如透镜：

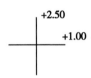

其等效球镜度为 +1.75D。

若将上述透镜写成球柱联合的形式，为 $S/C×\alpha$，其中一条主子午线方向的屈光力为 S，另一条主子午线方向的屈光力为 $S+C$，则等效球镜度为：

$$\frac{S+S+C}{2}=S+\frac{C}{2}$$

公式 4-3

即等效球镜度为球镜度加上一半的柱镜度。

例 4-4：求 -2.50DS/-1.00DC×180 的等效球镜度：

为：-2.50+(-1.00)/2=-3.00D

第三节 环曲面透镜

一、环曲面

柱面的轴向无曲率，垂轴方向曲率最大。如果给柱面的轴方向加上不同于垂轴方向的曲率，就得到一个环曲面（toroidal surface）。"环曲面"一词来自拉丁文"Torus"，指古希腊建筑中石柱下的环形石。环曲面有两条互相垂直的主子午线，其中一条曲率最小，称为基弧（base curve），基弧的曲率半径以 r_b 表示。另一条曲率最大，称为正交弧（cross curve），正交弧的曲率半径以 r_c 表示。图 4-9 为常见的三种环曲面。

二维码 4-3
动画 环曲
面透镜

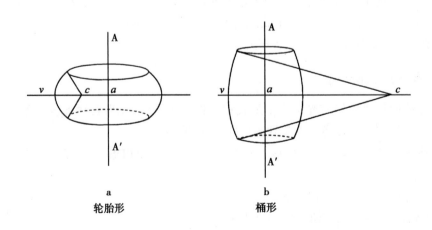

<table>
<tr><td>a</td><td>b</td></tr>
<tr><td>轮胎形</td><td>桶形</td></tr>
</table>

笔记

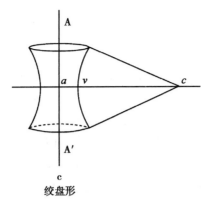

图 4-9 环曲面

a. 轮胎形 b. 桶形 c. 绞盘形

其中：

（1）轮胎形环曲面，$cv=r_c$，$av=r_b$；

（2）桶形环曲面，$av=r_c$，$cv=r_b$；

（3）绞盘形环曲面，$av=r_c$，$cv=r_b$；也有的绞盘形环曲面，$av=r_b$，$cv=r_c$。

二、环曲面透镜

透镜的两个表面，一面是环曲面，另一面是球面的称为环曲面透镜（toric lens）。环曲面透镜无论在外观上还是在成像质量上都优于球柱面透镜。图 4-10 为环曲面透镜。

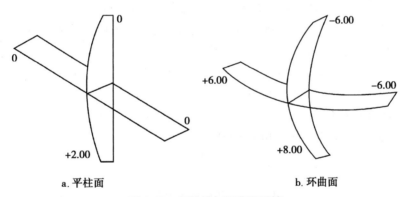

图 4-10 平柱镜与环曲面透镜

a. 平柱面 b. 环曲面

其中（a）为一个 +2.00DC×180 柱面镜，其前表面在垂直方向上有 +2.00D，水平方向（轴向）屈光力为零，后表面是一个平面；（b）是一个环曲面透镜，其前表面水平方向屈光力为 +6.00D，垂直方向屈光力为 +8.00D，后表面为 -6.00DS 的球面，可见两透镜的屈光度数相同。

将环曲面制作在透镜的外表面（内表面为球面），称为外环曲面，通常眼镜行业称之为外散镜片。

将环曲面制作在透镜的内表面（外表面为球面），称为内环曲面，通常眼镜行业称之为内散镜片。

因为内环曲面透镜的外表面是球面，所以外观比外环曲面透镜好看，更主要的是内环曲面透镜在消像差及提高成像质量等方面都明显优于外环曲面。因此，现在被人们普遍接受、应用的多是内环曲面透镜。

三、环曲面透镜的转换

在散光透镜的制作过程中,常对透镜的基弧有一定的要求,即按一规定的基弧制作镜片。这就要求将一已知的散光处方(球柱面镜形式的一种)转换成所要求的片形,按要求的基弧转换片形的步骤如下:

1. 将原处方中柱面符号转变为与基弧相同的符号。

2. 将转换后处方中的球面减去基弧,其差值为环曲面镜片的球弧值。

3. 基弧为要求的值,轴向与转换后处方中柱面的轴垂直。

4. 转换后处方中的柱面加基弧为正交弧,其轴向与基弧轴向垂直。

5. 写出环曲面镜片片形。

书写环曲面透镜的片形时,通常把正面屈光力写在横线上方,背面屈光力写在下方;基弧写在前面,正交弧写在后面。

因此,环曲面透镜可写成:

$$\frac{基弧/正交弧}{球弧} \quad 或 \quad \frac{球弧}{基弧/正交弧}$$

如基弧已知,则:

$$正交弧 = 基弧 + 柱面成分$$

$$球弧 = 球面成分 - 基弧$$

若要从环面形式转回原球柱形处方,则:

$$球面 = 基弧 + 球弧$$

$$柱面 = 正交弧 - 基弧(轴与正交弧相同)$$

例 4-5 将处方 +3.00DS/+1.00DC×90 转换成基弧为 -6.00D 的环曲面形式。

解: ①处方转换,使柱镜部分符号与基弧相同:

$$+3.00DS/+1.00DC×90 \rightarrow +4.00DS/-1.00DC×180$$

②$+4.00-(-6.00)=+10.00DS$

③$-6.00DC×90$

④$-1.00+(-6.00)=-7.00DC×180$

⑤写出环曲面形式:$\dfrac{+10.00DS}{-6.00DC×90/-7.00DC×180}$

有时因需要,会要求以一定的球弧设计环曲面镜片的片形,方法如下:

1. 将原处方中柱面符号转变为与球弧相反的符号。

2. 若球弧为正,写在分子位置;环曲面写在分母位置,并减去球弧度数;若球弧为负,写在分母位置;环曲面写在分子位置,并减去球弧度数。

3. 将环曲面写成球柱联合形式。

4. 将环曲面转换为正交柱镜形式,完成。

例 4-6: 将 +3.00DS/-1.00DC×90 转换成球弧为 -6.00DS 的环曲面透镜。

解:

①转换为:+2.00DS/+1.00DC×180,写在分子位置。

②$\dfrac{+6.00DS / +2.00DS/ +1.00DC×180}{-6.00DS}$

③$\dfrac{+8.00DS/+1.00DC×180}{-6.00DS}$

④$\dfrac{+8.00DC×90/+9.00DC×180}{-6.00DS}$

笔记

四、环曲面透镜的识别

如果想确定一透镜是环曲面透镜还是球镜，或者环曲面透镜是内环曲面透镜还是外环曲面透镜，有以下方法可以识别：

（一）环曲面透镜与球面透镜的区别

球面透镜的前后表面都是球面，所以透镜的边缘厚度一致。环曲面透镜则与球面透镜不同，由于环曲面有两个互相垂直且不同的曲率，这就使得环曲面镜的边缘厚度不同。曲率大的方向边缘厚度薄，相反，曲率小的方向边缘厚度厚。

因此，从边缘观察一透镜，边缘厚度一致则为球面透镜；若边缘厚度不同且在互相垂直的方向上有最厚与最薄的区别，则为环曲面透镜。

（二）内环曲面透镜与外环曲面透镜的区别

因为外环曲面透镜的内表面是球面，所以透镜边缘的内缘是平的。若将外环曲面透镜内面朝下放在一个平面（如桌面）上，会与平面平稳接触，没有晃动。相反，内环曲面透镜的内表面是环曲面，各方向的曲率不同造成了透镜边缘的内缘波浪式的不平。因此将内环曲面透境内面朝下放在平面上，由于透镜的基弧与正交弧不能同时接触平面，所以放置不稳，出现晃动。

换言之，若透镜的边缘厚度不同，则为环曲面透镜；若将透镜内面朝下放置在平面上时，平稳且无晃动为外环曲面透镜。若不平稳，用手轻拍透镜时会有晃动，则为内环曲面透镜。

第四节　散光透镜的成像

一、像散光束

球面透镜各子午线的屈光力一致，因此光束通过球面透镜后可以成一点像。散光透镜各子午线的屈光力不同，且在互相垂直的两个方向上有最大及最小的屈光力，因此光束通过散光透镜后不能像球面透镜成一点像。图 4-11 为一正散光透镜所形成的像散光束，称为史氏光锥（Sturm's conoid）。

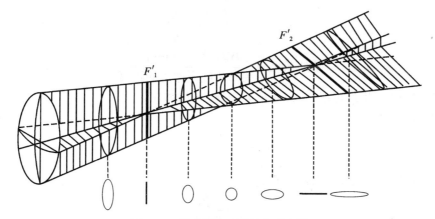

二维码 4-4
动画 史氏光锥

图 4-11　散光透镜形成的史氏光锥

该正散光透镜为圆形，在水平方向上有最大的屈光力，在垂直方向上有最小的屈光力。当平行光通过透镜后，由于水平方向的屈光力最强，所以通过水平方向的光束先会聚于 F_1'，同时通过垂直方向的光束由于屈光力最弱，所以没有会聚在 F_1'，而继续向前会聚于 F_2'。将

笔记

屏幕放置在 F_1' 时会看到一条垂直线,称为前焦线。当屏幕放置在 F_2' 时会看到一条水平线,称为后焦线。由于透镜是圆形,光束通过透镜发生偏折时,将一屏幕放置在透镜后看到的像应为圆形,随着屏幕后移至 F_1' 附近,圆形逐渐变成扁椭圆,其长轴与前焦线方向一致。随着屏幕过 F_1' 继续向后移动,扁椭圆逐渐变成竖椭圆,长轴与后焦线方向一致。由竖椭圆过渡为扁椭圆的过程中一定会有一个圆形,称为最小弥散圆(circle of least confusion),前焦线与后焦线的间隔称为 Sturm 间隔,它的大小表示了散光的大小。

二、散光光束中各参数的计算

焦线长度、最小弥散圆的位置和直径可由图 4-12 中的几何关系中求得,该图为散光光束的侧视及俯视图。

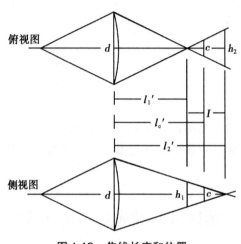

图 4-12　焦线长度和位置

在图 4-12 中,透镜到前焦线的距离为 l_1';透镜到后焦线的距离为 l_2';透镜到最小弥散圆的距离为 l_c';h_1 为前焦线长度;h_2 为后焦线长度;透镜直径为 d,I 为 Sturm 间隔。根据图中的关系,焦线长度 h_1,h_2 分别为:

$$h_1 = \frac{d(l_2' - l_1')}{l_2'} = \frac{dI}{l_2'}$$
公式 4-4

$$h_2 = \frac{d(l_2' - l_1')}{l_1'} = \frac{dI}{l_1'}$$
公式 4-5

即:
$$焦线长度 = \frac{透镜直径 \times Sturm间隔}{另一焦线至透镜的距离}$$

焦线的位置 l_1' 及 l_2' 可据 $L_1' = L + F_1$ 及 $L_2' = L + F_2$ 求出。

由图 4-12 可以看出:

$$\frac{c}{d} = \frac{l_c' - l_1'}{l_1'} = \frac{l_2' - l_c'}{l_2'}$$

由此可得镜片至最小弥散圆的距离:

$$l_c' = \frac{2l_1'l_2'}{l_1' + l_2'}$$
公式 4-6

该距离以屈光度的形式表示为:

$$L_c' = \frac{L_1' + L_2'}{2}$$
公式 4-7

笔记

最小弥散圆的直径 c 为:

$$c = \frac{d(l_2' - l_1')}{l_1' + l_2'} = \frac{dI}{l_1' + l_2'}$$

公式 4-8

例 4-7 一散光透镜 +5.00DS/+4.00DC×90,直径 40mm,求透镜前 1m 的物点发出的光束经透镜后所成焦线及最小弥散圆的位置及大小。

解: 已知 $L = -1D$, $d = 40mm$, $F_1 = +9D$(轴向 90°),$F_2 = +5D$(轴向 180°),所以:

$$L_1' = L + F_1 = +8D$$
$$l_1' = +12.5cm$$
$$L_2' = L + F_2 = +4D$$
$$l_2' = +25cm$$
$$L_c' = \frac{1}{2}(L_1' + L_2') = +6D$$
$$l_c' = 16.67cm$$
$$I = l_2' - l_1' = 12.5cm$$
$$h_1 = \frac{dI}{l_2'} = \frac{40 \times 12.5}{25} = 20mm(垂直线)$$
$$h_2 = \frac{dI}{l_1'} = \frac{40 \times 12.5}{12.5} = 40mm(水平线)$$
$$c = \frac{dI}{l_1' + l_2'} = \frac{40 \times 12.5}{12.5 + 25} = 13.33mm(直径)$$

第五节 交 叉 柱 镜

在主觉验光中,常常使用交叉柱镜(Jackson crossed cylinders,JCC)来精确散光轴位和度数。这种交叉柱镜是一种正交柱镜。如果被检查者配合较好,可以准确、有效、简单地获得被检查者的散光信息,这种方法简称为 JCC 法。

一、交叉柱镜的结构

交叉柱镜是由两个度数相同,符号相反,轴位互相垂直的柱镜组合而成。两条主径线上分别标有红点和白点,红点表示负柱镜的轴位,白点表示正柱镜的轴位,简易的交叉柱镜在两轴之间 45° 处有一手柄(彩图 4-13),握住手柄可以使交叉柱镜的正负轴位迅速做出 90° 互换。常用规格为 ±0.25D 和 ±0.50D 两种。

二、交叉柱镜的光学性质

柱面透镜任意一个方向的屈光力可以通过公式 $F_\theta = F\sin^2\theta$ 求得。交叉柱镜是由两个轴位互相垂直的柱面透镜组成,所以应用上述公式,交叉柱镜在任意一个方向上的屈光力为

$$F_\theta = F_1\sin^2\theta + F_2\sin^2(90 - \theta)$$

公式 4-9

$$= F_1\sin^2\theta + F_2\cos^2\theta$$

例如一 ±0.50D 的交叉柱镜在各个径向的屈光力如表 4-1 所示。

表 4-1 交叉柱镜各个径向的屈光力

Θ	$F_1\sin^2\theta$	$F_2\cos^2\theta$	F_θ(D)
0°	0.50×0 = 0	−0.50×1 = −0.50	−0.50
10°	0.50×0.030 = 0.015	−0.50×0.970 = −0.485	−0.47
20°	0.50×0.117 = 0.0585	−0.50×0.883 = −0.4415	−0.383

笔记

续表

Θ	$F_1\sin^2\theta$	$F_2\cos^2\theta$	F_θ(D)
30°	$0.50 \times 0.250 = 0.125$	$-0.50 \times 0.750 = -0.375$	-0.25
40°	$0.50 \times 0.413 = 0.2065$	$-0.50 \times 0.587 = -0.2935$	-0.087
50°	$0.50 \times 0.587 = 0.2935$	$-0.50 \times 0.413 = -0.2065$	0.087
60°	$0.50 \times 0.750 = 0.375$	$-0.50 \times 0.250 = -0.125$	0.25
70°	$0.50 \times 0.883 = 0.4415$	$-0.50 \times 0.117 = -0.0585$	0.383
80°	$0.50 \times 0.970 = 0.485$	$-0.50 \times 0.030 = -0.015$	0.47
90°	$0.50 \times 1 = 0.5$	-0.50×0	0.5

以±0.50D 的交叉柱镜为例,各个径向的屈光力可用坐标曲线表示为

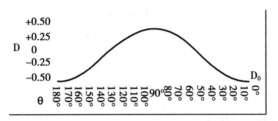

图 4-14　交叉柱镜各个径向的屈光力

三、交叉柱镜的表示方式

以一 ±0.50D 交叉柱镜为例,其屈光力如图 4-14 所示,水平径向屈光力为 +0.50D,垂直径向屈光力为 -0.50D(图 4-15),可以写成以下几种形式:

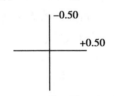

图 4-15　±0.50 交叉柱镜

1. $-0.50DC \times 180 / +0.50DC \times 90$

2. $-0.50DS / +1.00DC \times 90$

3. $+0.50DS / -1.00DC \times 180$

（曾骏文　蓝卫忠）

二维码 4-5
扫一扫,测一测

笔记

第 五 章
透镜曲率与厚度

本章学习要点

● 掌握：球面眼镜片和环曲面眼镜片边缘厚度的计算。
● 熟悉：曲率与屈光力的关系；矢高与屈光力的关系。
● 了解：测量透镜厚度的简单工具——卡钳的原理和测量方法。
关键词 曲率 矢高 镜片测度表 厚度

本章从透镜表面曲线的曲率入手，讨论了透镜曲率、矢高与透镜厚度的关系，举例介绍了透镜厚度的计算方法，最后介绍了测量透镜厚度的简单工具——卡钳的原理和测量方法。

第一节 曲率与矢高

一、曲率及其计算公式

任何一条曲线各处都有一定的弯度，微分几何中用曲率（curvature）来度量曲线某处的弯曲程度。考虑到透镜表面多为球面，故我们仅讨论圆上任一点的曲率计算。

（一）曲率计算公式

图 5-1 中是以 C 为圆心，r 为半径所形成的圆。圆上任一点 P 的切线为 PQ，当 P 点沿圆弧移至 P' 时，切线也随之转到了新的方向 $P'Q'$。由几何学可知，两条切线的夹角与两半径的夹角相等，该夹角记为 θ。

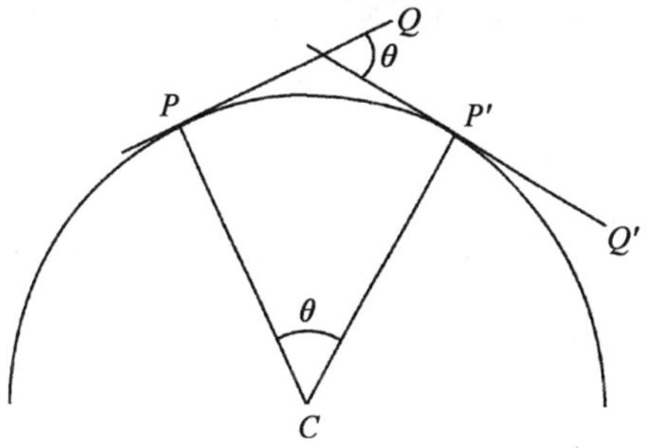

曲线的曲率定义为：曲线上单位弧长切线所转的角度。这里，PP' 代表弧长，R 代表曲率，则有：

图 5-1 曲率

$$R = \frac{\theta}{PP'}$$

因为 $\theta = \dfrac{PP'}{r}$，故有：

$$R = \frac{1}{r}$$

公式 5-1

即圆上任一点的曲率等于该圆半径（也称为曲率半径）的倒数，半径 r 以米（m）为单位时，R 以屈光度（diopter, D）为单位，在国际单位制中以 m^{-1} 表示，即 $1D = 1m^{-1}$。设圆半径为

1m,则圆上任一点的曲率为 1D 或 $1m^{-1}$,尽管二者相等,视光学中还是习惯用 m^{-1} 作为曲率的单位,用 D 作为屈光力的单位。这样,半径为 0.5m 的圆上任一点的曲率为 $2m^{-1}$。当半径为无限大时,曲线变成直线,曲率为零。

(二)曲率与面屈光力

前面章节中,球面透镜的面屈光力分为 $F_1 = \dfrac{(n-1)}{r_1}$ 和 $F_2 = \dfrac{(1-n)}{r_2}$,球面薄透镜的屈光力 $F = (n-1)(\dfrac{1}{r_1} - \dfrac{1}{r_2})$,在这些具有曲率半径 r 的公式中,用曲率 R 来代替,则有:

$$F_1 = (n-1)R_1 \qquad F_2 = (1-n)R_2$$
$$F = (n-1)(R_1 - R_2) \qquad\qquad 公式5\text{-}2$$

上式中,$R_1 = \dfrac{1}{r_1}$,$R_2 = \dfrac{1}{r_2}$。

二、矢高及其计算公式

另一个度量圆弧弯曲程度的量是矢高(sagitta),也叫垂度,下面我们加以讨论。

(一)矢高计算公式

如图 5-2 所示,C 为圆心,r 为半径,矢高为圆上的点 A 与该点正对的弦 PQ 中点 O 的距离,记为 s。

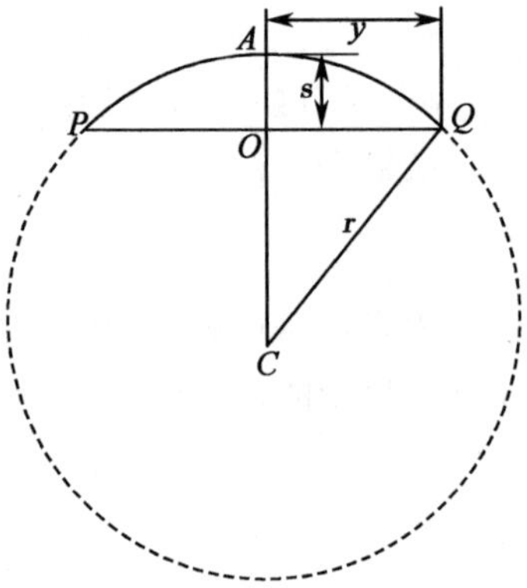

由图 5-2 可知,$s = CA - CO$,$CA = r$,故 $s = r - CO$,对直角三角形 $\triangle COQ$ 应用勾股定理:

$$CO = \sqrt{(CQ)^2 - (OQ)^2} \quad 即 CO = \sqrt{r^2 - y^2}$$

图 5-2 矢高

代入上式即得矢高的计算公式:

$$s = r - \sqrt{r^2 - y^2} \qquad\qquad 公式5\text{-}3$$

公式 5-3 是矢高的精确计算式,下面我们推导矢高的近似计算公式。

公式 5-3 可整理成:

$$s = r(1 - \sqrt{1 - \dfrac{y^2}{r^2}})$$

当 s 远小于 r 时,y 也会远小于 r,则可将 $\sqrt{1 - \dfrac{y^2}{r^2}}$ 幂级数展开保留前两项后代入上式中得到:

$$s \approx r(1 - 1 + \dfrac{y^2}{2r^2}) = \dfrac{y^2}{2r} \qquad\qquad 公式5\text{-}4$$

(二)矢高与面屈光力

1. 矢高与面屈光力的关系式 一般情况,作为眼镜片的球面透镜多是前表面为凸面,且面屈光力是给定的。由 $F_1 = \dfrac{(n-1)}{r_1}$,可导出 r_1 的计算公式 $r_1 = \dfrac{n-1}{F_1}$,将其代入公式 5-3 和公式 5-4 分别得到:

$$s_1 = \dfrac{n-1}{F_1} - \sqrt{\dfrac{(n-1)^2}{F_1^2} - y^2} \qquad\qquad 公式5\text{-}5$$

$$s_1 = \dfrac{y^2 F_1}{2(n-1)} \qquad\qquad 公式5\text{-}6$$

笔记

如果将图 5-2 中的 PAQ 的区域看做透镜的话,弦 $PQ=2y$ 就是透镜的直径。由公式 5-5 和公式 5-6 可知,如果已知透镜的直径 $2y$ 和透镜的前表面屈光力 F_1,就可求出透镜前表面的矢高 s_1。

例 5-1:分别用公式 5-5 和公式 5-6 计算面屈光力为 +15.00D 的前表面矢高。透镜直径为 42mm,折射率为 1.523。

(1)将以上数据代入公式 5-5 有:

$$s_1 = \frac{n-1}{F_1} - \sqrt{\frac{(n-1)^2}{F_1^2} - y^2}$$

$$= \frac{1.523-1}{15.00} - \sqrt{\frac{(1.523-1)^2}{15.00^2} - 0.021^2}$$

$$= 7mm$$

(2)将以上数据代入公式 5-6 有:

$$s_1 = \frac{y^2 F_1}{2(n-1)} = \frac{0.021^2 \times 15.00}{2 \times (1.523-1)} = 6.3mm$$

通过例子我们可以看出,二者相差 0.7mm。实际上,对于圆弧很陡的表面,如接触镜,矢高 s 相对于圆弧半径 r 不是很小,必须用精确的公式 5-4 计算矢高。

2. 镜片测度表(lens measure)的原理　镜片测度表的原理如图 5-3 所示,该表可量出透镜表面上两点 K 与 L 之间圆弧的矢高 s,中间活动脚与表的指针由齿轮连接,根据矢高与面屈光力的关系式,表上的刻度可指示出透镜的面屈光力。由于透镜的顶点屈光力是由两个面屈光力、中央厚度,以及透镜材料的折射率所决定,故测出两个面屈光力和中央厚度,再知道透镜材料的折射率就可计算出透镜的顶屈光力。当不考虑透镜厚度时,透镜的顶屈光力就等于透镜两面屈光力之和。下面我们介绍镜片测度表测量面屈光力的原理。

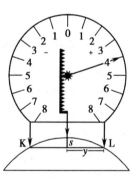

图 5-3　镜片测度表

根据矢高公式　　　　　　　$s = r - \sqrt{r^2 - y^2}$

将等式两边平方　　　$s^2 = r^2 - 2r\sqrt{r^2-y^2} + r^2 - y^2$

$$= 2r(r - \sqrt{r^2-y^2}) - y^2$$

$$s^2 = 2rs - y^2$$

所以有　　　　　　　　　　$r = \frac{y^2 + s^2}{2s}$

镜片的面屈光力　　　$F = \frac{n-1}{r} = \frac{2s(n-1)}{y^2 + s^2}$

若 s 和 y 以毫米(mm)为单位,则测度表所示的面屈光力为:

$$F = \frac{2000(n-1)s}{y^2 + s^2}$$
公式 5-7

镜片测度表常以 $n=1.523$ 的折射率设计,代入公式 5-7 后,则有:

$$F = \frac{2000(0.523)s}{y^2 + s^2}$$
公式 5-8

这样,用测度表测量 $n=1.523$ 的镜片才是指针所显示的读数。若所测镜片 $n \neq 1.523$,则实际屈光力

$$F_n = \frac{2000(n-1)s}{y^2 + s^2}$$

笔记

虽然屈光力与折射率有关,但曲率不变,故

$$R = \frac{F}{0.523} = \frac{F_n}{n-1}$$

所以

$$F_n = \frac{n-1}{0.523} \times F \qquad 公式 5-9$$

即: 实际镜片屈光力 = 镜片测度表读数 $\times \dfrac{n-1}{0.523}$

二维码 5-1
视频 配镜
技术

例 5-2:用 $n=1.523$ 的镜片测度表测量 $n=1.7$ 的眼镜片,读数为 +4.50D,其实际镜片屈光力多大?

解:

$$F_n = F \times \frac{n-1}{0.523} = 4.5 \times \frac{1.7-1}{0.523} = 6.02D$$

第二节 球面透镜的厚度计算

在装配眼镜时,常常要考虑眼镜片的厚度,如果镜片边缘太厚或太薄,都会造成装配的困难。透镜的厚度与透镜的屈光力有关,凸透镜(屈光力>0)的中心比边缘厚,凹透镜(屈光力<0)的边缘比中心厚,且屈光力值越大则透镜越厚。

一、圆形球面透镜边缘厚度计算

未割边的眼镜片几何形状几乎都是圆形,且边缘的厚度是相同的。同时我们考虑到作为眼镜片的形状多为新月形(凹凸或凸凹透镜,分别见图 5-4a 和图 5-4b),故主要讨论它们的厚度计算。我们作如下约定:将凸面设为表面 1,凹面设为表面 2,透镜边缘厚度设为 t_e,透镜中心厚度以 t_c 表示,s 表示镜片表面曲线的矢高,h 表示表面 1 的顶点至表面 2 最低点的垂直距离,称为顶高。

由图 5-4 可以看出,透镜的顶高 h、边缘厚度 t_e、中心厚度以 t_c、表面 1 的矢高 s_1 和表面 2 的矢高 s_2 有如下关系:

$$h = t_c + s_2 = t_e + s_1 \qquad 公式 5-10$$

这样,我们就可以直接得到边缘厚度 t_e 的计算公式:

$$t_e = t_c - s_1 + s_2 \qquad 公式 5-11$$

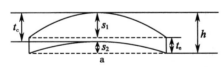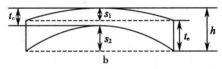

图 5-4 圆形凸球面透镜的厚度
a. 凹凸透镜 b. 凸凹透镜

从图 5-4 可以看出,凹凸透镜的最薄处在透镜的边缘,凸凹透镜的最薄处在透镜的中心(光心)。

例 5-3:试计算直径为 60mm,边缘厚度为 1mm,折射率 $n=1.523$,凸面屈光力为 +10.00DS 的平凸透镜的中心厚度。

解:将数据以 mm 为单位,代入公式 5-5 中计算凸面的矢高:

$$s_1 = \frac{n-1}{F_1} - \sqrt{\frac{(n-1)^2}{F_1^2} - y^2}$$

$$= \frac{(1.523-1)\times 10^3}{10} - \sqrt{\frac{(1.523-1)^2 \times 10^6}{10^2} - 30^2}$$

$$= 52.3 - 42.84$$

$$= 9.46\text{mm}$$

由于面 2 为平面，则有：$s_2 = 0$

将数据代入公式 5-11：$1 = t_c - 9.46 + 0$

透镜的中心厚度为：$t_c = 9.46 + 1 = 10.46\text{mm}$

例 5-4：已知眼镜片的两个面屈光力分别为 $+4.00\text{DS}$ 和 -14.00DS，直径为 44mm，中心厚度为 0.6mm，折射率 $n=1.523$。试计算该眼镜片的边缘厚度。

已知：根据两个面屈光力可知该眼镜片为凸凹透镜，这里 $t_c = 0.6\text{mm}$，$y = \frac{44}{2} = 22\text{ mm}$，$F_1 = +4.00\text{D}$，$F_2 = -14.00\text{D}$。

解：先计算各表面的曲率半径：

$$r_1 = \frac{1.523 - 1}{4} = 0.130\,75\text{m} = 130.75\text{mm}$$

$$r_2 = \frac{1 - 1.523}{-14} = 0.037\,36\text{m} = 37.36\text{mm}$$

再计算各表面的矢高：

$$s_1 = 130.75 - \sqrt{130.75^2 - 22^2} = 1.86\text{mm}$$

$$s_2 = 37.36 - \sqrt{37.36^2 - 22^2} = 7.16\text{mm}$$

将以上数据代入公式 5-11 得到眼镜片镜边缘厚度：

$$t_e = t_c - s_1 + s_2 = 0.6 - 1.86 + 7.16 = 5.9\text{mm}$$

二、非圆形球面透镜的厚度计算

前面讨论的圆形透镜，边缘各点至光心的距离均相等，所以边缘厚度也相同。实际上由于眼镜框的形状各异，装框的镜片形状也不同，如图 5-5 所示。下面我们以实际例子说明边缘厚度的计算方法。

为便于计算，假设该眼镜片为平凹薄透镜，屈光力为 -5.00DS，中心厚度为 0.8mm，各子午线边缘至光心的距离，以及它们相应的截面形状如图 5-5 所示。由于边缘至光心的距离不等，所以对应的边缘厚度也不同。下面我们分别计算最厚和最薄的边缘厚度。

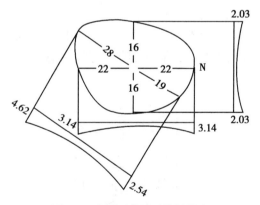

图 5-5 非圆形球面透镜的厚度

由于表面 1 为平面，则有：$S_1 = 0$，$F_1 = 0$，$F_2 = F = -5.00\text{D}$

先计算透镜后表面的曲率半径：

$$r_2 = \frac{1 - 1.523}{-5} \times 10^3 = 104.6\text{ mm}$$

边缘最厚处距光心 28mm，该方向的矢高为：

$$s_2 = 104.6 - \sqrt{104.6^2 - 28^2} = 3.82\text{ mm}$$

代入公式 5-11，厚度为：$t_e = t_c - s_1 + s_2 = 0.8 - 0 + 3.82 = 4.62\text{mm}$

最薄处距光心 16mm，该方向的矢高为：

笔记

$$s_2 = 104.6 - \sqrt{104.6^2 - 16^2} = 1.23\,\text{mm}$$

代入公式 5-11，厚度为：$t_e = t_c - s_1 + s_2 = 0.8 - 0 + 1.23 = 2.03\,\text{mm}$

类似的情况可做相同的计算。对于凸透镜来说，与凹透镜正好相反，距光心越远的边缘处越薄，距光心越近的边缘处越厚。

第三节　散光透镜的厚度计算

一、柱面透镜的厚度计算

由于柱面透镜一个表面是平面，另一个表面是圆柱面，故不同于球面透镜，其各方向厚度不同。下面我们分别讨论最大的边缘厚度与各个方向的边缘厚度。

（一）最大的边缘厚度

如图 5-6 所示为正柱面透镜，其轴在垂直方向，该子午线也是透镜的最厚处，故边缘的最厚处在柱镜轴的两端 A 和 B。边缘的最薄处在垂直柱镜轴子午线的两边 C 和 D 两侧。实际上，如果该柱镜以几何中心 O 为圆心割成圆形，透镜的最薄处只在 C 和 D 两点。设最薄边的厚度为 t_{min}，垂轴子午线柱面圆弧半径为 r，垂轴子午线上柱镜几何中心 O′ 至边缘 D′ 的距离为 $y = O'D'$，圆弧的矢高为 s，$s = r - \sqrt{r^2 - y^2}$，沿轴子午线的厚度 t_{max} 为：

$$t_{max} = t_{min} + s = t_{min} + r - \sqrt{r^2 - y^2} \qquad \text{公式 5-12}$$

由图 5-6 我们还可看出，正柱面透镜最厚处的厚度与透镜几何中心厚度是相等的。设中心厚度为 t_c，则有 $t_c = t_{max}$。

图 5-7 所示是轴在垂直方向的负柱面透镜。与正柱面透镜不同的是，柱镜轴子午线最薄，故边缘的最小厚度在沿轴方向的透镜两端 A 和 B，边缘的最大厚度在垂轴子午线的透镜两端 C 和 D 两侧。若将柱镜以几何中心 O 为圆心割成圆形，则 C 和 D 是最厚的边缘。设最薄边厚度 t_{min}、垂轴子午线圆弧半径 r 和圆形透镜的几何半径为 y。垂轴子午线的边缘处 t_{max} 仍可按公式 5-12 计算。同样，由图 5-7 我们还可看出，负平柱面透镜最薄处的厚度与透镜几何中心厚度是相等的，则有 $t_c = t_{min}$。

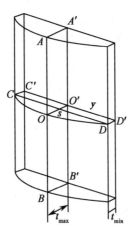

图 5-6　正柱镜的厚度

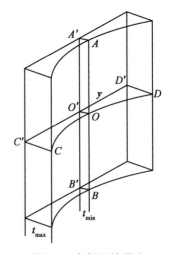

图 5-7　负柱面的厚度

（二）与柱镜轴有一定夹角方向的厚度

现在我们来讨论与柱镜轴有一定夹角方向某点 Q 的厚度。如图 5-8 所示，该正柱面透镜的轴在竖直方向，故竖直方向曲率为零，垂直轴的水平方向 EPE′ 为圆弧，曲率半径为

笔记

r。该柱镜几何中心厚度与轴子午线的厚度均为 t_c，与柱镜轴成 θ 角方向的子午线 HPH' 上 Q 点的厚度为 $e=QQ_1$，它等于几何中心 P 处的厚度 t_c 减去垂直轴的水平方向圆弧 QAQ' 的矢高 $s=AA'$，即 $e=t_c-s$。

在图5-8中，设 P' 至 Q 的距离 $P'Q=y$，在 $\triangle P'A'Q$ 中：

$$A'Q=P'Q\sin\theta=y\sin\theta$$

则矢高 s 为：

$$s=r-\sqrt{r^2-A'Q^2}$$

或

$$s_\theta=r-\sqrt{r^2-y^2\sin^2\theta}$$

则 Q 点的厚度为

$$t_\theta=t_c-s_\theta=t_c-r+\sqrt{r^2-y^2\sin^2\theta} \qquad \text{公式5-13}$$

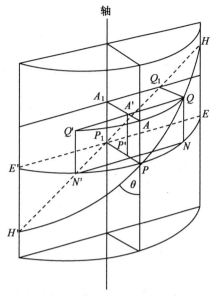

图5-8　柱面透镜与轴成 θ 角子午线上某点的厚度

上式说明在给定的柱面透镜上（r 一定），与柱镜轴有一定夹角的子午线方向上某点的厚度，即与夹角大小有关，又与 Q 的位置有关。如果以 y 为半径将该柱面透镜割成圆形柱面透镜，则公式5-13就是透镜边缘各处的厚度计算公式。

例5-5：计算 $+10.00DC\times90$ 圆形柱面透镜在60°方向的边厚，透镜直径为46mm，透镜最薄处的厚度为1mm，折射率 $n=1.523$。

解：垂直轴子午线的曲率半径为：

$$r=\frac{n-1}{F}=\frac{1.523-1}{10.00}=0.0523\text{m}=52.3\text{mm}$$

由于正柱面透镜的中心厚度与透镜最厚处相等，故可用公式5-12计算中心厚度：

$$t_c=t_{max}=t_{min}+r-\sqrt{r^2-y^2}=1+52.3-\sqrt{52.3^2-23^2}=6.33\text{mm}$$

该平柱面透镜90°方向的边厚为6.34mm。

60°方向与柱面透镜的轴成30°夹角，根据公式5-13计算60°方向的厚度为：

$$t_\theta=t_c-r+\sqrt{r^2-y^2\sin^2\theta}=6.33-52.3+\sqrt{52.3^2-23^2\sin^2 30°}=5.05\text{mm}$$

二、球柱面透镜和环曲面透镜的厚度计算

前面讨论柱面透镜的厚度计算时说过，正柱面透镜的最厚处是透镜轴的方向，而负柱面透镜的最厚处是垂直轴的方向。由于处方可以转换，比如 $-5.00DC\times90$ 也可写成 $-5.00DS/+5.00DC\times180$，因此，可以说柱面透镜或环曲面透镜的正轴代表了最大厚度子午线。依此，下面我们举例说明计算方法。

例5-6：$+3.00DS/+3.00DC\times60$ 的圆形平凸环曲面透镜，直径为40mm，$n=1.523$，薄边厚度为2mm，试计算其最大的边缘厚度。

解：该透镜前表面是环曲面，后表面是平面，根据第四章中的环曲面透镜片形转换，此平凸环曲面透镜的片形表达式应为：

$$\frac{+3.00DC\times150/+6.00DC\times60}{0.00}$$

根据公式5-5分别计算透镜上3.00D子午线（60°方向）和6.00D子午线（150°方向）以mm为单位的矢高：

$$s_1 = \frac{1.523 - 1}{3.00} \times 10^3 - \sqrt{\frac{(1.523 - 1)^2}{3.00^2} \times 10^6 - 20^2} = 1.15\text{mm}$$

$$s_2 = \frac{1.523 - 1}{6.00} \times 10^3 - \sqrt{\frac{(1.523 - 1)^2}{6.00^2} \times 10^6 - 20^2} = 2.33\text{mm}$$

当透镜的折射率给定后，由公式 $F = \dfrac{n-1}{r}$ 可知，透镜的面屈光力越大，曲率半径 r 越小。

而当透镜的直径 $2y$ 也给定后，由 $s = r - \sqrt{r^2 - y^2}$ 可知，曲率半径 r 越小，矢高 s 越大。根据平凸透镜边缘厚度与中心厚度的计算公式 $t_e = t_c - s$ 可知，中心厚度 t_c 和直径 $2y$ 一定时，矢高 s 越大，边缘厚度越薄。该题中透镜最薄处位于 $+6.00$D 子午线（150°方向）的边缘，为 2mm；透镜最厚处位于 $+3.00$D 子午线（60°方向）的边缘。中心厚度为：

$$t_c = t_{\min} + s_2 = 2 + 2.33 = 4.33\text{mm}$$

透镜的最厚的边缘厚度为：

$$t_{\max} = t_c - s_1 = 4.33 - 1.15 = 3.18\text{mm}$$

例 5-7：如图 5-9，将 -8.00DS/$+4.00$DC$\times 180$ 的处方加工成 $50\text{mm} \times 40\text{mm}$ 的椭圆形，该眼镜片基弧为 $+3.00$D，薄边厚为 3mm 的环曲面透镜。求该镜片的厚边厚度。

解：根据第四章中的环曲面透镜片形转换，此环曲面透镜的片形表达式应为：

$$\frac{+3.00\text{DC} \times 90 / + 7.00\text{DC} \times 180}{-11.00\text{DS}}$$

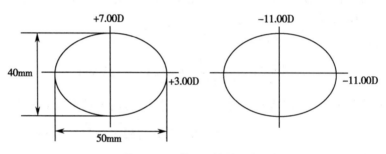

图 5-9　环曲面透镜的厚度

计算各子午线屈光力对应的曲率半径：

球弧曲率半径 $\qquad r_s = \dfrac{1 - 1.523}{-11.00} = 0.0475\text{m} = 47.5\text{mm}$

基弧曲率半径 $\qquad r_b = \dfrac{1.523 - 1}{+3.00} = 0.1743\text{m} = 174.3\text{mm}$

正交弧曲率半径 $\qquad r_c = \dfrac{1.523 - 1}{+7.00} = 0.0747\text{m} = 74.7\text{mm}$

设水平子午线的半径 $y_1 = 25\text{mm}$，竖直子午线的半径 $y_2 = 20\text{mm}$，计算各表面圆弧矢高：

$$s_{s50mm} = r_s - \sqrt{r_s^2 - y_1^2} = 47.5 - \sqrt{47.5^2 - 25^2} = 7.11\text{mm}$$

$$s_{b50mm} = r_b - \sqrt{r_b^2 - y_1^2} = 174.3 - \sqrt{174.3^2 - 25^2} = 1.8\text{mm}$$

$$s_{s40mm} = r_s - \sqrt{r_s^2 - y_2^2} = 47.5 - \sqrt{47.5^2 - 20^2} = 4.42\text{mm}$$

$$s_{c40mm} = r_c - \sqrt{r_c^2 - y_2^2} = 74.7 - \sqrt{74.7^2 - 20^2} = 2.73\text{mm}$$

该透镜的薄边位于竖直子午线的边缘，厚度 $t_e = 3\text{mm}$，在此子午线根据凸凹透镜的厚度计算公式 5-11 可计算出透镜的中心厚度：

$$t_c = t_e - (s_{s40mm} - s_{c40mm}) = 3 - (4.42 - 2.73) = 1.31\text{mm}$$

该透镜的厚边位于水平子午线的边缘处，根据凸凹透镜的厚度计算公式 5-11 计算最厚

边缘厚度

$$t_{\max} = s_{s50mm} - s_{b50mm} + t_c = 7.11 - 1.8 + 1.31 = 6.61\,\text{mm}$$

第四节　透镜厚度的测量

　　测量镜片厚度可使用一种非常方便的测量工具——厚度卡钳（thickness caliper）。卡钳的简单原理如图5-10所示。图中 C 点为卡钳的轴，J 为卡钳的测量端，S 为圆弧形刻度面，P 为指针。若要测量镜片上某点的厚度 t，则将该点卡在测量端 J，指针将在圆弧刻度面上移动一定距离 d，指针所指的数值即厚度值。

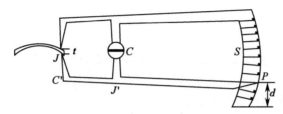

图5-10　镜片厚度卡钳

根据图5-10中的几何关系有：

$$P \text{ 点移动的距离} = \text{镜片厚度} \times \frac{C'P}{C'J'}$$

通常卡钳有一个固定的比率，一般为4，即 $\dfrac{C'P}{C'J'} = 4$，则厚度 t 的计算式为：

$$t = \frac{d}{4}$$

公式 5-14

使用镜片厚度卡钳测量镜片厚度非常方便。圆弧刻度值可精确到毫米（mm）。

（高祥璐）

二维码5-2
扫一扫，测一测

第 六 章

眼镜片的屈光力及其测量

本章学习要点

● 掌握：有效屈光力、等效屈光力、厚透镜屈光力的概念和计算方法。
● 熟悉：同轴薄透镜系统的相关参数及中和法的原理。
● 了解：焦度计的原理和使用方法。

关键词 有效屈光力 等效屈光力 同轴薄透镜系统 厚透镜 后顶点屈光力

用来表示眼镜片屈光力的方式有很多，有近似屈光力、前顶点屈光力、后顶点屈光力、有效屈光力和等效屈光力等，但只有后顶点屈光力才是常规用于光学试验和实际验配的表示方式，等效屈光力和有效屈光力都是用来研究特定情况下眼镜片所产生的实际屈光度数。

在实际工作中，我们可以用镜片测度表来获得眼镜片的近似屈光力，用中和法来获得眼镜片的前顶点屈光力。后顶点屈光力的测量最为重要，通常是用焦度计来测量。

第一节 有效屈光力

镜片的有效屈光力（effective power）：是指镜片将平行光线聚焦在指定平面的能力，也就是说，如果将眼镜片从眼前一个位置移到另一个位置，会改变眼镜片的实际屈光力。

如果将一个后顶点屈光力为 +10.00D 的眼镜片放在离病人角膜顶前 15mm 的位置，平行光线通过眼镜片聚焦在镜片后 10cm 的地方（如图 6-1 A），此时改变眼镜片的位置将之移到 B 处（距离病人角膜顶点 10mm），平行光线将不再聚焦在 A 位置的焦平面上，若想要 B 处眼镜片重新聚焦于同一焦平面，那 B 处眼镜片的有效屈光力会发生改变。B 处眼镜片的后焦距 f_B 等于 A 处眼镜片的后焦距 f_A 减去距离 d。在这个例子中，$f_A = 0.10m$，$d = 0.005m$，所以

$$f_B = f_A - d = 0.10 - 0.005 = 0.095m$$

$$F_B = \frac{1}{0.095} = +10.53D$$

因此，眼镜片在 B 位置的有效屈光力为 +10.53D。

我们可以得到眼镜片有效屈光力的公式。当眼镜片从初始的 A 位置移到 B 位置，

$$f_B = f_A - d$$

$$F_B = \frac{1}{f_A - d} = \frac{1}{\dfrac{1}{F_A} - d}$$

公式 6-1

$$F_B = \frac{F_A}{1 - dF_A}$$

笔记

60

如果考虑平移介质的折射率 n，则公式为：

$$f_B = f_A - d/n$$

$$F_B = \frac{1}{f_A - d/n} = \frac{1}{1/F_A - d/n}$$ 　　　公式 6-2

$$F_B = \frac{nF_A}{n - dF_A}$$

公式 6-1 和公式 6-2 中，如果眼镜片移向眼睛，那 d 取正值，如果眼镜片远离眼睛，那 d 取负值。

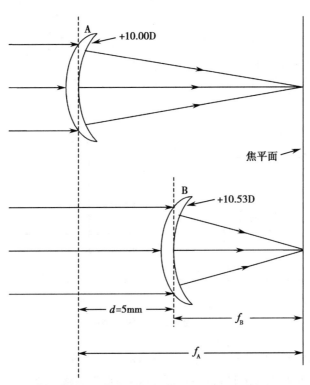

图 6-1　眼镜片在光轴上向前或向后移动时，会改变眼镜片的屈光力来使平行光线聚焦在同一平面上

镜片的有效屈光力主要应用于球镜度与镜眼距的关系。近视眼镜（负透镜）镜眼距越大，需要的屈光力越大；镜眼距越小，需要的屈光力越小。远视眼镜（正透镜）镜眼距越大，需要的屈光力越小；镜眼距越小，需要的屈光力越大。

第二节　等效屈光力

一、等效屈光力的概念

两个同轴紧贴的薄透镜 F_1 和 F_2，叠加后的效果相当于一个薄透镜，屈光力是相叠加的两个薄透镜屈光力之和，即：

$$F = F_1 + F_2$$

如果两个同轴的薄透镜不是紧贴，而是间隔一段距离，就组成了同轴薄透镜系统。多数的光学设备都是由一组被空气分隔的镜片组成的，或者由一组被不同折射率的介质分隔的弯曲面排列而成。这样的复杂系统一般都是对称的，也就是说，表面的曲率中心都是落在一个共同的光轴上。

为了方便表达这样的复杂光学系统,我们将一单片透镜置于合适的位置来代替这个光学系统,使远处的物体通过这一薄透镜在相同位置产生相同大小的像,具备同样的屈光力,这样可以大大简化计算。此薄透镜的焦距及其所产生的像,无论是大小还是位置都与原光学系统的一样,称之为等效焦距,等效焦距(单位为 m)的倒数被称为等效屈光力(equivalent power)。

二、同轴薄透镜系统的相关参数

要决定等效薄透镜在系统中的位置,就需要知道系统主平面的位置。在对称的光学系统中只有一对主平面,在这个平面上,放大倍数为 +1,也就是说物和像的大小一样,像是倒置的。

主平面与光轴交叉的点称为这个光学系统的主点。在物空间的平面就称为第一主平面,在像空间的平面就称为第二主平面。通过 F 的光线与像空间平行光线交于第一主平面(H),通过 F' 的光线与物空间的平行关系交于第二主平面(H')(图 6-2)。

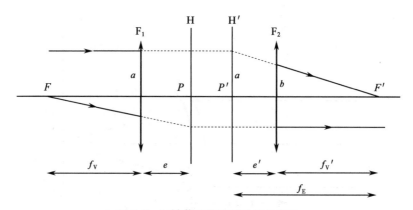

图 6-2　同轴薄透镜系统的相关参数

光线从光轴上特定点发出,经过透镜系统后成为平行光线出射,此特定点称为透镜系统的第一焦点(F)。平行光线通过透镜系统所成的焦点为透镜系统的第二焦点(F')。

透镜系统的第一个透镜到第一焦点之间的距离为透镜系统的前顶点焦距(f_v),倒数为透镜系统的前顶点屈光力(front vertex power,F_V)。透镜系统的最后一个透镜到第二焦点之间的距离为透镜系统的后顶点焦距(f_v'),倒数为透镜系统的后顶点屈光力(back vertex power,F_V')。

从透镜系统的第一主点(P)到第一焦点(F)之间的距离为第一等效焦距,从透镜系统的第二主点(P')到第二焦点(F')之间的距离为第二等效焦距,简称等效焦距(f_E),倒数为透镜系统的等效屈光力(F_E)。

第三节　厚透镜的屈光力

若透镜中心的厚度同曲率半径相比不可忽略不计时,我们称之为厚透镜。由于透镜厚度的影响,厚透镜的屈光力不但要考虑透镜两个面屈光力的作用,还要考虑中心厚度对屈光力作用的影响。

一、薄透镜与厚透镜的区别

(一)薄透镜

当光线经过透镜发生折射时,光线先经过透镜的前表面,再经过透镜的前后表面之间

笔记

的距离(即透镜的厚度),最后经过透镜的后表面。

如果透镜的中心厚度比两球面的曲率半径小很多,或透镜的中心厚度对透镜焦距(或屈光力)的影响可以忽略不计,我们称之为薄透镜。对于薄透镜而言,我们可以认为光线经过透镜的前表面 F_1 以后就到达了透镜的后表面 F_2,透镜的厚度被忽略。

如果透镜的两个面都是有曲率的,当平行光线经过透镜的前表面时光线的聚散度发生了改变(F_1),当光线经过透镜的后表面时光线的聚散度又发生了改变(F_1+F_2),薄透镜的屈光力为 F_1+F_2。如一个薄透镜的前表面的屈光力为 +5.00D,后表面的屈光力为 +1.00D,当平行光线经过透镜的前表面时,光线的聚散度变为 +5.00D,因为是薄透镜,透镜的厚度可忽略不计,所以聚散度经过改变的光线直接到达了透镜的后表面,+1.00D 又将光线的聚散度发生了改变,将后表面的聚散度 +1.00D 加上 +5.00D,则这个薄透镜的屈光力是 +6.00D。

对于薄透镜而言,透镜主点屈光力(F)、前顶点屈光力(F_V)和后顶点屈光力(F'_V)都是相等的,即:

$$F=F_V=F'_V=F_1+F_2。$$

(二)厚透镜

如果透镜的厚度与曲率半径相比不能被忽略时,在计算物距、像距、放大率等时就要考虑它的厚度,我们称之为厚透镜。

对于厚透镜而言,光线经过透镜的前表面后又要经过透镜的前后表面之间的距离,才能到达透镜的后表面,而透镜前后表面之间的距离又改变了光线的聚散度,透镜的屈光力不再是透镜前后表面屈光力的代数和,在透镜前后表面之间又多了一个新的聚散度,这就使得透镜的后顶点屈光力不再等于 F_1+F_2,即:

$$F \neq F_V \neq F_V' \neq F_1+F_2$$

二、等效空气距离

我们可以将厚透镜看做是一个同轴薄透镜系统。假设一块厚透镜,前表面屈光力是 F_1、后表面屈光力是 F_2,中央厚度是 t,折射率为 n,我们可以将这块厚透镜转换成以下的同轴薄透镜系统:由两块屈光力分别为 F_1 和 F_2 的同轴薄透镜组成,之间间隔着折射率为 n、距离为 t 的介质(图 6-3)。

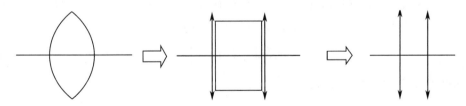

图6-3 从厚透镜转换到同轴薄透镜系统

要将折射率为 n、厚度为 t 的介质换算成特定厚度的空气而保持系统的光学效果不变,就要利用一个重要的参数:等效空气距离(equivalent air distance)。

等效空气距离可通过以下公式和例子推导。

光线由一种介质进入到另外一种介质时候的聚散度的关系为:

$$F=V-U$$

也可以写为:

$$F=\frac{n'}{l'}-\frac{n}{l}$$

公式 6-3

式中 l 与 l' 是距离,n 与 n' 是折射率

例 6-1： 如图 6-4 所示，假设一个鱼缸的前后宽度为 100cm，鱼缸材质和厚度忽略不计，水的折射率为 1.33。一个人站在鱼缸的前面观看鱼缸后壁上的一个点时，会发现这个点靠前了，请问这个点的像距鱼缸前表面的距离是多少？

解： 已知 $F=0.00D$、$n=1.33$、$l=-100cm=-1m$、$n'=1.00$

代入公式 6-3，

$$F = \frac{n'}{l'} - \frac{n}{l}$$

$$0 = \frac{1}{l'} - \frac{1.33}{-1}$$

$$\frac{1.33}{-1} = \frac{1}{l'}$$

$$l' = \frac{-1.0}{1.33} = -0.75m$$

这个点的像距鱼缸的前表面 75cm。

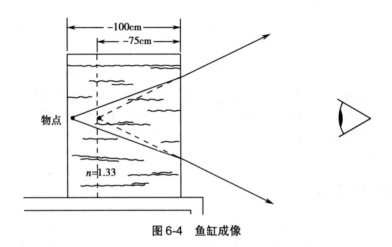

图 6-4　鱼缸成像

在例 6-1 中可以清楚看到，玻璃鱼缸的前表面没有曲率，即光线通过、离开鱼缸的过程中聚散度没有发生改变，所以 $L=L'$。鱼缸后壁的像的距离发生改变是因为两种介质的材料不一样，光线在水中的传播速度慢于在空气中的传播速度，所以出现了距离减少的现象。

减少后的厚度即为等效空气距离，这个结论可以写为：

$$等效空气距离 = \frac{t}{n} \qquad\qquad 公式 6-4$$

t- 实际的厚度，n- 介质的折射率

三、厚透镜的屈光力

厚透镜的屈光力不能用单一的数值表示，要涉及两个重要的参数：顶点屈光力和等效屈光力。要理解和计算厚透镜的顶点屈光力和等效屈光力，可以从同轴薄透镜系统入手。

（一）同轴薄透镜系统的顶点屈光力

顶点屈光力可分为前顶点屈光力和后顶点屈光力。对于镜片而言，最重要的就是它的后顶点屈光力。在实际应用中，一般眼镜片的屈光力（也称为焦度、度数或镜度）均指后顶点屈光力。

我们先来分析一下两同轴薄透镜彼此相贴的情况。假设两镜片之间的距离为零，光线离开镜片 F_1 后立即入射镜片 F_2，对于相贴的同轴薄透镜，就相当于一个单一的薄透镜，其屈光力 F 就等于两薄透镜的屈光力之和：

笔记

$$F = F_1 + F_2$$

如果两同轴薄透镜不是相贴的，而是分开，也就是说 $t \neq 0$，那此系统的实际屈光力 F_v 就不等于两薄透镜的屈光力之和了。我们可以将这个系统看成是将 F_1 向着 F_2 移动了距离 t 后，一个相当于 F_1 有效屈光力的薄透镜 F_{1e} 和薄透镜 F_2 相贴的情况（图6-5），所以系统的后顶点屈光力：

$$F'_V = F_{1e} + F_2 = \frac{F_1}{1 - \dfrac{t}{n}F_1} + F_2 = \frac{nF_1 + nF_2 - tF_1F_2}{n - tF_1} \qquad 公式6-5$$

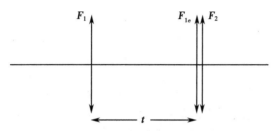

图6-5　两同轴不相贴薄透镜的屈光力

例6-2　一个 +4.00D 的薄透镜和一个 +7.00D 的薄透镜放置在空气中相隔 5cm，其后顶点屈光力是多少？后焦点位置在哪里？

解：根据公式6-5，空气的折射率为1.00，

$$F'_V = \frac{nF_1 + nF_2 - tF_1F_2}{n - tF_1} = \frac{4 + 7 - 0.05 \times 4 \times 7}{1 - 0.05 \times 4} = +12.00D$$

$$f'_V = +8.33cm$$

（二）同轴薄透镜系统的等效屈光力

由两个同轴的薄透镜组成的光学系统，假设第一个透镜的屈光力是 F_1、第二个透镜的屈光力是 F_2，两个透镜之间的距离为 t（单位为 m），n 是平移介质的折射率。可通过下列方法推导系统的等效屈光力（F_E）。

如图6-2所示，通过三角几何关系，可以得出：

$$\frac{a}{b} = \frac{f_E}{f'_V} = \frac{F'_V}{F_E}$$

如图6-6所示，假设平行光线通过第一个透镜后，出射光线的延长线与光轴的交点为此透镜的第二焦点 F_1'，则通过三角几何关系，可以得出：

$$\frac{a}{b} = \frac{f_1}{f_1 - t} = \frac{1}{1 - tF_1}$$

通过上述两条公式可以推出：

$$\frac{a}{b} = \frac{F'_V}{F_E} = \frac{1}{1 - tF_1} \Rightarrow F_E = F'_V(1 - tF_1)$$

F'_V 为系统的后顶点屈光力：

$$F_V' = \frac{nF_1 + nF_2 - tF_1F_2}{n - tF_1} \qquad 公式6-6$$

代入上式可以得出等效屈光力公式：

$$F_E = F_1 + F_2 - \frac{t}{n}F_1F_2 \qquad 公式6-7$$

通过等效屈光力 F_E，可以求出等效焦距 f_E，再根据图6-2中等效焦距和顶点焦距之间的关系，可以得出透镜系统的主点位置：

笔记

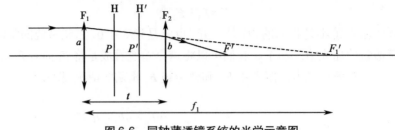

图 6-6　同轴薄透镜系统的光学示意图

设定系统的第一主点到第一个透镜之间的距离为 e，则 $e = \dfrac{tF_2}{nF_E}$；

设定系统的第二主点到第二个透镜之间的距离为 e'，则 $e' = -\dfrac{tF_1}{nF_E}$。

例 6-3　透镜的前表面屈光力是 +25.00DS，后表面屈光力是 -5.00DS，中心厚度为 9mm，折射率为 1.5，求透镜的等效屈光力和两个主点的位置。

解： 题中已知：$F_1 = +25.00DS$　$F_2 = -5.00DS$　$t = 9mm$　$n = 1.5$

等效屈光力：$F_E = F_1 + F_2 - \dfrac{t}{n}F_1F_2 = +20.75D$

第一主点位置：$e = \dfrac{tF_2}{nF_E} = -1.45mm$，即第一主点在前顶点左侧 1.45mm 处；

第二主点位置：$e' = -\dfrac{tF_1}{nF_E} = -7.23mm$，即第二主点在后顶点左侧 7.23mm 处。

如果用等效屈光力来表达眼镜片的屈光力，则屈光力为 F_E 的薄透镜的位置应在眼镜片的第二主平面（H'）。但是，眼镜片的第二主平面并不容易确定，另外第二主平面的位置前一些还是后一些，会受到眼镜片形式的影响。因而，等效屈光力的概念很少用于眼镜片。在应用方面，它仅用于一些比较复杂的光学系统，例如低视力助视器。

第四节　眼镜片屈光力的测量

测定球面透镜的屈光力，可用中和法、焦度计法和镜片测度表法。在没有焦度计以前，常用中和法来对透镜进行定性、定量和定轴分析。而焦度计（focimeter）是眼镜行业不可缺少的光学仪器，主要用于测量眼镜片（包括接触镜片）的顶点屈光力、棱镜度、柱镜轴位方向和棱镜基底取向，确定并打印眼镜片光学中心、柱镜轴位线或镜片割边工作基线等。

一、中和法

中和法是指用已知度数的透镜与未知度数的透镜相联合，寻找与未知透镜屈光力相抵消的已知透镜，以测量未知透镜屈光力的办法。

如果两个镜片可以互相中和，那它们叠在一起的总屈光力为零。在没有发明焦度计以前，常用该办法来对透镜进行定性、定量和定轴分析。

手持中和法对于负透镜和低度正透镜还相对比较准确，但对于中高度的正透镜准确性就比较差了。尽管有局限性，但因为其操作简单，所需的设备仅是眼科试镜箱和一个合适的试测物，如十字线表，所以在没有焦度计时中和法还是常常被用来估计眼镜片的屈光度数。

由于眼镜片都是以后顶点屈光力为准，所以在使用中和法时，试镜片的前极必须与未知镜片的后极相贴，这样的测量获得的是前表面屈光力。从后顶点屈光力和前顶点屈光力

笔记

之间的公式来看,屈光力会受到镜片形式和镜片厚度的影响。对于低度数的正透镜和负透镜来说,前顶点屈光力和后顶点屈光力很接近。但是对于中高度数的正透镜来说,前顶点屈光力总是比后顶点屈光力低,也就是说中和法测得的结果会比真实度数低。

(一)中和法的原理

1. 球面透镜 球面透镜可以看成是对称于光心的无数个度数渐增的微小棱镜的叠加而省略了各个棱镜间的平行部分,柱面透镜可以看成是对称于其柱轴的无数个度数渐增的微小棱镜的叠加,换句话说我们将正透镜简单理解为两个基底相接的棱镜组,负透镜是两个顶相对的棱镜组,球镜的光心处棱镜度为零。

根据棱镜的知识可以知道光线总是向棱镜基底方向偏折,观察者所看到的像总是向棱镜顶端方向移动,那么通过具有一定屈光度的正球镜片观察某物体,如果将透镜沿视线的垂直方向做上下移动,则此物体也出现移动,由于正透镜是两个基底相接的棱镜组,当镜片向上移动时,实际上眼睛是通过底向上的棱镜观察物体,所见物像会向下移动。这种像的移动方向与透镜的运动方向相反的现象我们称为"逆动",所有的正透镜都有这样的特征。

同理,观察者通过具有一定屈光度的负球镜片观察某物体,如果将透镜沿视线的垂直方向做上下移动时,则此物体也出现移动,由于负透镜是两个顶相对的棱镜组,当镜片向上移动时,实际上眼睛是通过底向下的棱镜观察物体,所见物像会向上移动。这种像的移动方向与透镜的运动方向相同的现象我们称为"顺动"。"顺动"现象出现时总是指示透镜为负。

根据上述原理,如果观察到一个镜片出现"顺动",可以用已知度数的正镜片进行"中和",当"顺动"现象完全消失时所用正镜片屈光度的相反数就是待测镜片的度数,这就是影像判断透镜中和法,简称"中和法"。

2. 柱镜 平柱镜可看成垂直于轴位方向上的无数个棱镜度渐变的微小棱镜的堆砌。若为正柱镜,各棱镜基底朝向柱镜轴位方向,若为负柱镜片,则是基底方向反向柱镜轴位方向。在平行于柱面轴位的方向上,无棱镜效应,顺此方向移动镜片,像不产生随现象;在与柱面轴向垂直方向上移动镜片,则将产生类似于正负球镜的"逆动"或"顺动"现象。

除此以外,平柱镜另有其特殊的"剪动"现象。

如图 6-7 所示,通过一个 −6.00DC 平柱镜观看远处竖线。竖线上 A 点棱镜底向沿透镜屈光力子午线呈向左上方,因此通过平柱镜看到的 A 点呈现在 A' 点位置(朝向顶),即沿透镜屈光力子午线向右下方。竖线上 B 点无棱镜,因此通过平柱镜看到的 B 点无偏离。竖线上 C 点的棱镜底向在右下方,因此通过平柱镜看到的 C 点呈现在 C' 位置,即向左上方偏离(朝向顶)。由此可见,通过该平柱镜观察远处竖线时,竖线呈现在 $A'BC'$ 的连线位置,远处的竖线呈顺时针旋转。

如图 6-8 所示,通过上述同一平柱镜观看远处水平线。水平线上 D 点的棱镜底向沿透镜屈光力子午线呈向右下方,因此通过平柱镜看到的 D 点呈现在 D' 位置,即沿透镜屈光力子午线向左上方。水平线上 B 点无棱镜,因此通过平柱镜看到的 B 点无偏离。水平线上 E 点的棱镜底向在左上方,因此通过平柱镜看到的 E 点呈现在 E' 点位置,即向右下方偏离。故通过该平柱镜观察远处水平线呈现在 $D'BE'$ 的连线位置。远处的水平线呈逆时针旋转。透过平柱镜观察到的远处两条线恰好呈相反方向旋转,故称之为"剪刀运动(scissors movement)"。通过任何含有柱镜成分的透镜观察远处线条时,如线条方向与透镜主子午线方向不一致时,所观察到的线条会产生剪刀运动。

通过待测镜片观察远处的十字线,旋转镜片后如果发现有剪动现象,就说明该镜片有柱镜成分,旋转此镜片,使所观察到的十字线互相垂直不再扭曲,这就是该柱镜的轴向方向。沿其轴向方向移动,不会出现视觉像移,沿轴向的垂直方向移动,正镜片会出现"逆动",负镜片会出现"顺动"。

笔记

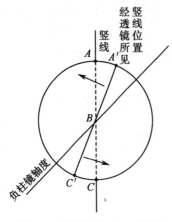
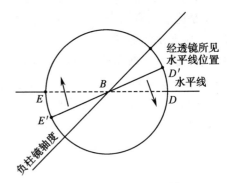

图 6-7   柱镜的剪动——竖线   图 6-8   柱镜的剪动——横线

简而言之,通过含柱镜成分的镜片观察物体不但会出现"顺动"和"逆动",还会出现"剪动现象"。通过观察"剪动现象"可找到柱镜的轴向,中和法最好的观察目标是外部有圆圈的十字线视标,剪动现象可以使十字线出现剪动,也可以令圆变成椭圆,椭圆的轴的方向就是柱镜的轴向。

值得注意的是:有些待测球柱镜片,由于球镜成分很大,柱镜成分很小,柱镜所特有的剪动现象会被球镜强大的放大作用所掩盖,造成观察者的误判断。为了避免这种情况,观察者要首先粗略中和"顺动"和"逆动",再寻找轴向,沿轴向方向作精细的中和。

(二)中和法的操作

1. 球镜的中和法

(1)手持未知镜片,使其后表面对着观察者,观察者通过镜片看无穷远处的一个视标,这个视标必须包括水平和垂直的形状,例如一个大的十字,大的正方形,或者 0.1 的 E 字。观察者应该从未知镜片的中心来观察影动。

(2)观察者在水平和垂直方向上慢慢地移动镜片,确定镜片的性质是正透镜还是负透镜。如果像的移动方向与镜片移动的方向相同即"顺动",表明镜片是负透镜;如果像的移动方向与镜片移动的方向相反即"逆动",这时观察者的眼睛在正透镜的焦距以内,表明镜片是正镜片,如果在焦距以外,那观察者看到将是"顺动",像是倒置的。

(3)观察者选择一个相反性质的试镜片,用它的后表面与未知镜片的前表面相贴,慢慢地在水平和垂直方向上同时移动这两个镜片,并判断是"顺动"还是"逆动"。

(4)根据影动方向调整试镜片的度数,直到影像变为不动。这时试镜片的度数就是未知镜片的度数,只是符号相反。

试镜片的屈光力越强,影动的速度越快;试镜片的屈光力越接近未知镜片的屈光力,影动的速度越慢。如果被中和的镜片是球镜,水平和垂直方向的影动速度一样。

2. 柱镜和球柱镜的中和法   如果未知镜片是柱镜或者球柱镜,则各个方向上的影动速度不同。方法如下:

(1)手持未知镜片,使其后表面对着观察者,通过镜片观察 5m 处的视标,这个视标必须包括水平和垂直的形状,例如一个大的十字,大的正方形,或者 0.1 的 E 字,最好是外部有圆圈的十字线视标。

(2)观察者旋转未知镜片,观察有无剪动现象,以判断该镜片有无柱镜成分。如图 6-9a 中,通过未知镜片看到的十字图标的垂直和水平线与镜片外的线条相比发生了移位;只有当镜片的两条主径线位于水平和垂直方向后,通过未知镜片看到的十字线的像才能与镜片外的线条相平行,如图 6-9b。

笔记

先将未知镜片正位，使镜片内和镜片外的十字线相连，然后旋转镜片，这时可以看到"顺动"或者"逆动"的剪刀运动。如果镜片内线条的旋转方向和镜片的旋转方向相同，则为"顺动"，这条径线就是负柱镜的轴位；如果镜片内线条的旋转方向与镜片的旋转方向相反，则为"逆动"，这条径线代表正柱镜的轴位。

（3）一旦确定了未知柱镜的两条主径线的位置，那就可以用球性试镜片来分别中和各条径线上的屈光力。找到各条径线上的屈光力后，再转换为负柱镜的处方形式。

手持中和法确定柱镜的轴位是比较困难的。在镜片内和镜片外十字线相连的情况下，紧紧地握住镜片，并用油性笔在镜片的背面画上线条。然后用量角器来测量镜片的轴位。这种方法固有的误差大约为±5°。

用手持中和法确定镜片的光学中心也是比较难的，当镜片内和镜片外十字线相连的时候，在镜片的后表面用油性笔在十字的交叉点画一个小点。当然这也要求检查者的手很稳，同时也存在一定量的误差。

3. 三棱镜的中和法　如果一个镜片（球镜、柱镜或者球柱镜）含有三棱镜，那通过镜片所看到的十字线是偏移向某个方向的，甚至于在镜片的外面。当通过三棱镜观察时，物体的像总是移向三棱镜的顶。通过这一点就可以了解到未知镜片的三棱镜底在哪个方向了（图6-10）。如果检查者中和的是一副眼镜的右边镜片，垂直方向上的线条向右边移位（是从镜片的后表面进行观察的），那未知镜片是一个底向内的三棱镜。要知道三棱镜的度数，就要用一个底向外的三棱镜来中和，使垂直方向偏移的线条回到十字线的中心。

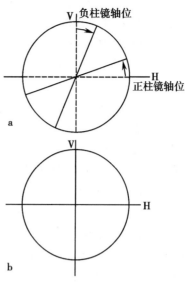

图6-9　散光镜手持中和法
a. 不在轴位上，剪刀运动　b. 在轴位上

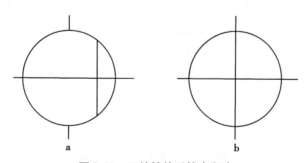

图6-10　三棱镜的手持中和法
a. 垂直径线向右偏移（从右眼眼镜片的后表面进行观察），表示底向内的三棱镜
b. 用底向外的三棱镜进行中和

二、焦度计

焦度计（focimeter）是眼镜行业不可缺少的光学仪器，属于依法强制检定的计量器具，主要用于测量眼镜片（包括接触镜片）的顶焦度、棱镜度、柱镜轴位方向和棱镜基底取向，确定并打印眼镜片光学中心、柱镜轴位线或镜片割边工作基线等。

焦度计一般可分为两类：手动焦度计和自动焦度计。手动焦度计在测量时需要人工调焦，即调节到像清晰（如十字像），然后观察焦度计的读数。自动焦度计会自动调焦，不需要人为地判别像是否清晰（仪器内有专门的元件来判别，如 charge-coupled device，CCD），有良

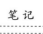
笔记

好的重复性。手动焦度计和自动焦度计虽然具体结构不同但测量原理相同，而且都是间接测量，即通过长度测量后换算成焦度测量，不同结构的焦度计其偏差源不同，偏差量亦不同。所以使用焦度计的单位，都需备有一套能溯源到国家统一基准的顶焦度工作标准镜片组。

（一）手动焦度计

常用的手动焦度计有直视式（望远式）焦度计和投影式焦度计。这两种焦度计比较，投影式较先进简便，误差小，望远式较复杂，但是它包含了焦度测量的最基础知识，只要理解了直视式（望远式）焦度计的原理，其他类型焦度计的一切问题就会迎刃而解。

1. 直视式（望远式）焦度计

（1）检测原理：如图 6-11 所示，直视式（望远式）焦度计主要由聚焦系统（focusing system）和观察系统（observation system）两部分组成。聚焦系统由光源（light source）、活动目标、标准镜片（standard lens）、校准镜片（collimating lens）和带有一个小孔的镜片托（lens stop）组成，活动目标可以是十字交叉线（cross）或者排列为圆形的小圆点组成。而观察系统则是一个由两个正透镜组成的望远镜系统，目镜和物镜的焦点相接，十字线就位于这个连接点上。

在仪器调零的情况下，被照亮的活动目标位于标准镜片的焦点上，所发出的光线通过标准镜片后形成平行光线，这时可以通过望远镜看到清晰的目标成像。镜片托的位置正好位于标准镜片的第二焦点上，如果将未知镜片放在镜片托上，入射望远镜系统的光线不再是平行的，所看到的像也就变模糊了，这时就要通过调整活动目标的位置，使其远离或者靠近标准镜片，来中和未知镜片的度数，使目标像变清晰。活动目标所移动的方向和距离就直接代表着未知镜片的屈光度数。

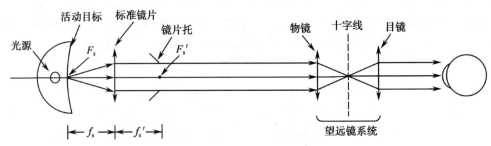

图 6-11　焦度计的光学系统

（2）操作步骤

1）测试前准备：①测试人员应先进行视力矫正，有屈光不正者，应配戴自己的矫正眼镜。②每个测试人员都必须针对自己的眼睛对焦度计望远镜目镜进行调焦（利用非仪器的光照明，先将目镜向左旋到尽头，然后慢慢地向反方向旋转，直到目镜里的十字线聚焦清晰为止）。③在未置镜片的情况下，对焦度计调焦，直至十字线标记清晰，并左右移动眼镜，检查目镜十字线与十字标记像是否存在视差（即是否同在一个视平面内）。④记下此时度数旋盘上读数作为零位误差，或通过仪器校正消除或作为以后读数的修正值。对投影式焦度计也需预先确定仪器的零位误差。⑤在各项调焦过程中，要注意单向调节，以减少眼睛生理调焦及手轮间隙引起人为的误差。

2）测试：

①将眼镜片凹面朝着镜片支座，按下镜片固定压圈，可以通过左右移动或者镜片架（lens rest）的上下移动调整眼镜片的位置，使眼镜片与焦度计光轴共心（十字标记的中心与视场十字中心重合）。

②旋转度数旋盘（power drum）细调对焦，直到活动目标聚焦清晰，如果活动目标的两条焦线可以同时聚焦清晰（图 6-12a），则说明该眼镜片是球镜，度数旋盘上的读数就为该眼镜片的顶焦度值。

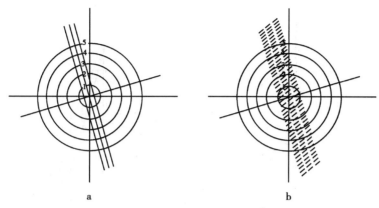

图 6-12

a. 活动目标的两条焦线同时聚焦清晰，为球镜　b. 活动目标的两条焦线不能同时聚焦清晰，为柱镜

③如果不能同时聚焦清晰（图 6-12b），则说明该眼镜片是柱镜。具有柱镜效应的眼镜片，其主要特征是在柱镜的轴位方向上不能聚焦成点，只能成为一条焦线。在调焦过程中我们可以发现，十字标记周围的小圆点环上，总有小圆点不成点，而成为小斜线，此时可转动散光轴位角度盘，使小直线与十字标记中的长线方向平行。同时旋转轴位旋盘（axis drum）和度数旋盘，使活动目标中代表较高正镜度的那条焦线先聚焦清晰，这时度数旋盘上的读数代表眼镜片的球性度数。然后向着负度数方向旋转度数旋盘（这时不要调整轴位旋盘），直到活动目标中的另一条焦线也聚焦清晰（图 6-13）。这时度数旋盘的读数与上次的读数之差，就为柱镜的度数，清晰焦线所指向的轴位就是柱镜的轴位，要注意清晰线方向与轴位度盘上读数的一致。眼镜片的处方写为负柱镜的形式。

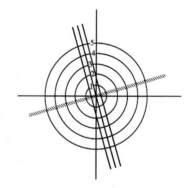

图 6-13

不旋转轴位旋盘，调整度数旋盘，使活动目标中另一条焦线聚焦清晰

④在聚焦两条焦线的时候，检查者应尽量使眼镜片居中，也就是使活动目标的中心正对目镜中十字线的中心。一旦眼镜片居中了，就用标记装置在上面打一个标记。标记为三个点，中间一个为眼镜片的光学中心，两边两个固定了眼镜片的水平线。

⑤松开弹簧夹，将眼镜的左边眼镜片移到镜片托上，然后重复①～③的步骤，测量左边眼镜片的度数。但记住不要改变镜片架的高度，只是左右移动眼镜片，使活动目标和目镜十字线在垂直方向上重合，然后用标记装置打上标记。

⑥如果活动目标和目镜十字线在水平方向上不能重合，则说明垂直方向上有棱镜度存在，然后上下移动镜片架，使活动目标和目标十字线中心重合，再用标记装置标记一次，如果两次标记的中心的高度有差异，则说明可能存在垂直方向上的差异棱镜效应。

⑦将框架眼镜拿出，用米尺测量两个眼镜片光学中心的水平间距，这个距离应该正好等于患者的瞳距（没有棱镜处方的情况下）。

⑧目镜的十字线上还有一些同心圆，它们是三棱镜线，最小的同心圆代表 $1^{\triangle}$，第二个同心圆代表 $2^{\triangle}$，依此类推（图 6-14a）。如果眼镜片本身有棱镜度，活动目标的中心就会偏移

目镜十字线的中心,这时旋转目镜十字线,使其与活动目标的中心相交,通过三棱镜线读出三棱镜度。三棱镜底的方向由活动目标中心相对十字线中心的位置来决定。例如,对于一个右眼眼镜片来说,如果活动目标在鼻侧(图6-14b),通过三棱镜刻度读出为2$^\triangle$,那结果为底向内2$^\triangle$。

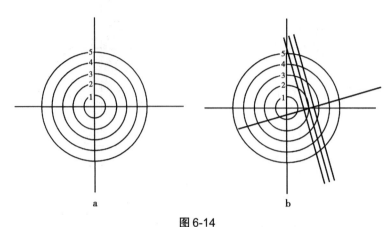

图6-14
a. 目镜十字线上的三棱镜线　b. 对于右眼眼镜片,为底向内2$^\triangle$

2. 投影式焦度计(projection lensometer)　使用者可以通过投影屏幕来观察,而不需要通过一个望远镜来观察,这样可以同时被多人看到。测量时,眼镜是水平放置的。

投影式焦度计更方便接触镜的测量,因为接触镜可以简单的凹面向下放在镜片托上。如果是在立式焦度计上,接触镜放在镜片托上是垂直的(或倾斜的),这样操作起来不方便,而且由于压力的原因,会影响到镜片的读数。

(二)自动焦度计(automatic lensometer)

自动焦度计都带有一个微电脑处理数据,显示结果和打印结果,包括球镜度数、柱镜度数、柱镜轴位和棱镜度数。自动焦度计具有测量准确、速度快、性能稳定、成本低等优点。

以全自动焦度计为例,具体操作如下:

1. 打开焦度计开关,进行预热。

2. 把眼镜放在焦度计镜片支架上固定好,让镜片台缓缓靠住待检测的眼镜,这时镜架鼻托与焦度计的模拟鼻梁吻合。

3. 测量顶焦度值

(1)移动镜片台,将眼镜镜片的光学中心移到与焦度计显示屏的十字线重合,按下记忆按钮,锁住显示屏显示的数字,即为该眼镜镜片的顶焦度值。

(2)测量配装眼镜,为防止左右镜片混淆,坚持先右后左的原则,即先检测眼镜的右镜片,然后是左镜片。

(3)用打点器在眼镜镜片的光学中心打点。

4. 打印结果。同时,全自动焦度计还可以测量双光镜片、渐变多焦镜片、棱镜片、角膜接触镜、紫外线透过率等,完全自动化,节约了时间和精力,而且可以减少一些人为的测量误差或者计算错误。

(李　雪)

第 七 章

眼用棱镜和透镜的棱镜效应

本章学习要点

● 掌握：棱镜屈光力的概念；棱镜的处方书写；棱镜屈光力的合成和分解；透镜的棱镜效应和相关计算。

● 熟悉：棱镜的光学偏向作用；眼透过棱镜所看到物体像的位置；透镜棱镜效应的临床应用。

● 了解：旋转棱镜的原理；视近时的棱镜有效屈光力；菲涅耳贴膜棱镜的应用。

关键词 三棱镜 偏向角 棱镜屈光力 棱镜效应 差异棱镜效应

眼用棱镜一般是指薄折射三棱镜，眼科和视光学中使用这样的棱镜，主要目的是使光线偏向，造成成像位置的改变，解决双眼视网膜像对应的问题。虽然折射三棱镜不能完善成像，但由于棱镜很薄，且人眼瞳孔的限光作用，故不会造成视网膜像过大地弥散，而引起视觉问题。

透镜也具有使离轴光线偏向的棱镜效应，某些场合它可替代棱镜。若装配眼镜不当，或使用眼镜不当，也会造成双眼视觉问题。

本章就光学三棱镜和透镜的棱镜效应进行讨论，并对三棱镜的临床应用进行初步探讨。

第一节 眼用棱镜

由三个互不平行的平滑表面围成的具有三个棱的均匀透明体的一部分称为三棱镜，这里简称为棱镜。眼用棱镜具有以下特点：①均为三棱镜；②在空气中使用，两侧折射率为1；③顶角较小，一般在15°以下，称为薄棱镜。

一、眼用棱镜的结构与眼用棱镜的光学性质

（一）眼用棱镜的结构

图 7-1 所示为一棱镜，我们先来定义一些专业术语。棱镜的三个可使光线发生折射的面均称为屈光面（refracting surface）。屈光面可以是平面，也可以是球面。屈光面相交所形成的线称为棱（edge），三棱镜有三个棱。眼用棱镜常将其中的一个棱称为顶（apex），一般选两侧屈光面所形成夹角最小的棱为顶。顶两侧屈光面相交所形成的夹角称为顶角（aptical angle），也称为折射角，用 a 表示。正对顶的那个面称为底（base），用 B 表示。通过顶，

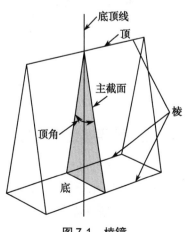

图 7-1 棱镜

二维码 7-1
视频 棱镜
镜片和棱镜
眼镜

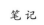

笔记

73

且垂直于底的直线称为底顶线（base-apex line）。垂直于三个棱的截面称为主截面（principal section）。

（二）眼用棱镜的顶角与偏向角的关系

图 7-2 是一个薄的直角薄棱镜，一光线垂直左侧屈光面射入棱镜。出射光线与入射光线所形成的锐角称为偏向角（angle of deviation），用 d 表示。现在我们来推导偏向角与顶角的关系。

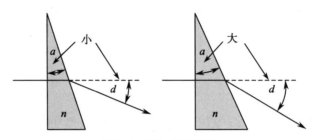

图 7-2　偏向角与顶角

设棱镜材料的折射率为 n，入射角为 i，折射角为 i'。在右侧的屈光面根据折射定律有：

$$n\sin i = \sin i'$$

当棱镜很薄时，$\sin i \approx i$，$\sin i' \approx i'$。根据图 7-2 的几何学关系可以看出 $i = a$ 和 $i' = i + d$。全部代入上式中可以得到

$$na = a + d$$

整理后得到：

$$d = (n-1)a \qquad\qquad 公式 7\text{-}1$$

若棱镜材料折射率 $n = 1.532$ 则 $d = 0.532a$。

（三）眼通过棱镜观察物体

根据光的折射定律作图 7-3 我们可以看出，光线通过棱镜后，会向底的一侧偏折。如果眼透过棱镜看物点 P，其位置就像在 P'，向顶的一侧偏移。这里需要指出的是，三棱镜并不是可以点物成点像的光学元件，由于眼用棱镜比较薄，眼正对棱镜注视，且人眼瞳孔有限制成像光束的作用，故看到物体的像还是比较清晰的。

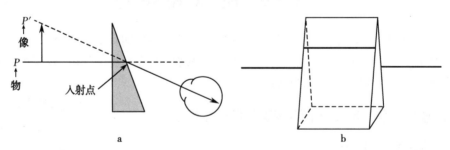

图 7-3　眼透过棱镜所看到的像
a. 出射光偏向底　b. 像偏向顶

二、眼用棱镜屈光力

由图 7-2 可以看出，顶角越大，偏向作用越强。所以用顶角可以定量棱镜的偏向作用，但在眼科和视光学中更习惯用光线的偏向角来定量棱镜的偏向作用，下面予以讨论。

（一）棱镜屈光力

笔记

像一般透镜用屈光力定量透镜的聚焦作用一样，眼用棱镜用棱镜屈光力定量棱镜的偏

向作用。通过棱镜的光线所产生的偏向角称为棱镜屈光力（refracting power of prism）。需要说明的是，这里的偏向角取锐角。

（二）棱镜屈光力的单位及换算关系

偏向角，即棱镜屈光力的单位有度（°）、弧度（rad）和棱镜度（△）。前两个单位是几何学中常用的单位，现在我们来定义棱镜度：光线经棱镜折射后，出射光线在距棱镜100cm（1m）处，偏离入射光线方向1cm，该棱镜的偏向角，即棱镜屈光力为1棱镜度（prism diopter），记为$1^\triangle$，见图7-4。棱镜度也可表示为cm/m，$1^\triangle = 1cm/m$。下面我们讨论三种单位的换算关系。

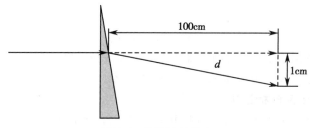

图 7-4　棱镜度的定义

1. 度与棱镜度的换算关系　根据棱镜度的定义，我们可以进一步推导度与棱镜度的换算关系。对于某一眼用棱镜，当距棱镜100cm处，折射光线偏离Pcm时，则有

$$P = 100\tan d$$

该式中，d以"°"为单位，P和100均以"cm"为单位。由于P是多少cm，就说棱镜屈光力是多少棱镜度，所以可直接将上式改写成度与棱镜度的换算关系式。

$$P^\triangle = 100\tan d^\circ \qquad \text{公式 7-2}$$

这样一来，公式7-2中，d仍以"°"为单位，P以"△"为单位，100只是一个无单位的系数。

2. 度与厘弧度的换算关系　厘弧度（centrad）作为棱镜屈光力的单位是由Bennett于1891年所倡导使用，厘弧度用$^\triangledown$表示。它与弧度（radian）的关系为：1弧度＝100厘弧度，即$1rad = 100^\triangledown$，见图7-5。根据几何学中度与弧度的换算关系有：

$$1^\circ = 1.745 \times 10^{-2} rad = 1.745^\triangledown$$

这样就得到了度与厘弧度的换算因子$1.745^\triangledown/^\circ$或$0.573^\circ/^\triangledown$，换算关系式为：

$$d^\circ = 0.573^\circ/^\triangledown \times R^\triangledown \text{ 或 } R^\triangledown = 1.745^\triangledown/^\circ \times d^\circ \qquad \text{公式 7-3}$$

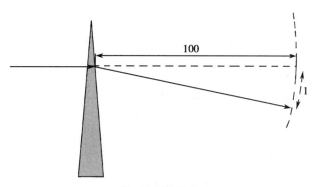

图 7-5　厘弧度

3. 棱镜度与厘弧度的换算关系　根据公式7-2和公式7-3可以导出棱镜度与厘弧度的换算关系：

笔记

$$P^{\triangle} = 100\tan0.573R^{\triangledown}$$

公式 7-4

三、眼用棱镜处方与棱镜底向标记

（一）眼用棱镜处方

前面我们介绍过，由于棱镜使光线的偏向作用，所以可以改变外界物体在视网膜上的成像部位。眼用棱镜的典型使用是眼前加棱镜使两眼视网膜成像位置对应，从而解决斜视眼的双眼单视问题。但由于眼偏斜的方向和偏斜的程度都可能是不同的，所以需要棱镜摆放的朝向和棱镜屈光力值不同，这就涉及棱镜处方书写的问题。棱镜处方的书写顺序一般为：眼别，棱镜屈光力数值、单位、底的表示符号（通常用 B 表示）和朝向。例如：

右眼　3[△]B90

上面的处方说的是，右眼所需加棱镜屈光力值为 3 棱镜度，底朝 90°。与散光透镜处方书写相似，一般情况，处方中的单位度（°）也常被省略。

（二）眼用棱镜的底向标记法

与散光眼镜处方柱镜轴的标记相似，棱镜处方也有底向标记问题。由于历史的原因，棱镜底的标记方法也出现多种形式，常见的棱镜底向标记方法有三种：即老式英国标记法，新式英国标记法和 360°（Technischer Ausschuss für Brillen Optik，TABO）标记法。

相对于人的双眼，鼻侧为内，颞侧为外。故棱镜的四个主要的底向有：底向内（base in，BI）；底向外（base out，BO）；底向上（base up，BU）；底向下（base down，BD）（图 7-6）。

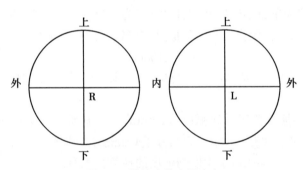

图 7-6　棱镜底的主要方向

1. 旧英式标记法（old English notation，OEN） 如图 7-7 所示，将两眼各分为四个象限：Ⅰ象限为"上内"，Ⅱ象限为"上外"，Ⅲ象限为"下外"，Ⅳ象限为"下内"，同时标出底向。

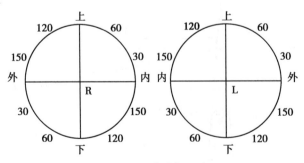

图 7-7　旧英式标记法

2. 新英式标记法（new English notation，NEN） 如图 7-8 所示，将两眼各分为上下两个半圆，并标出底向。

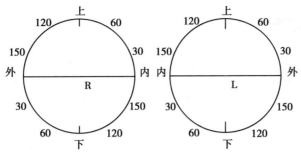

图 7-8　新英式标记法

3. 360°标记法（360° notation，360N）　如图 7-9 所示，与散光轴表示相似，即双眼都从左向右逆时针旋转 360°表示底向。由于对眼的 360°方位都有明确表示，所以是棱镜处方常用的标记法。需要注意的是，对于左眼来说 0°表示底外，180°表示底向内。而右眼则相反，0°表示底向内，180°表示底向外。在本章中如不特别注明都采用此方法。

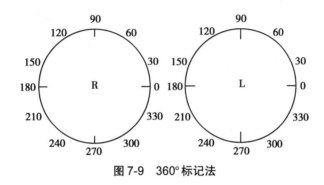

图 7-9　360°标记法

按照图 7-10 所放置的棱镜，以上三种标记法的处方分别写为：
旧英式标记法（OEN）：左眼，3$^{\triangle}$B 下内 45
新英式标记法（NEN）：左眼，3$^{\triangle}$B 下 45
360°标记法（360N）：左眼，3$^{\triangle}$B225

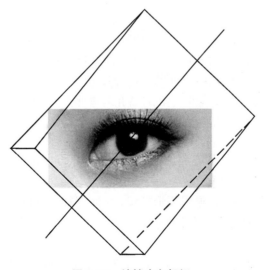

图 7-10　棱镜底向标记

四、棱镜的厚度差

棱镜底顶线方向某两点间的厚度之差为棱镜的厚度差。有时,在制作眼用棱镜的时候需要考虑其厚度差。如图 7-11a 所示,设棱镜底顶线方向上 A 处的厚度为 t_A,B 处的厚度为 t_B,AB 之间的距离为 y,棱镜底顶线方向上 AB 之间的厚度差 $\Delta t = t_厚 - t_薄 = t_B - t_A$ 的计算公式推导如下。

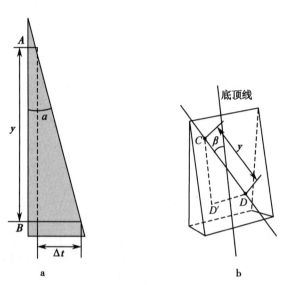

图 7-11 棱镜的厚度差
a. 底顶线方向上任意两点的厚度差　b. 任意方向上任意两点的厚度差

通常眼用棱镜很薄,故顶角很小。

因此
$$a \approx \tan a = \frac{\Delta t}{y}$$

代入公式 7-1 中,得到:
$$d = (n-1)a = (n-1)\frac{\Delta t}{y}$$

再代入公式 7-2 中,得到:
$$P^{\triangle} = 100\tan d = 100(n-1)\frac{\Delta t}{y}$$

整理后可得到沿底顶线方向两点间厚度差计算公式:

$$\Delta t = \frac{Py}{100(n-1)} \qquad\qquad 公式 7-5$$

上式中 P 为棱镜屈光力,$y=AB$ 为底顶线方向上任意两点间的距离,n 为棱镜材料的折射率。公式 7-5 只能求出在底顶线方向两点的厚度差。如果要求棱镜上任意方向上两点的厚度差,只要知道该方向与底顶线的夹角 β(锐角),参照图 7-11b,可按公式 7-6 计算。

$$\Delta t_\beta = \frac{Py\cos\beta}{100(n-1)} \qquad\qquad 公式 7-6$$

公式 7-6 中,$y=CD$ 是任意方向上两点的距离,P 为棱镜屈光力,n 为棱镜材料的折射率。

例 7-1 处方为 $5^{\triangle}B180$ 的眼用圆形棱镜,几何直径为 60mm,$n=1.523$。在过棱镜几何中心,且与水平线成 45° 方向,并距棱镜边缘 5mm 处打一小孔,此处厚度为 3mm。试求该棱镜最薄边的厚度。

笔记

分析:该棱镜底在 180° 方向,顶在 0° 方向,所以最薄边应在棱镜的 0° 位置。

已知:如图 7-12 所示,在 $\beta = 45°$ 的方向,距棱镜边缘 5mm 处的厚度 $t_孔 = 3mm$。

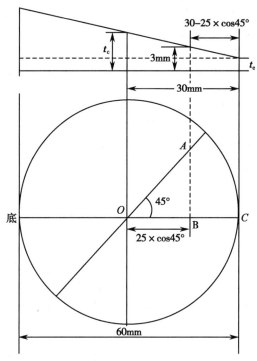

图 7-12 斜方向的厚度差

解: 孔距几何中心的距离为:$y = 30 - 5 = 25$mm

孔与棱镜几何中心的厚度差为:

$$\Delta t_{45} = t_{\mathrm{c}} - t_{孔} = \frac{5 \times 25 \cos 45°}{100(1.523 - 1)} = 1.69\text{mm}$$

中心厚度为:

$$t_{\mathrm{c}} = t_{孔} + \Delta t_{45} = 3 + 1.69 = 4.69\text{mm}$$

因棱镜最薄处在顶方向的 0° 位置,故中心与顶的厚度差为:

$$\Delta t = t_{\mathrm{c}} - t_{薄边} = \frac{5 \times 30}{100(n-1)} = 2.87\text{mm}$$

所以最薄边厚度为:

$$t_{薄边} = t_{\mathrm{c}} - \Delta t = 4.69 - 2.87 = 1.82\text{mm}$$

以上计算有些繁琐,如果我们直接计算孔 A 处与最薄边的厚度差,则可简便地计算出结果。

这里 $y' = 30 - 25 \cos 45° = 12.32$mm,孔 A 处与最薄边的厚度差为:

$$\Delta t = \frac{Py'}{100(n-1)} = \frac{5 \times 12.32}{100(1.523 - 1)} = 1.18\text{mm}$$

最薄边厚度为:

$$t_{\mathrm{e}} = 3 - 1.18 = 1.82\text{mm}$$

五、棱镜屈光力的合成与分解

前面讨论的眼用棱镜处方可以看出,不但要标明偏向的大小,也要标明偏的方向(底向),如果用一个量表明这两个方面,就涉及矢量的概念。

(一)眼用棱镜屈光力的矢量表示

偏向角,即棱镜屈光力,可表示棱镜使光线偏离原方向的大小和方向。棱镜屈光力的数值代表光线偏向的大小,棱镜的底向代表光线偏离的方向。用数学表达则有 $\vec{P}$。由于眼用棱镜放置时屈光面与眼平行,故棱镜屈光力只是个平面矢量。这样一来,在 H-V 坐标中,棱镜屈光力的数学表达可写为:

$$\vec{P} = P \cos \alpha \vec{i} + P \sin \alpha \vec{j} = P_H \vec{i} + P_V \vec{j}$$

公式 7-7

如图 7-13 所示,公式 7-7 中,$\vec{i}$ 和 $\vec{j}$ 分别为 H 和 V 方向的单位矢量;P_H 和 P_V 分别为 H 和 V 方向的分矢量;α 是在 360° 标记法中的棱镜底向。

(二)眼用棱镜屈光力的合成

既然我们可将棱镜屈光力定义为矢量,我们就可按矢量合成的方法计算两个棱镜屈光力叠加后产生的等效棱镜屈光力。

设棱镜 1 的棱镜屈光力为 $\vec{P_1} = P_1 \cos\alpha_1 \vec{i} + P_2 \sin\alpha_1 \vec{j}$,处方形式为 $P_1 B\alpha_1$;棱镜 2 的棱镜屈光力为 $\vec{P_2} = P_2 \cos\alpha_2 \vec{i} + P_2 \sin\alpha_2 \vec{j}$,处方形式为 $P_1 B\alpha_2$。则合成的棱镜屈光力 $\vec{P}$ 可按矢量合成的方法计算,见图 7-14。

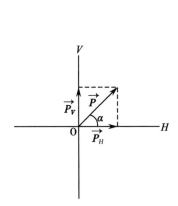

图 7-13　棱镜屈光力在 $H - V$ 坐标中的表示

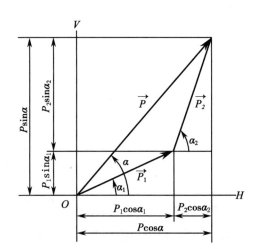

图 7-14　棱镜屈光力的合成

水平方向的分量为:　　　　　　$P_H = P_1 \cos\alpha_1 + P_2 \cos\alpha_2$　　　　　　公式 7-8

竖直方向的分量为:　　　　　　$P_V = P_1 \sin\alpha_1 + P_2 \sin\alpha_2$　　　　　　公式 7-9

$\vec{P}$ 的大小:　　　　　　　　$P = \sqrt{P_H^2 + P_V^2}$　　　　　　　　公式 7-10

$\vec{P}$ 的方向:　　　　　　　　$\alpha = k\pi + \arctan\dfrac{P_V}{P_H}$　　　　　　公式 7-11

这里,$P_H > 0$,$P_V > 0$ 时,$k = 0$;

$P_H < 0$,$P_V > 0$ 和 $P_H < 0$,$P_V < 0$ 时,$k = 1$;

$P_H > 0$,$P_V < 0$ 时,$k = 2$。

合成棱镜屈光力的矢量表达为:$\vec{P} = P_H \vec{i} + P_V \vec{j}$

合成棱镜屈光力的处方表达为:$P^\triangle B\alpha$

例 7-2　将眼用棱镜 $3^\triangle B90$ 与 $4^\triangle B0$ 合成一等效棱镜效应。

解:水平方向的分量为:$P_H = P_1 \cos\alpha_1 + P_2 \cos\alpha_2 = 3\cos 90° + 4\cos 0° = 4^\triangle$

竖直方向的分量为:$P_V = P_1 \sin\alpha_1 + P_2 \sin\alpha_2 = 3\sin 90° + 4\sin 0° = 3^\triangle$

$$P = \sqrt{P_H^2 + P_V^2} = \sqrt{3^2 + 4^2} = 5^\triangle$$

$$\alpha = 0 \times \pi + \arctan\frac{3}{4} = 36.87°$$

所以 $3^\triangle B90$ 联合 $4^\triangle B0 = 5^\triangle B36.87$,见图 7-15。

例 7-3　试合成处方为 $3^\triangle B270$ 与 $4^\triangle B0$ 的棱镜效应。

解:水平方向的分量为:$P_H = P_1 \cos\alpha_1 + P_2 \cos\alpha_2 = 3\cos 270° + 4\cos 0° = 4^\triangle$

竖直方向的分量为:$P_V = P_1 \sin\alpha_1 + P_2 \sin\alpha_2 = 3\sin 270° + 4\sin 0° = -3^\triangle$

$$P = \sqrt{P_H^2 + P_V^2} = \sqrt{3^2 + 4^2} = 5^\triangle$$

笔记

$$\alpha = 2\pi + \arctan \frac{-3}{4} = 323°$$

所以 $3^{\triangle}$B270 联合 $4^{\triangle}$B0 = $5^{\triangle}$B323，见图7-16。

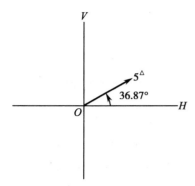
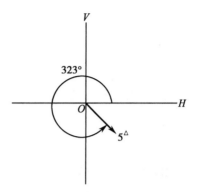

图7-15　$3^{\triangle}$B90 联合 $4^{\triangle}$B0 的合成　　　图7-16　$3^{\triangle}$B270 联合 $4^{\triangle}$B0 的合成

例7-4　试求处方为 $3^{\triangle}$B30 与 $4^{\triangle}$B140 的两棱镜合成的棱镜屈光力。

解：$\vec{P}$ 的水平方向的分量为：

$P_H = P_1 \cos \alpha_1 + P_2 \cos \alpha_2 = 3\cos 30° + 4\cos 140° = 2.598 - 3.064 = -0.466^{\triangle}$

$\vec{P}$ 的竖直方向的分量为：

$P_V = P_1 \sin \alpha_1 + P_2 \sin \alpha_2 = 3\sin 30° + 4\sin 140° = 1.5 + 2.571 = 4.071^{\triangle}$

$\vec{P}$ 的大小：$P = \sqrt{P_H^2 + P_V^2} = \sqrt{(-0.466)^2 + 4.071^2} = 4.098^{\triangle}$

$\vec{P}$ 的方向：$\alpha = k\pi + \arctan \frac{P_V}{P_H} = 1 \times \pi + \arctan \frac{4.071}{-0.466} = 96.53°$，

结果为：$3^{\triangle}$B30 联合 $4^{\triangle}$B140 = $4.098^{\triangle}$B96.53，见图7-17。

（三）眼用棱镜屈光力的分解

根据矢量代数可知，矢量也可以进行分解。理论上，一个矢量可以分解成任意两个分量，但考虑到眼用棱镜的临床实际，往往分解成水平和竖直两个分量。

设任一矢量 $\vec{P}$，处方形式为：$P^{\triangle}$Bα，参照图7-13，将其分解成竖直和水平两个分量的计算式如下：

水平分量：　　　　$P_H = P\cos \alpha$　　　　公式7-12

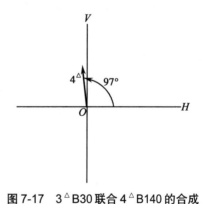

图7-17　$3^{\triangle}$B30 联合 $4^{\triangle}$B140 的合成

右眼，$P_H>0$，底向内（0°），$P_H<0$，底向外（180°）；

左眼，$P_H>0$，底向外（0°），$P_H<0$，底向内（180°）。

竖直分量：　　　　$P_V = P\sin \alpha$　　　　　　　　　　　　公式7-13

左眼或右眼，$P_V>0$，底向上（90°）；$P_V<0$，底向下（270°）。

例7-5　试将 $5^{\triangle}$B30 的棱镜分解为竖直与水平方向的两棱镜处方

解：将以上数据代入公式7-12和公式7-13计算。

$P_H = P\cos \alpha = 5\cos 30° = 4.3^{\triangle}$，由于未指明眼别，故按360°标记，写成处方形式为：$4.3^{\triangle}$B0。

$P_V = P\sin \alpha = 5\sin 30° = 2.5^{\triangle}$，处方形式为：$2.5^{\triangle}$B90 或 $2.5^{\triangle}$BU，见图7-18。

例7-6　把处方为 $3^{\triangle}$B225 棱镜分解为B180与B270两个处方的棱镜。

解：根据公式7-12和公式7-13有：

$P_H = 3\cos 225° = -2.12^{\triangle}$，写成处方形式为：$2.12^{\triangle}$B180

笔记

$P_V = 3\sin225° = -2.12^\triangle$，写成处方形式为：$2.12^\triangle B270$

所以，$3^\triangle B225 = 2.12^\triangle B180$ 联合 $2.12^\triangle B270$，见图 7-19。

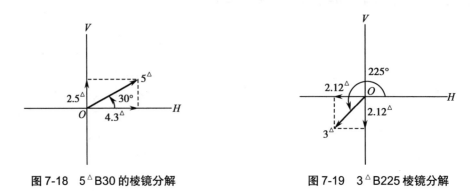

图 7-18　$5^\triangle B30$ 的棱镜分解　　　　图 7-19　$3^\triangle B225$ 棱镜分解

六、旋转棱镜与视近有效棱镜屈光力

（一）旋转棱镜

将棱镜屈光力均为 P_0 的两个薄三棱镜，以它们共同的几何中心为旋转轴，以相同的角速率同步相向旋转而构成的棱镜组合称为旋转棱镜（rotary prism）。如图 7-20 所示，当两个棱镜转至底向相反（一上，一下）时，组合的棱镜屈光力为零；当两个棱镜转至底向一致（均朝 270°）时，组合的棱镜屈光力为 $2P_0$；自组合棱镜屈光力为零位的位置，相向同步朝外转 θ 角，根据棱镜屈光力的合成，$P_V = 0$，总效果为 $P = P_H = 2P_0\sin\theta$，底朝 180°。由于 $\sin\theta$ 的值由 0 连续变至 1，故总棱镜屈光力由 0 连续变至 $2P_0$。这样的旋转棱镜装置可获得从零至两个棱镜屈光力之和的任意棱镜屈光力值。

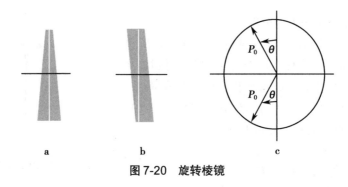

图 7-20　旋转棱镜

例 7-7　旋转棱镜的零位在 180° 位置，两个棱镜屈光力均为 $10^\triangle$，设每个棱镜自零位以相同的角速率向上转动了 30°，试求它的总棱镜屈光力。如果该旋转棱镜总棱镜屈光力为 $5^\triangle B0$，试计算棱镜所转动的角度和转向。

解：因为：$P_0 = 10^\triangle$，$\theta = 30°$

所以：$P = 2P_0\sin\theta = 2 \times 10 \times \sin30° = 10^\triangle$，处方形式：$10^\triangle B90$

要获得总棱镜屈光力为 $5^\triangle B0$，则旋转棱镜的零位应在 90°

$$\sin\theta = \frac{P}{2P_0} = \frac{5}{20} = 0.25$$

所以每个棱镜的底与竖直方向的夹角 $\theta = 14.48°$，自竖直转向 0° 一侧。

（二）视近有效棱镜屈光力

如图 7-21a 所示，如果将一棱镜置于眼前，当眼通过棱镜观察远方的物体时，由于光线

笔记

通过棱镜会产生偏折,为使最终的光学像成在视网膜上,眼球要转动一角度 θ。设棱镜屈光力(偏向角)为 P,则 $\theta = P$。

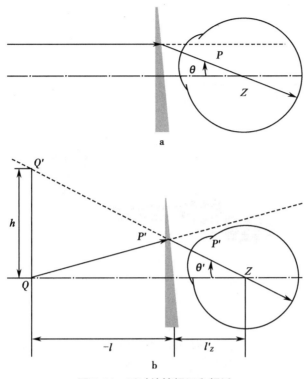

图7-21　透过棱镜视远和视近
a.透过棱镜视远　b.透过棱镜视近

当眼看一近物时,由图7-21b可知,眼球所转动的角度小于棱镜的偏向角,即 $\theta < P$。对于视近棱镜的偏向角,称为有效棱镜屈光力,可由图7-21b计算得到。假设物距为 l,棱镜到眼旋转中心的距离为 l_z',物点到像点的距离为 h,考虑到实际眼的转动角很小,以棱镜平面为参考面,则有: $P \approx \dfrac{h}{-l}$ 和 $\theta \approx \dfrac{h}{-l+l_z'}$

$$\theta(l-l_z') = Pl$$

$$\theta = \frac{Pl}{l-l_z'} \text{ 或 } \theta = \frac{P}{1-\dfrac{l_z'}{l}} \qquad\qquad\text{公式7-14}$$

公式7-14中,由于 $l<0$,故 $\theta < P$,当物体位于无穷远时 $(l=-\infty)$,则 $\theta = P$。

例7-8　通过 $4^{\triangle}$ 的棱镜观看棱镜平面前25cm处的物体,试计算眼球所转动的角度,假设棱镜在眼球旋转中心前25mm处。

解: 已知: $l=-250mm$　　$P=4^{\triangle}$　　$l_z'=25mm$

$$\theta = \frac{P}{1-(l_z'/l)} = \frac{4}{1+(25/250)} = 3.64^{\triangle}$$

七、菲涅耳棱镜贴膜

棱镜贴膜是一种可以粘贴在眼镜片上的薄棱镜。棱镜贴膜的特点:①可以随意地贴在眼镜片的任何位置,②是棱镜屈光力的范围从 $0.5^{\triangle} \sim 35^{\triangle}$,远大于普通棱镜的范围。

笔记

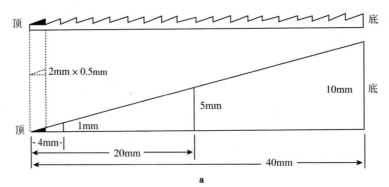

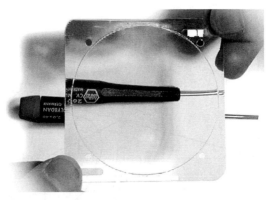

图 7-22　棱镜贴膜
a. 棱镜贴膜　　b. 棱镜贴膜成像

　　贴膜棱镜最先是由法国的工程师 Augustin Fresnel 设计的。设计原理是把一定棱镜屈光力的棱镜，按一定尺寸压制成很多个平行排列的均等大小的小块棱镜。图 7-22 所示的贴膜棱镜用 PVC 材料做成的，折射率为 1.525，每小块棱镜宽 2mm，底厚度 0.5mm，每小块棱镜排列在一起构成棱镜贴膜。与普通棱镜相比，做成同样 40mm 直径的圆形棱镜，棱镜贴膜约为 1mm 厚，而普通棱镜约 10mm 厚。棱镜贴膜只有一个表面存在棱镜的凹槽，另一个面是平面。贴膜棱镜十分柔软，可以粘贴在其他眼镜片的后表面（贴在前表面很容易受到损伤）。

　　贴上棱镜贴膜后，会影响透镜的透光率，以至于清晰度及视敏度都会有所下降。使用时间久了后，棱镜贴膜会出现老化现象，透明率更低。当屈光力值超过 15$^{\triangle}$后，屈光力值越高透明度和外观越差。

第二节　透镜的棱镜效应

一、棱镜效应与 Prentice 规则

　　离光轴越远，透镜对它的偏向作用也越强。透镜总是把光线折向厚度大的方向。透镜的这个特点与棱镜把光线偏向底边相似，见图 7-23。

（一）棱镜效应

　　如图 7-23 所示，通过透镜的光线平行入射时，对于透镜使光线偏向来说，越靠近光轴的地方偏向角越小，但对于棱镜使光线偏向来说，不同位置光线的偏向角相同。可以想象透镜可看作是由无数个不同棱镜屈光力的棱镜组合而成的，透镜上任一点对光线的偏向作用称为该点的棱镜效应（prismatic effect）。

笔记

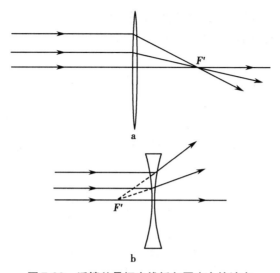

图 7-23　透镜总是把光线折向厚度大的地方

a. 正球面透镜光线偏向光轴　　b. 负球面透镜光线偏向轴外

（二）Prentice 规则

对于球面透镜来说，与光轴重合的那条光线不发生偏向，故光心处的棱镜效应等于零。对于柱面透镜来说，与柱镜轴平行的那一薄片光线也不发生偏向，所以柱镜轴子午线的棱镜效应为零。过其他位置的光线均有一定的棱镜效应，下面我们来推导出透镜上任一点的棱镜屈光力的大小。

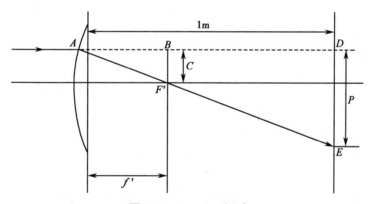

图 7-24　Prentice 规则

图 7-24 为球面透镜过光轴的切面或柱面透镜垂直柱镜轴的切面，且看作薄透镜。f' 为透镜的像方焦距，F 为透镜屈光力。根据 $\triangle ABF' \backsim \triangle ADE$，则有：

$$\frac{P}{C} = \frac{1}{f'}$$

这里取 f' 以 m 为单位，C 以 cm 为单位，且 $F = \dfrac{1}{f'}$，则上式可写成：

$$P = CF \qquad\qquad 公式 7\text{-}15$$

公式 7-15 中，P 以 △ 为单位。该式称为 Prentice 规则。虽然我们是按正透镜导出的计算公式，但对负透镜仍然适用。

二、球面透镜上任一点的棱镜效应

根据上面的讨论我们了解到，球面透镜上除光心以外的各点都存在棱镜效应。且入射

笔记

光线与透镜相交点（称为入射点）离光心越远，棱镜效应越大。由于正球面透镜的最厚部在光心，所以各点棱镜效应的底向都沿入射点与光心的连线，指向光心。对于负球面透镜来说，其最厚部位在边缘，故各点棱镜效应的底向都沿入射点与光心的连线，指向边缘。为计算的严谨，并考虑到与棱镜屈光力的合成与分解那部分内容的衔接，根据图 7-25，我们作如下约定。

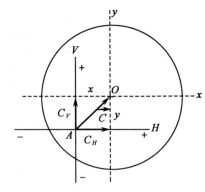

图 7-25 球面透镜上 x-y 坐标与 H-V 坐标位置关系

1. 建立以透镜光心 O 为原点的 x-y 坐标来确定给入射点 A 的位置。

2. 建立以给入射点 A 为原点的 H-V 坐标来确定 A 点与光心 O 的偏心距和棱镜效应。

3. 偏心距自该定点 A 量至光心 O、x 轴或 y 轴，并且与 A 点的位置关系为：

$$C_H = -x, \quad C_V = -y \qquad\qquad 公式 7-16$$

4. 入射点 A 的棱镜效应为：

（1）棱镜屈光力的水平分量

$$P_H = C_H F_S \qquad\qquad 公式 7-17$$

C_H 和 F_S 均代入自己的正负号计算

右眼，$P_H > 0$，底向内（0°），$P_H < 0$，底向外（180°）；

左眼，$P_H > 0$，底向外（0°），$P_H < 0$，底向内（180°）。

（2）棱镜屈光力的竖直分量

$$P_V = C_V F_S \qquad\qquad 公式 7-18$$

C_V 和 F_S 均代入自己的正负号计算

$P_V > 0$，底向上（90°）；$P_V < 0$，底向下（270°）。

下面举例说明球面透镜上入射点棱镜效应的计算方法。

例 7-9 分别计算左眼 +4.00DS 球面透镜在光心正下方 5mm 和光心内侧 4mm 两点的棱镜效应。

解： 如图 7-26 所示：

（1）光心下方 5mm 的点，$C_V = -y = 5$mm，$C_H = 0$，$F_S = +4.00$D

$$P_1 = P_V = C_V F_S = 0.5 \times 4 = 2^\triangle$$

对于左眼，$P_V > 0$，底向上（90°），写成处方形式：$2^\triangle$BU 或 $2^\triangle$B90。

（2）光心内侧 4mm 的点，$C_H = -x = 4$mm $= 0.4$cm，$C_V = 0$

$$P_2 = P_H = C_H F_S = 0.4 \times 4 = 1.6^\triangle$$

对于左眼，$P_H > 0$，底向外（0°），即 $1.6^\triangle$BO 或 $1.6^\triangle$B0。

例 7-10 右眼 +4.00DS 透镜的光心下方 8mm 且偏内 5mm 处一点，试计算其竖直、水平和合成棱镜效应。

解： $F_S = +4.00$D，$C_V = -y = 8$mm $= 0.8$cm，$C_H = -x = -5$mm $= -0.5$cm

竖直方向的棱镜效应：$P_V = C_V F_S = 0.8 \times 4 = 3.2^\triangle$

右眼，$P_V > 0$，底向上（90°），即 $3.2^\triangle$BU 或 $3.2^\triangle$B90

水平方向的棱镜效应：$P_H = C_H F_S = -0.5 \times 4 = -2^\triangle$

右眼，$P_H < 0$，底向外（180°），即 $2^\triangle$BO 或 $2^\triangle$B180

合成棱镜效应：$P = \sqrt{P_V^2 + P_H^2} = \sqrt{3.2^2 + 2^2} = 3.77^\triangle$

由于 $P_H < 0$，$P_V > 0$，$k = 1$，所以底的方向为：

笔记

$\alpha = 180° + \tan^{-1} \dfrac{3.2}{-2} = 122°$，底向光心

所以该点的棱镜效应的处方形式为：$3.77^{\triangle}B122$，见图 7-27。

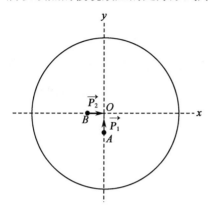
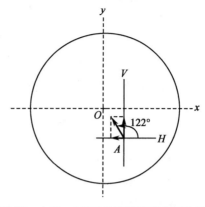

图 7-26　左眼 +4.00DS 球面透镜在光心正下方 5mm 和光心内侧 4mm 两点的棱镜效应

图 7-27　右眼 +4.00DS 透镜的光心下方 8mm 且偏内 5mm 处一点的棱镜效应

三、柱面透镜上任一点的棱镜效应

正柱面透镜最厚部在柱镜轴的子午线方向，所以各点棱镜效应的底都朝向柱镜轴；对于负柱面透镜来说，其最厚部位在垂轴方向的外侧，故各点棱镜效应的底都朝向垂直轴的外侧。下面我们先来推导柱面透镜上任一点至柱镜轴距离的计算公式。设柱镜处方为：$F_C \times \alpha_0$，F_C 为垂直柱镜轴子午线的屈光力，α_0 为柱镜轴的方向，入射点 A 至柱镜轴 NN' 的距离为 C，$C=AD$。

如图 7-28 所示，由于

$$y = AB = AE + EB = \frac{C}{\cos\alpha_0} + x\tan\alpha_0$$

整理后有：

$$C = y\cos\alpha_0 - x\sin\alpha_0 \qquad\qquad 公式 7\text{-}19$$

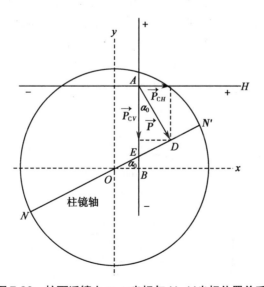

图 7-28　柱面透镜上 $x-y$ 坐标与 $H-V$ 坐标位置关系

上式中 x 和 y 是以透镜光心为原点的坐标系中入射点的坐标位置。为计算的严谨，并考虑到与棱镜屈光力的合成与分解那部分内容的衔接，根据图 7-28，我们作如下约定：

1. 建立以透镜光心 O 为原点的 $x-y$ 坐标来确定入射点 A 的位置。

2．建立以入射点 A 为原点的 $H-V$ 坐标来确定点 A 的棱镜效应。

3．根据入射点 A 的位置和公式 $C=y\cos\alpha_0-x\sin\alpha_0$ 计算入射点 A 至柱镜轴距离 C。

4．入射点 A 的棱镜效应为：

$$P_C=CF_C \qquad\qquad 公式7\text{-}20$$

公式 7-20 中 C 和 F_C 均代入自己的正负号计算。正柱镜棱镜效应的底向沿 AD 指向柱镜轴，$P_C>0$，负柱镜棱镜效应的底向为沿 AD 指向柱镜轴的反方向，$P_C<0$。并可用公式 $\alpha=\alpha_0\pm k\dfrac{\pi}{2}$ 计算，k 值根据具体的 $\overrightarrow{P_C}$ 在 $H-V$ 坐标中方位和 α_0 确定。在图 7-28 中，设定的 $F_C>0$，故 $\overrightarrow{P_C}$ 由 A 指向 D，则在 $H-V$ 坐标的分矢量计算公式如下。

棱镜效应的水平分量：　　　　　　$P_{CH}=P_C\sin\alpha_0$ 　　　　　　公式7-21

右眼，$P_H>0$，底向内（0°），$P_H<0$，底向外（180°）；

左眼，$P_H>0$，底向外（0°），$P_H<0$，底向内（180°）。

棱镜效应的竖直分量：　　　　　　$P_{CV}=-P_C\cos\alpha_0$ 　　　　　　公式7-22

$P_V>0$，底向上（90°）；$P_V<0$，底向下（270°）。

下面举例说明柱面透镜上入射点棱镜效应的计算方法。

例7-11　　计算左眼 +3.00DC×90° 透镜在光心内侧 3mm 处的棱镜效应。

解：$F_C=+3.00$D，$x=-3$mm$=-0.3$cm，$y=0$，将数据代入公式 7-19 中有：

$$C=y\cos\alpha_0-x\sin\alpha_0=0\times\cos90°-(-3)\times\sin90°=3\text{mm}=0.3\text{cm}$$

$$P_C=CF_C=0.3\times3=0.9^\triangle,\ P_H=P_C,\ P_V=0$$

左眼，$P_H>0$，底向外（0°），即 $0.9^\triangle$BO 或 $0.9^\triangle$B0

例7-12　　计算左眼镜片 -2.50DC×180° 在光心上方 5mm 处的棱镜效应。

解：$F_C=-2.50$D，$x=0$，$y=5$mm$=0.5$cm，将数据代入公式 7-19 中有：

$$C=y\cos\alpha_0-x\sin\alpha_0=5\times\cos180°-0\times\sin180°=-5\text{mm}=-0.5\text{cm}$$

$$P=CF=-0.5\times(-2.5)=1.5^\triangle,\ P_H=0,\ P_V=P_C$$

$P_V>0$，底向上（90°），即 $1.5^\triangle$BU 或 $1.5^\triangle$B90。

例7-13　　试求 +2.00DC×30 柱镜上，光心为原点的坐标中，点 A（5mm，10mm）的棱镜效应。

$$C=y\cos\alpha_0-x\sin\alpha_0=10\times\cos30°-5\times\sin30°=6.16\text{mm}=0.616\text{cm}$$

$$P_C=CF_C=0.616\times2=1.232^\triangle$$

底向：$\alpha=270°+\alpha_0=270°+30°=300°$

A 点的棱镜效应处方形式：$1.232^\triangle$B300，见图 7-29。

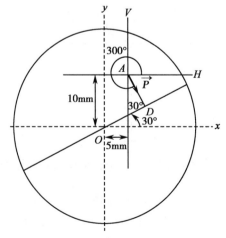

图7-29　+2.00DC×30 柱镜上光心为原点的坐标中点 A（5mm，10mm）的棱镜效应

四、球柱面镜上任一点的棱镜效应

因为,球柱面镜可看成是球面镜与柱面镜或两个正交的柱面镜叠加而成。所以,球柱面镜的棱镜效应也可看作是球面透镜与柱面透镜棱镜效应的叠加或等效的两正交柱面透镜棱镜效应的叠加。因此,应用前面的知识就可以求出球柱面镜的棱镜效应。

例 7-14　试求右眼镜片 +2.00DS/+2.00DC×90 在光心上方 5mm 和光心偏内 5mm 两点处的棱镜效应。

解: (1)将透镜看成球面透镜 + 柱面透镜。

球面透镜: $C_{1HS}=0$, $C_{1VS}=-0.5$cm; $C_{2HS}=-0.5$cm, $C_{2VS}=0$; $F_S=+2.00$D。

$$P_{1S}=P_{1VS}=C_{1VS}F_S=-0.5\times2=-1^{\triangle}$$

$P_{1V}<0$,底向下,即: $1^{\triangle}$B270

$$P_{2S}=P_{2HS}=C_{2HS}F_S=-0.5\times2=-1^{\triangle}$$

右眼 $P_{2HS}<0$,底向外,即: $1^{\triangle}$B180

柱面透镜: 由于光心上方的点在柱镜轴上,故 $C_{1HC}=0$; $C_{2HC}=-0.5$cm; $F_C=+2.00$D。

所以　$P_{1C}=C_{1HC}F_C=0\times2=0$

　　　$P_{2C}=C_{2HC}F_C=-0.5\times2=-1^{\triangle}$

右眼 $P_{2HC}<0$,底向外,即: $1^{\triangle}$B180

球面透镜 + 柱面透镜:

$P_1=P_{1S}+P_{1C}=1+0=1^{\triangle}$,底向下,即: $1^{\triangle}$B270

$P_2=P_{2S}+P_{2C}=-1+(-1)=-2^{\triangle}$,底向外,即: $1^{\triangle}$B180

最终结果为: 在光心上方 5mm 处的棱镜效应为 $1^{\triangle}$B270;在光心偏内 5mm 处的棱镜效应为 $2^{\triangle}$B180。

(2)将透镜看成柱面透镜 + 柱面透镜

将处方变换为 +4.00DC×90 + 2.00DC×180

柱镜 1: +4.00DC×90

光心上 5mm 的点, $C_{11H}=0$, $P_{11}=C_{11H}F_{1C}=0\times4=0$,

光心内 5mm 的点, $C_{12H}=-0.5$cm, $P_{12}=C_{12H}F_{1C}=-0.5\times4=-2^{\triangle}$

底向外,即: $2^{\triangle}$B180

柱镜 2: +2.00DC×180

光心上 5mm 的点, $C_{12V}=-0.5$cm, $P_{12}=C_{12V}F_{2C}=-0.5\times2=-1^{\triangle}$

底向下,即: $1^{\triangle}$B270

光心内 5mm 的点, $C_{22V}=0$, $P_{22}=C_{22V}F_{2C}=0\times2=0$

柱面透镜 + 柱面透镜

光心上 5mm 的点, $P_1=P_{11}+P_{12}=0+(-1)=-1^{\triangle}$,底向下,即: $1^{\triangle}$B270

光心内 5mm 的点, $P_2=P_{12}+P_{22}=-2+0=-2^{\triangle}$,底向外,即: $1^{\triangle}$B180

可见,以上两种方法计算结果相同。

例 7-15　将右眼 -2.00DS/+3.00DC×180 的透镜光心向 30° 方向移动 6mm,求原光心处的棱镜效应。

解: 如图 7-30 所示,该题中原光心处离新光心 6mm,原光心处与新光心的连线与水平子午线成 30° 角。设以新光心 O 为 x-y 坐标的原点,以原光心为入射点 A。原光心 A 处与新光心 O 的竖直和水平距离分别为:

$$C_V=6\sin30°=3\text{mm}\qquad C_H=6\cos30°=5.2\text{mm}$$

将处方转换成 $-2.00DC\times90/+1.00DC\times180$,此题按柱面透镜 + 柱面透镜计算较为方便,两个柱镜的屈光力分别为:

$$F_{VC}=+1.00D \qquad F_{HC}=-2.00D$$

$P_V=C_VF_{VC}=0.3\times1=0.3^{\triangle}$,底向上,即:$0.3^{\triangle}$B90

$P_H=C_HF_{HC}=0.52\times(-2.00)=-1.04^{\triangle}$,底向外,即:$1.04^{\triangle}$B180

原光心处的棱镜效应:

$$P=\sqrt{P_V^2+P_H^2}=\sqrt{0.3^2+1.04^2}=1.08^{\triangle}$$

底方为 $\alpha=180°+\arctan\dfrac{0.3}{-1.04}=164°$

原光心处的棱镜效应为:$1.08^{\triangle}$B164

例 7-16 试求左眼 $+2.00DS/+2.00DC\times120$ 的透镜在光心下方 6mm 偏内 4mm 处的棱镜效应。

解: 入射点在 $x-y$ 坐标位置为:$x=-4mm$,$y=-6mm$。

球柱镜的屈光力分别为:$F_S=+2.00$,$F_C=+2.00$,$\alpha_0=120°$,

球面镜在该点的棱镜效应:

由于给在定点 $H-V$ 坐标偏位为:$C_{VS}=-y=6mm$,$C_{HS}=-x=4mm$。则有:

$P_{VS}=C_{VS}F_S=0.6\times2=1.2^{\triangle}$,底朝上

$P_{HS}=C_{HS}F_S=0.4\times2=0.8^{\triangle}$,底朝外

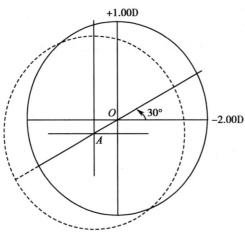

图 7-30 将右眼 $-2.00DS/+3.00DC\times180$ 的透镜光心向 30° 方向移动 6mm

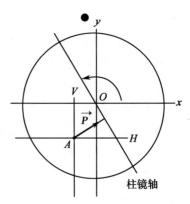

图 7-31 水平与垂直方向的棱镜效应

柱面镜在该点的棱镜效应:

$$C=y\cos\alpha_0-x\sin\alpha_0=-6\times\cos120°-(-4)\times\sin120°=6.46mm=0.646cm$$

$$P_C=CF_C=0.646\times2.00=1.3^{\triangle}$$

由图 7-31 可以看出:$\alpha=120°-90°=30°$

水平分量:$P_{HC}=P_C\sin\alpha_0=1.3\times\sin120°=1.1^{\triangle}$,底向外,即 $1.1^{\triangle}$B0

竖直分量:$P_{VC}=-P_C\cos\alpha_0=-1.3\times\cos120°=0.65^{\triangle}$,底向上,即 $0.65^{\triangle}$B90

球面镜和柱面镜在入射点的总棱镜效应:

$P_H=P_{HS}+P_{HC}=0.8+1.1=1.9^{\triangle}$,底向外,$1.9^{\triangle}$B0

$P_V=P_{VS}+P_{VC}=1.2+0.65=1.85^{\triangle}$,底向上,即 $1.85^{\triangle}$B90

总棱镜屈光力值:$P=\sqrt{P_H^2+P_V^2}=\sqrt{1.9^2+1.85^2}=2.65^{\triangle}$

笔记

底向：

根据公式 7-11，这里，$P_H>0$，$P_V>0$ 时，$k=0$。故：

$$\alpha = k\pi + \arctan \frac{P_V}{P_H} = 0 \times \pi + \arctan \frac{1.85}{1.9} = 44.23°$$

故该透镜在入射点 A 的棱镜效应为 $2.64^{\triangle}$B44

例 7-17　试求右眼镜片 $-6.00DS + 2.00DC \times 40$ 在光心上方 8mm 偏内 3mm 处的棱镜效应。

解：入射点的几何位置为：$x=3mm=0.3cm$，$y=8mm=0.8cm$

球柱镜的屈光力分别为：$F_S=-6.00$　$F_C=+2.00$

球面镜在该点的棱镜效应：

相对 $H-V$ 坐标的偏心位置为 $C_{HS}=-x=-0.3cm$ 和 $C_{VS}=-y=-0.8cm$

$P_{HS}=C_{HS}F_S=-0.3 \times (-6.00)=1.8^{\triangle}$，底朝内，即 $1.8^{\triangle}$B0

$P_{VS}=C_{VS}F_S=-0.8 \times (-6.00)=4.8^{\triangle}$，底朝上，即 $4.8^{\triangle}$B90

柱面镜在该点的棱镜效应：

$C = y\cos\alpha_0 - x\sin\alpha_0 = 8 \times \cos 40° - 3 \times \sin 40° = 4.2mm = 0.42cm$

$P_C=CF_C=0.42 \times 2.00=0.84^{\triangle}$，

与例 7-15 定底的方法相似，$\alpha=270°+40°=310°$

利用公式 7-21 和公式 7-22 计算棱镜效应的分量为

$$P_{HC}=P\sin 40° = 0.84 \times 0.64 = 0.54^{\triangle}$$

右眼 $P_H>0$，底向内，即 $0.54^{\triangle}$B0

$$P_{VC}=-P\cos 40° = -0.84 \times 0.77 = -0.64^{\triangle}$$

$P_V<0$，底向下，即 $0.64^{\triangle}$B270

球面镜和柱面镜在入射点的总棱镜效应为

$$P_H=P_{HS}+P_{HC}=1.8+0.54=2.34^{\triangle}$$

右眼 $P_H>0$，底向内，$2.34^{\triangle}$B0

$$P_V=P_{VS}+P_{VC}=4.8+(-0.64)=4.16^{\triangle}$$

$P_V>0$，底朝上，$4.16^{\triangle}$B90

$$P=\sqrt{P_H^2+P_V^2}=\sqrt{2.34^2+4.16^2}=4.77^{\triangle}$$

$$\alpha=k\pi+\arctan\frac{P_V}{P_H}=0\times\pi+\arctan\frac{4.16}{2.34}=60.6°$$

该透镜在入射点的棱镜效应为 $4.77^{\triangle}$B60.6。

第三节　透镜棱镜效应在临床中的应用

对于配戴者来说，当眼通过光心注视时，由于无棱镜效应，不会造成成像位置的变化，所以不容易引起视觉的不适。但当通过偏心注视时，由于视线与眼镜片相交点（称为视点，visual point，VP）不在光心，所以会产生棱镜效应。棱镜效应会造成成像位置的改变，当人眼的融合性聚散能力能保证双眼成像位置是对应点时，不会引起双眼视觉的问题，否则往往会引起一定的不适感。下面我们从几个方面来介绍。

一、配戴者偏心注视造成的地面高度变化

首次戴近视眼镜的人在下楼梯时因看台阶上升，而下脚不够，往往会有踏空的感觉。

这主要是因为人眼通过光心下方的视点注视时，产生了底向下的棱镜效应，而人眼看到的眼镜所形成台阶的虚像上升，一旦脚踏上去，会有明显的踏空感觉。下面通过例题计算。

例 7-18   如图 7-32 所示，一位戴 −4.00D 眼镜的近视患者下楼梯。假设此人眼离地面 1.65m，该眼通过光心下方 2cm 的视点 A 看此人前方 20cm 处下一阶台阶的 B 点，每节台阶高 15cm，试求人眼所看到台阶的 B 点位置。

解：视点处的棱镜效应为 $P = CF = 2 \times (-4) = -8^{\triangle}$，负号说明底向下，所看到的像 B' 向上移。

视点 A 到台阶 B 的距离为 $AB = \sqrt{(165+15)^2 + 20^2} = 181$cm

根据棱镜度的定义可知，在 1m 远处光线偏 8cm，则在距 A 点 1.81m 的 B 点偏 14.48cm。即 $BB' = 14.48$cm。

B' 点距 B 点升高：$\Delta h = BB' \sin\theta = 14.48 \times \dfrac{20}{181} = 1.6$cm

B' 点距 B 点水平距离：$\Delta l = BB' \cos\theta = 14.48 \times \dfrac{165+15}{181} = 14.48$cm

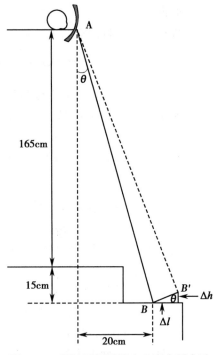

图 7-32   透过近视眼镜光心下方看台阶

与此相似，戴正透镜眼镜的人上台阶因看台阶下降而抬脚不够造成被绊的现象。

二、配戴者通过眼镜片注视引起的注视野变化

当眼固定注视正前方时，眼所能看到的空间范围称为视野（visual fields）。头不动，眼球转动所看清的整个空间范围称为注视野（fields of fixation）。由于眼动，视线随眼一起动，但眼球旋转中心不动，所以可用注视野周边与眼球旋转中心的连线形成的立体角定量注视野，见图 7-33。

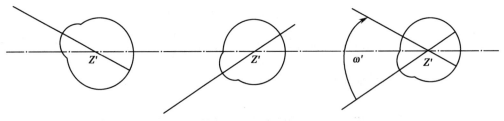

图 7-33   注视野

由于视野中的像不都在黄斑上，是能够感受到外界光刺激的视网膜区域，而注视野中的像都是在视网膜黄斑上，故注视野要小于视野。由于上述的区别，镜圈尺寸对视野的影响意义不大，但对注视野影响还是有意义的。

眼球转动使视线到镜圈边缘时，由于眼镜片的棱镜效应，使得眼与镜组合光学系统的注视野和眼的注视野有一定的变化。

图 7-34 中，眼镜框限定了注视野的范围，在这个范围内眼的注视野为 2ω，由于眼镜片的折射或者叫棱镜效应，眼镜片左侧的空间范围不再是 2ω，而是 $2\omega'$。这里将矫正透

笔记

镜视为薄透镜,根据几何光学中高斯成像公式,Z 是 Z' 的虚物,故有 $\frac{1}{l'_z} - \frac{1}{l_z} = F$,又由于 $h = l'_z \tan \omega' = l_z \tan \omega$,整理后得到:

$$\frac{\tan \omega}{\tan \omega'} = 1 - l'_z F \qquad \text{公式 7-23}$$

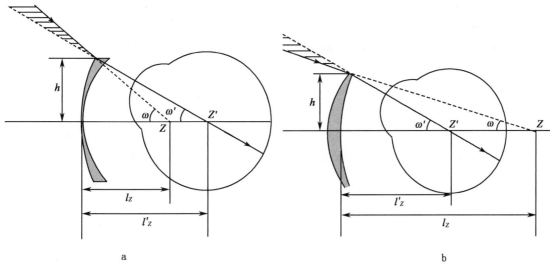

图 7-34　注视野的变化
a. 戴近视镜　b. 戴远视镜

l_z' 为角膜至眼球旋转中心的距离,约为 13mm,总是正值。负透镜,$F<0$,$\frac{\tan \omega}{\tan \omega'}>1$;正透镜,$F>0$,$\frac{\tan \omega}{\tan \omega'}<1$。这种注视野的变化与眼镜片的屈光力值直接有关。

再有就是眼镜对注视野的影响会造成有一定的外界区域最终不能通过眼镜片在视网膜上成像,将这个区域称为光学盲区,即图 7-34 中横线区域。

三、配戴者双眼偏心注视引起的差异棱镜效应

两眼通过矫正镜片偏心注视时,如果产生的棱镜效应相同,则不会造成双眼视的困难。如果产生的棱镜效应不同,可能一定程度地影响双眼视,甚至会造成双眼视的困难。两眼通过矫正镜片偏心注视时,所产生的棱镜效应之差称为差异棱镜效应(differential prismatic effect)。棱镜效应之差即包括棱镜屈光力的大小,也包括底的方向。一般的计算方法为:如果左右眼的棱镜效应底向一致,差异棱镜效应的大小等于棱镜屈光力值大者 $P_大$ 减去棱镜屈光力值小者 $P_小$,底向就是二者的共同的底向。

$$\Delta P = P_大 - P_小 \qquad \text{公式 7-24}$$

如果左右眼的棱镜效应底向相反,差异棱镜效应的大小等于两眼棱镜屈光力值之和,底向可以是任一眼的底向,因为差异棱镜效应是一个眼相对另一眼的量。即:

$$\Delta P = P_R + P_L \qquad \text{公式 7-25}$$

如果左右眼的棱镜效应底向有一定夹角,可以按上面的方法分别计算两眼水平和竖直两个方向的棱镜效应。下面举例说明差异棱镜效应的计算。

例 7-19　试计算右眼 -1.00D,左眼 -3.00D 的屈光参差,两眼视点均向右侧偏心 5mm 所产生的差异棱镜效应。

解: 如图 7-35 所示,向右偏心 5mm 代表视点位置为 $x = -5\text{mm} = -0.5\text{mm}$,$C_H = 0.5\text{cm}$,$y = 0$。

笔记

$$P_R = C_H F_R = 0.5 \times (-1) = -0.5^{\triangle}，底向 180°$$

$$P_L = C_H F_L = 0.5 \times (-3) = -1.5^{\triangle}，底向 180°$$

差异棱镜效应为

$$\Delta P = P_大 - P_小 = 1.5 - 0.5 = 1^{\triangle}，即 1^{\triangle}B180$$

差异棱镜效应为 $1^{\triangle}B180$。

例 7-20　按远用瞳距装配的眼镜，右眼 $-1.00D$，左眼 $-3.00D$ 的屈光参差，当注视眼正前方近处目标时，双眼视点均内偏 3mm，试计算所产生的差异棱镜效应。

解： 如图 7-36 所示，右眼棱镜效应为 $P_R = C_H F_R = -0.3 \times (-1) = 0.3^{\triangle}$，底向 0°

左眼棱镜效应为 $P_L = C_H F_L = 0.3 \times (-3) = -0.9^{\triangle}$，底向 180°

双眼的差异棱镜效应为

$$\Delta P = P_R + P_L = 0.3 + 0.9 = 1.2^{\triangle}$$

可以说右眼相对于左眼，差异棱镜效应为 $1.2^{\triangle}B0$，或者说左眼相对于右眼，差异棱镜效应为 $1.2^{\triangle}B180$。

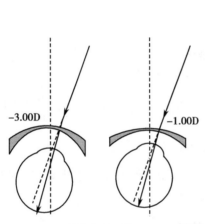

图 7-35　两眼均向右侧偏心 5mm 所产生的差异棱镜效应

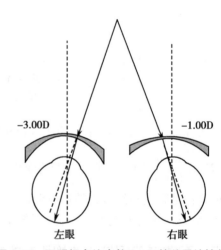

图 7-36　双眼视点均内偏 3mm 的差异棱镜效应

四、装配眼镜移心产生棱镜效应

有些患者不但需要用透镜矫正屈光不正，同时还需要用棱镜矫正眼位问题，这就需要定制一副具有两种度数的眼镜片。可以想象，这样的眼镜片厚度会是怎样。考虑到透镜光心外的某点会产生棱镜效应，那么只要矫正屈光不正的眼镜片屈光力足够大，所需的棱镜度数又不需多大，将光心作一定移动，使视点在光心外某点，就能只用矫正屈光不正的眼镜片较为简单地解决屈光不正和眼位异常两个问题。

（一）移心

这里的移心一词是指将眼镜片的光心偏离开瞳孔中心，让视点不在光心处，目的是产生棱镜效应。需要指出的是，移心的目的是用矫正屈光不正的眼镜片偏心注视来产生棱镜效应，而不需专门定制带有三棱镜度数的矫正屈光不正的眼镜片。这就需要简便易行，不能因为刻意移心而造成问题更加复杂，而难以解决。比如斜轴散光作水平或竖直移心，产生的棱镜效应的底向不在水平或竖直方向，所以我们仅讨论球面透镜和水平或竖直轴的散光镜片的移心问题。

笔记

（二）移心的方法

移心的一般方法为：

1. 用 Prentice 规则导出的移心关系 $C = \dfrac{P}{F}$ 计算移心量

2. 确定移心方向

（1）可根据偏心距确定移心方向

$C_H > 0$，右眼光心向内（$0°$）移，左眼光心向外（$0°$）移

$C_H < 0$，右眼光心向外（$180°$）移，左眼光心向内（$180°$）移

$C_V > 0$，光心上（$90°$）移，$C_H < 0$，光心下（$270°$）移。

（2）也可使用移心规则："正透镜移心方向与所需棱镜底向相同，负透镜移心方向与所需棱镜底向相反"确定移心方向。

3. 移心打点制作眼镜　下面我们用例子说明透镜的移心问题。

例 7-21　要使左眼透镜 -4.50DS 在视点处产生（1）$2^{\triangle}$底向下和（2）$1.5^{\triangle}$底向内的棱镜效应，求移心量和方向。

解：（1）$2^{\triangle}$底朝下用棱镜屈光力表示为：$P_V = -2^{\triangle}$

$C_V = \dfrac{P_V}{F} = \dfrac{-2}{-4.5} = 0.44\,\mathrm{cm}$，光心向上移 4.4mm。

（2）左眼 $1.5^{\triangle}$底向内用棱镜屈光力表示为：$P_H = -1.5^{\triangle}$

$C_H = \dfrac{P_H}{F} = \dfrac{-1.5}{-4.5} = 0.33\,\mathrm{cm}$，所以光心应向外移 3.3mm。

例 7-22　要使左眼镜片 -8.00DS 在视点处产生 $2^{\triangle}$B90 联合 $1^{\triangle}$B0 的棱镜效应，求移心量和方向。

解：先进行棱镜屈光力 $P_V = 2^{\triangle}$ 和 $P_H = 1^{\triangle}$ 的合成：

$$P = \sqrt{1^2 + 2^2} = 2.23^{\triangle},$$

$$\alpha = k\pi + \arctan\frac{P_V}{P_H} = 0 \times \pi + \arctan\frac{2}{1} = 63.43°$$

移心量为：$C = \dfrac{P}{F} = \dfrac{2.23}{-8} = -2.8\,\mathrm{mm}$，因为 $C < 0$，所以光心向 $63.43°$ 的反方向 $243.43°$ 移动 2.8mm。

或者根据移心规则，负透镜移心方向与所需棱镜的底向相反，故移心方向为 $180° + 63.43° = 243.43°$ 即：光心向 $243.43°$ 方向移动 2.8mm。

例 7-23　试求左眼处方 $+2.00$DC$\times 90°$ 联合 $1^{\triangle}$B180 的移心量和方向。

解：这里 $P_H = -1^{\triangle}$，$C_H = \dfrac{P_H}{F} = \dfrac{-1}{2} = -0.5\,\mathrm{cm} = -5\,\mathrm{mm}$，即光心向内（$180°$）移 5mm 即可完成。

例 7-24　要使左眼镜片 -6.00DS$/+2.00$DC$\times 90$ 在视轴处产生 $2^{\triangle}$B90 联合 $1^{\triangle}$B180 的棱镜效应，求移心量及方向。

解：因为 $P_V = 2^{\triangle}$，$P_H = -1^{\triangle}$，$F_V = -6.00$D，$F_H = -4.00$D

$$C_V = \frac{P_V}{F_V} = \frac{2}{-6} = -3.3\,\mathrm{mm} \quad 光心向下移$$

$$C_H = \frac{P_H}{F_H} = \frac{-1}{-4} = 2.5\,\mathrm{mm} \quad 光心向外移$$

综合移心　$C = \sqrt{C_V^2 + C_H^2} = \sqrt{3.3^2 + 2.5^2} = 4.14\,\mathrm{mm}$

移心方向　$k\pi + \arctan\dfrac{C_V}{C_H} = 2\pi + \arctan\dfrac{-3.3}{2.5} = 360° - 53° = 307°$

二维码 7-2
扫一扫,测一测

即应沿 307° 方向移动 4.14mm。

以上我们举例说明了移心的方法,但我们并不主张有棱镜处方需求就考虑移心。我们还是希望读者根据实际情况,在有把握的条件下再移心,不然会造成更大的视觉问题。

（高祥璐）

笔记

第八章

屈光矫正及其临床应用

本章学习要点

- 掌握:高度远视与高度近视的矫正及其光学问题和解决方法;屈光参差引起的视觉问题和矫正原则。
- 熟悉:无晶状体镜片及主要光学问题和解决方法;接触镜中的相关参数变化。
- 了解:低视力助视器的眼镜学原理及其他特殊矫正;人工晶状体的眼镜学原理。

关键词 高度近视 高度远视 屈光参差

临床上,高度屈光不正的矫正比较特殊,明显的问题是矫正镜片厚、重、像差明显、放大率变化和视野限制等,因此正确地将眼镜学原理应用于这些特殊镜片设计、镜架选择,对于高度屈光不正者舒适配戴眼镜非常重要。此外,眼镜学的许多原理还与某些临床特殊问题的处理有关,包括低视力助视器、角膜接触镜和人工晶状体等在临床上的应用。

第一节 高度屈光不正的矫正

一、无晶状体眼

(一)无晶状体眼的矫正

虽然人工晶状体(intraocular lens,IOL)植入已成为白内障术后主要的矫正方式,但仍有部分病人由于多种原因无法或没有植入人工晶状体,因此,框架眼镜成了他们矫治视力的选择之一。现代眼镜的镜片材料和制造技术的提高使无晶状体眼的矫正用镜获得了很大的发展。

1. 矫正时机 无晶状体眼病人建议暂时配戴一副单光眼镜矫正,度数约 + 11.00D。术眼屈光稳定后,再进行个性化屈光矫正。

2. 预测镜片屈光力 通过公式可以推算无晶状体眼所需矫正的眼镜片屈光力。以往研究表明眼晶状体在框架眼镜平面的等效屈光力约为 + 11.00D,认为术后眼镜屈光力 $F_{术后}$ 和术前眼镜屈光力 $F_{术前}$ 的关系是:

$$F_{术后} = + 11.00 + \frac{F_{术前}}{2}$$

公式 8-1

根据这条公式,如果术前是远视 + 2.00D,术后需要的矫正眼镜的屈光力约为 + 12.00D。术前为近视 − 4.00D,则需要在术后配戴约 + 9.00D 的矫正眼镜。如果原先为近视 − 22.00D 的病人,术后就近似为正视。

笔记

（二）主要问题和解决方法

使用框架眼镜矫正无晶状体眼，配戴者会因放大率、视场、像差、眼球转动、屈光力效用、调节、集合以及眩光等的显著改变而产生很大的视觉差异。此外，厚重的矫正镜片会严重影响外观，同时会造成配戴者工作和生活不便。尽管如此，通过合适的镜片设计和镜架选择，以上问题可以在一定程度上得到解决。

1. 放大率的影响

（1）视网膜像增大：根据 Gullstrand 模型眼，正视眼的总屈光力为 +58.64D，前焦距为 17.05mm，而无晶状体眼屈光力为 +43.05D，前焦距为 23.23mm。如将矫正镜放置在眼光学系统的前焦点位置，则视网膜像的大小和前焦距成正比，而与眼屈光力成反比。即：

$$\frac{无晶状体眼视网膜像尺寸}{有晶状体正视眼视网膜像尺寸} = \frac{23.23}{17.05} = \frac{58.64}{43.05} = 1.36，也就是说，视网膜像增大36\%。$$

实际上，镜片与眼睛的距离远远小于 23.23mm，距离越近则视网膜像越小，但即使这样，无晶状体眼所成的视网膜像的尺寸仍比正视有晶状体眼视网膜像的尺寸大。

（2）解决办法：①减小眼镜片厚度；②减少镜片前表面曲率；③减少镜眼距离，同时使环形盲区位置移向周边，减少对视觉的干扰。

2. 视场的变化

（1）概念：镜片的视场是人眼通过镜片所能看到的最大范围，用角度表示。

高屈光力的正镜片基底朝向光心，产生的棱镜效应使得戴镜者的视场缩小；高屈光力的负镜片基底朝向边缘，产生的棱镜效应则使视场变大。

（2）视场的变化

1）实际视场的变化：镜片装配后，实际视场会发生变化。如图 8-1 所示，光锥经过镜片折射后发生变化，通过正镜片的光锥缩小（图 8-1a），而通过负镜片的光锥扩大（图 8-1b）。如果配戴直径为 40mm，度数为 +10.00D 的圆形镜片，对应的实际视场为 57°；如果是圆形孔径为 32mm，度数为 +12.00D 的缩径镜片，则实际视场只有 44°。

2）环形盲区（ring scotoma）：由于无晶状体眼的矫正镜片的屈光力很高，在设计时必须更加重视这一问题。例如，眼镜片度数为 +12.00D 时，直径为 40mm，视觉视场为 73°，实际视场只有 53°。眼镜片边缘存在 10° 的环形盲区（图 8-1a），盲区的光线不能进入眼睛。10° 相当于 18$^{\triangle}$，所以这个环形盲区在相距 1m 的 Bjerrum 屏上对应的线性范围是 18cm，在 10m 远的距离，视场损失则达 180cm。这里的数据忽略了镜框和球差的影响，这二者会增加盲区的范围。

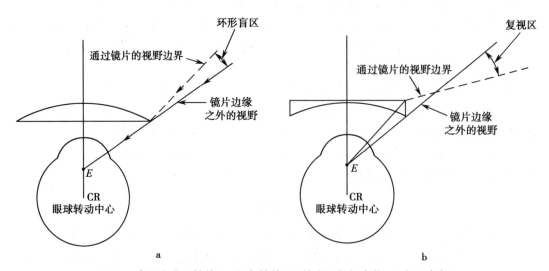

图 8-1　高屈光力正镜片（a）和负镜片（b）的实际视场变化，E 为入瞳中心

笔记

3）忽跳现象（jack-in-the-box）：当头位保持不动时，环形盲区相对静止，如果头转动，环形盲区也会围绕视场转动。高屈光力正镜片的配戴者会经历的另外一个视场问题就是物体经过环形盲区会突然消失或离开环形盲区后突然出现，这种现象称为忽跳现象。配戴框架眼镜的无晶状体眼病人看周边物体时会特征性地转头，这是在尽量避免因环形盲区的运动而带来的视觉干扰。

4）泳动现象（swimming effect）（图 8-2）：当高屈光力正镜片的配戴者转头看周边物体时，周边视场呈现明显的反向运动。因为此时视轴发生变化，镜片周边部产生与头位运动方向相同的基底向内的棱镜效应，配戴者会感觉周边视场物体发生反向运动，当配戴者双眼向前注视突然转动头位时这种感觉最为明显。

如果眼睛随同头位一起运动，泳动现象即可消失。但是眼睛转动往往会使视线进入周边区而产生更多不平衡的棱镜效应。折中的解决办法就是减少头和眼睛的相对转动幅度。

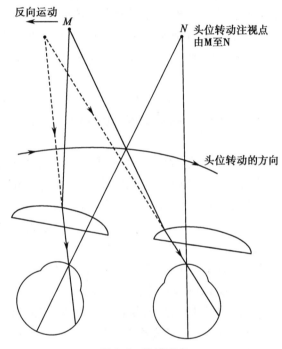

图 8-2　泳动现象

（3）解决办法：①缩短镜眼距离：要获得最大的视场，不管镜片直径如何，验配时镜片以不接触睫毛为准，尽可能地接近眼睛。同时镜眼距离的缩短，还可以减小视网膜像的变化和改善配戴正镜片时的外观；②增加镜片直径，但同时伴随镜片厚度、重量及放大率增加的问题；③采用非球面设计，使镜片周边屈光力下降，也是增加视场的一种手段。

虽然缩短镜眼距离和增加眼镜片直径都会增加环形盲区，但会使盲区向周边移动，因此实际产生的干扰并不增加。

3. 像差的增加　像差随着镜片屈光力的增加更加明显。影响视觉质量的主要像差包括：球差、彗差、斜向像散、场曲、畸变和色差（轴向色差和横向色差）。

（1）球差和彗差：在大孔径光学系统中较明显，在镜片设计中常可忽略。无晶状体眼的瞳孔直径往往较小，所以影响甚微。

（2）斜向像散和场曲：是影响像质的主要像差，会明显影响视力和对比敏感度，可通过眼镜片设计减小影响。

我们可以通过 Tscherning 椭圆，根据前、后表面屈光力与镜片总屈光力之间的函数关系来确定球面镜片设计形式,从而消除斜向像散。用 Percival 椭圆,也可以消除场曲,使镜片所成像的最小弥散圆落在眼的远点,在视网膜上聚焦。但是这种方法仅限于 $-23.00D \sim +8.00D$ 的范围,并受眼镜片材料折射率、物距和眼镜片到眼转动中心的距离等多种因素的影响。如果镜片的屈光力在 $+8.00D$ 以上,可以将镜片表面设计成非球面而消除像散和场曲,但不可能同时消除二者。当场曲为零时,镜片仍有较显著的斜向像散;当斜向像散为零时,镜片的场曲比较明显。作为镜片的设计者,需要综合考虑两种像差的影响,试图在二者之间寻找合适的平衡点。

(3)畸变:产生的原因是眼镜片视场的放大率不一致,致使物体形状和大小不能被如实反映。高屈光力正镜片产生的畸变为"枕形畸变"(pincushion distortion)。减少畸变需要使镜片的曲率变陡,但这样不仅外观难看,也不易生产加工。所幸消减斜向像散和场曲的镜片表面设计往往也在一定程度上减少镜片的畸变。畸变在镜片设计中的重要性仅次于斜向像散和场曲的像差,即使在现代非球面设计中影响仍不可忽视。

(4)色差:一般来说,当镜片由一种折射率材料制成时,色差并不能被消除。横向色差比轴向色散对视觉影响更大。由于影响横向色差的因素主要是斜向像散的切向误差(tangential error),当后者得以控制时横向色差也相应地减少。

4. 外观

(1)镜片厚度:高屈光力正镜片的中心厚度需要着重考虑。除了采用高折射率材料、减小镜片直径、改变镜片形式外,镀减反射膜、适度染色和倒角也可以从外观上掩饰镜片厚度造成的外观问题。

(2)眼镜重量:从舒适矫正的角度,眼镜要尽可能轻。戴镜时,眼镜重量主要通过鼻托分布在与配戴者鼻梁的接触面上。一般而言,接触面越大,压力分布越均匀。由此标准,大镜框、玻璃材料的镜片、小鼻托,显然是最不好的组合。

眼镜的重量包括眼镜架和镜片的重量。眼镜架的重量主要受材料影响,如无框架和钛金属架较轻,醋酸纤维素架较重。镜片的重量受镜片体积和材料密度的影响。减小镜片体积,可相应减轻镜片重量,原则和控制镜片的厚度相似:镜圈尽可能地小、形状对称,镜框几何中心距和配戴者瞳距尽可能接近(即移心量尽可能少)。

(3)配戴者外观:对配戴者外观影响是无晶状体眼病人不选择框架眼镜矫正的重要原因之一。主要表现为以下两个方面:①配戴者的眼睛被高屈光力的正镜片显著放大;②病人由于镜片的放大率和畸变效应产生的视觉影响而举止迟钝。

(4)全孔径镜片和缩径镜片

1)全孔径镜片(full aperture lens):大部分用于矫正无晶状体眼的全孔径镜片都将前表面设计成非球面,以减少镜片的像差、厚度和重量。采用密度较轻的树脂镜片,配合小镜架可显著减少镜片厚度、减轻眼镜重量及减小放大率。

2)缩径镜片(lenticular lens):光学区直径比全孔径镜片小,周边是镜片载体(lens carrier),承载光学区。因为对镜片厚度和重量产生影响的只是光学区,所以缩径镜片可以使厚度明显减薄。当镜架较大又无法使用足够直径的全径球面或非球面高屈光力镜片时,缩径设计是很好的选择(图8-3)。

缩径镜片的主要缺点是视场缩小,为了获得尽可能大的视场,镜眼距离要尽可能小。正缩径镜片外观似煎蛋或者草帽,所以俗称"草帽镜"。

5. 眼球转动 当戴镜后的眼睛从一个注视物体

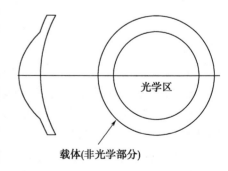

光学区

载体(非光学部分)

侧面观　　　　　正面观

图8-3 缩径设计的高屈光力正镜片

转移到另一个注视物体时，镜片的棱镜效应会使视场角度发生变化。正镜片使转动角度增加（图 8-4a），而负镜片则减少（图 8-4b）。

由于矫正无晶状体眼的镜片屈光力都很高，因而眼转动的增加幅度显著。因为角放大率参考点在眼睛的入瞳，而眼转动参考点在眼球转动中心，从数量上来看角放大率增幅超过视网膜像放大率。

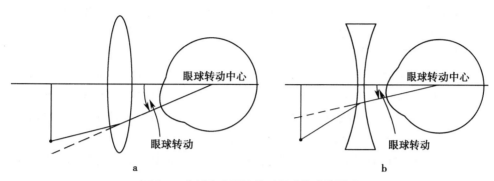

图 8-4　高屈光力眼镜片对眼球转动的影响
a. 正镜片增加眼球转动　b. 负镜片减少眼球转动

6. 有效屈光力的变化　一般当镜片度数大于 ±4.00D 时需要考虑镜眼距离对有效屈光力的影响。对于近视眼而言，镜眼距离越近，有效屈光力越高；而对于远视眼来说则相反。

7. 对调节的影响　负镜片使调节需求增加，正镜片使调节需求减小。因而，无晶状体眼的屈光矫正镜片使得调节需求大大减少。

8. 对集合的影响　如果无晶状体眼的屈光矫正镜片的光学中心按照配戴者视远瞳距验配，看近物时视线内转到视近点，镜片产生底向外的棱镜效应，眼睛集合幅度增大，易导致视觉疲劳。验配时，远光学中心的距离略小于瞳距，尽管在看远时镜片会产生底向内的棱镜效应，但近距离阅读时会轻松许多，如果配戴者视远为外隐斜，这种选择会更好。

9. 眩光和紫外线辐射　白内障病人已经适应了晶状体混浊导致可见光透过率下降的状态，手术摘除晶状体后透光率忽增，如果手术损伤瞳孔使之对光反射功能减弱，眩光就很明显。此外，晶状体不仅过滤可见光，所含色素还阻挡紫外线，防止损伤视网膜。摘除晶状体后，角膜聚集辐射能量，使每单位面积视网膜接收到的辐射量增加，而视网膜对紫外线的吸收系数高，视网膜受紫外线损害的危险急剧增加。使用普通的镜片无法改善眩光和紫外线辐射对无晶状体眼的影响。配戴浅染色眼镜片可以有效地改善眩光症状。而对于防护无晶状体眼的紫外线辐射来说，镜片需能阻断波长在 400nm 以下的辐射光线。

（三）镜架和装配

适合无晶状体眼病人的眼镜架应当牢固、质轻、容易调整，才能保持合适的镜眼距离、维持正常的前倾角。一般最好选择金属材料或金属/塑料复合材料的有鼻托的眼镜架。镜框边缘不宜过粗，否则会增加环形盲区的范围。

为减薄眼镜片厚度，应尽可能选择有效直径（effective diameter，ED）小的眼镜架，镜框形状尽可能对称，无明显转角和突兀。ED 通常不超过镜框尺寸（frame size）2mm，这样可以确保割边后镜片厚度差异小且轻薄。

选择眼镜架时，尽可能使眼镜架几何中心距离和配戴瞳距接近。增加眼镜片的移心量会增加所需镜片的毛坯直径，而使眼镜片变厚。对于高屈光力的正镜片，其影响尤其显著。镜片的移心方向多向鼻侧，移心使镜片鼻侧和颞侧的厚度差异悬殊，影响外观。如果配戴者的瞳距很小，尽量选择小鼻梁宽度的眼镜架；如配戴者瞳距较大则反之。

笔记

二、高度远视眼

高度远视眼的矫正与无晶状体眼的矫正类似,根据流行病学对屈光状态分布的调查,高度远视者的屈光不正度数很少达到无晶状体眼所需的矫正范围(+10.00～+14.00D)。

随着树脂镜片的广泛使用,高度远视者无须忍受玻璃眼镜镜片沉重的重量。通过选择合适的眼镜架减少移心量,可以减薄眼镜片的厚度,即所谓刃缘镜片(knife-thin lens)。镜片前表面的非球面设计,可使眼镜片的重量、厚度、弯曲度和放大率下降。高折射率材料的使用可以进一步使镜片厚度减薄。

从正面观察高度远视眼镜的配戴者,正镜片的前表面通常会产生镜面效应,掩藏了戴镜者的眼睛,也使戴镜者的视觉受到干扰。因此,对于这些镜片需要镀减反射膜。另一种方法是通过限制物方视场而减少这种反射。球面透镜的反射面大小与物方视场成正比,与曲率半径成反比,所以通过选择小尺寸镜架可以减少物方视场,并在保证光学像质的前提下选择尽可能小曲率的镜片,可以减小物方视场,还可以减少放大率的变化。小镜架还可以减少镜片的厚度和重量。

三、高度近视眼

(一)主要问题

用来矫正高度近视眼的高屈光力负镜片的主要光学问题和矫正高度远视、无晶状体眼的高屈光力正镜片有所不同,具体如下:

1. 镜片重量和厚度　由于镜片体积因素,镜片重量对高度负镜片的影响不如对高度正镜片的影响大,尤其是树脂材料。但镜片边缘厚度却是一个值得重视的问题。

2. 放大率改变　高屈光力的负镜片使配戴者的眼睛看起来变小,视网膜像也变小。可以通过缩短镜眼距离解决这一问题。从外观来看,配戴者眼睛的外观大小和镜片的边缘厚度及边缘反射具有同样重要的意义。配戴接触镜可以将这种影响减到最小。

3. 视场　负镜片增加实际视场,近视者通过矫正眼镜所获得的视场比镜框所限定的要大。如直径 40mm 的 -10.00D 的圆形镜片,视觉视场为 73°,而实际视场为 86°。孔径为 30mm,度数为 -15.00D 的缩径镜片的实际视场约为 76°,这相当于眼前相同位置,直径为 42mm 的平光眼镜片或者直径 49mm 的 +5.00D 的正镜片的实际视场。随着实际视场的增大,高度负镜片出现的视场问题是复视区(图 8-1b),通过镜片获得的清晰像和未经过镜片的模糊像重叠。

4. 有效屈光力的变化　如前所述,当镜片度数大于 ±4.00D,需要考虑镜眼距离对镜片有效屈光力的影响。对于近视眼来说,镜片距眼越近,镜片的有效屈光力就越高。这种影响在高屈光力的负镜片中更加明显。

5. 对调节的影响　高屈光力的负镜片使调节需求增加,所以框架眼镜矫正高度近视视近阅读时容易出现视觉疲劳。

6. 对集合的影响　如果高度近视眼镜的光学中心距离按照配戴者远用瞳距验配,看近物时视线内转到视近点,镜片产生底向内棱镜效应,双眼发散幅度增大,也易出现视觉疲劳。验配时,远光学中心距离略微缩短,尽管在看远时眼镜片存在底向外的棱镜效应,但近阅读时会轻松许多,当配戴者视远为内隐斜时,这种选择更好。

(二)解决办法

1. 减小镜片边缘厚度　镜片边缘厚度和中心厚度之间近似关系如下:

$$t_c - t_p = \frac{F_A h^2}{2(n-1)}$$

笔记

其中，t_c 是镜片中心厚度，t_p 为边缘厚度，F_A 为镜片近似屈光力（镜片前后表面面屈光力的代数和，即 F_1+F_2），h 是镜片直径的一半，n 为镜片材料的折射率。

镜片屈光力一定时，减小镜片边缘厚度的方法包括：①减小镜片直径；②选择眼镜架几何中心距离与配戴瞳距接近的镜架，减少移心而控制边缘厚度；③选择高折射率材料的镜片。

例 8-1： 近视度数为 −8.00D 的配戴者，选择的镜框尺寸为 50mm，矫正镜片的中心厚度 2.0mm，如果镜架几何中心距离与配戴瞳距相等，计算使用以下不同材料的镜片边缘的最大厚度（设在 180° 子午线）：

（1）采用 CR39 镜片（$n=1.498$）

（2）采用冕牌玻璃镜片（$n=1.523$）

（3）采用 PC 镜片（$n=1.586$）

（4）采用高折射率树脂镜片（$n=1.660$）

（5）高折射率玻璃镜片（$n=1.700$）

（6）高折射率玻璃镜片（$n=1.800$）

解：（1）当采用 CR39 镜片时：

$$t_c - t_p = \frac{F_A h^2}{2(n-1)} = \frac{-8(0.025)^2}{2(1.498-1)} = -0.0050\text{m}$$

所以 $t_p = 0.0050 + 0.002 = 0.0070\text{m} = 7.0\text{mm}$

（2）当采用冕牌玻璃镜片时：

$$t_p = 0.0048 + 0.002 = 0.0068\text{m} = 6.8\text{mm}$$

（3）当采用 PC 镜片时：

$$t_p = 0.00427 + 0.002 = 0.00627\text{m} = 6.27\text{mm}$$

（4）当采用高折射率树脂镜片时：

$$t_p = 0.00379 + 0.002 = 0.00579\text{m} = 5.79\text{mm}$$

（5）当采用高折射率玻璃材料时：

$$t_p = 0.0036 + 0.002 = 0.0056\text{m} = 5.6\text{mm}$$

（6）当采用高折射率玻璃材料时：

$$t_p = 0.0031 + 0.002 = 0.0051\text{m} = 5.1\text{mm}$$

可以看出，CR39 树脂和冕牌玻璃之间边缘厚度差异仅为 3%，但是 CR39 和 PC 之间差异近 10%，CR39 与 1.660 的高折射率树脂之间相差则有 15% 之大。当采用折射率更高的玻璃材料时，厚度差异增加到 20% 以上。

但是，由于一些高折射率材料的密度较大，镜片厚度变薄并不意味着重量一定减轻。图 8-5 是直径为 50mm 的镜片，最小（中心/边缘）厚度 2mm 时，分别以 CR39 和冕牌玻璃、高折射玻璃（$n=1.70$）为材料的镜片屈光力和重量的关系图。从图中我们可以看到，在后顶点度为 ±8.00D 时，冕牌玻璃和高折射率玻璃镜片重量基本相等，低于该屈光力时，高折射率镜片重量反而更大，只有在镜片屈光力超过 ±8.00D 时，高折射率材料的镜片既使镜片厚度减薄，又使镜片重量减轻。注意：两曲线交叉的屈光力范围因镜片直径和最小厚度而不同。

2. 减少边缘反射　高屈光力负镜片的表面和边缘都会产生反射。表面反射干扰配戴者的视觉，影响配戴者的外观。高屈光力负镜片的"屈光力环"，是镜片边缘因内反射而产生的像，这种边缘反射在视角倾斜时比视角水平时对配戴者的视觉干扰更大。

减反射膜可以有效减小视角水平时的镜片边缘的反射，但由于"屈光力环"多是在斜向时出现，最有效的方法还是进行边缘处理（edge treatment），如：边缘镀膜、边缘染色、使用半透明边缘、眼镜片染色等。稍厚边缘的眼镜框也能减小镜片内反射。

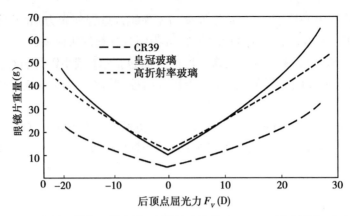

图 8-5　不同材料制成的眼镜片重量比较，眼镜片直径均为 50mm，最小厚度（中心/边缘）2mm

3. 缩径镜片　负缩径镜片的光学区直径通常为 30mm，周边载体为平光或低度数的正镜片。一般度数在−12.00～−15.00D 以上的镜片可采用这种设计。载体改用低度数正镜片，可使光学区稍大，光学区和载体之间更加容易进行磨合，外观相对改善。由于光学区曲率受屈光力的限制，采用高折射率材料可以进一步使外观得以改善。

例 8-2：$F = -18.00D$ CR39（$n = 1.498$　$t_c = 2.0mm$）

（1）当采用直径为 50mm 的全径镜片时，镜片边缘最厚点的厚度是多少？

$$t_c - t_p = \frac{-18.00(0.025)^2}{2(1.498-1)} = -0.0113m$$

$\therefore t_p = 0.0113 + 0.002 = 0.0133m = 13.3mm$

（2）如采用光学区直径为 30mm 的缩径镜片时，镜片边缘最厚点的厚度是多少？

$$t_c - t_p = \frac{-18.00(0.015)^2}{2(1.498-1)} = -0.0041m$$

$\therefore t_p = 0.0041 + 0.002 = 0.0061m = 6.1mm$

镜片厚度差 $t_c - t_p$ 小于零说明周边比中央厚。从上例中我们可以发现通过改用缩径设计的镜片，边缘厚度可以减小一半多。

改善镜片的外观除了控制镜片厚度以外，还有镀减反射膜以及适度染色可以使边缘厚度感觉较薄。

第二节　屈光参差和物像不等的矫正

一、屈光参差引起的视觉问题

屈光参差（anisometropia）指双眼在一条或者两条子午线上的屈光力存在差异，该差异可能会造成双眼视网膜上所成像之间在大小等方面的不同。当双眼的屈光不正度数差异 ≥1.00D 时具有临床意义，无论矫正与否都可能会引起某些视觉问题；若差值>2.50D 者，有可能会因融像困难而出现视觉问题。

（一）未矫正屈光参差的视觉问题

根据 Hering 神经支配法则，双眼调节反应量相等。如果屈光参差未矫正，双眼产生调节时，至多只有一眼视网膜像清晰聚焦，或者两眼视网膜像均离焦。

对于 5～6 岁以下儿童，未矫正的屈光参差会导致双眼视觉问题，甚至功能性弱视。如儿童一眼正视而另一眼远视，未矫正时总是更容易使用正视眼，远视眼视网膜像不能清晰聚焦，导致远视眼出现功能性弱视，此时，双眼视觉功能也会发育异常；如果一眼正视而另

笔记

一眼近视，该儿童视远时使用正视眼，视近时使用近视眼，相对不容易出现弱视，但其立体视和其他双眼视觉功能则受到影响。如果青少年或成人仍存在屈光参差，很少会存在正常双眼视觉，但如果适当矫正则往往可以恢复功能性双眼视觉。

（二）已矫正屈光参差的视觉问题

当屈光参差被矫正时，仍会产生调节系统、集合系统和双眼视网膜像之间关系等方面的视觉问题。

1. 诱发性屈光参差 根据 Hering 神经支配法则，两眼产生的调节反应应该均等。但是由于存在屈光参差，双眼调节需求不同而产生差异，称为诱发性屈光参差（induced anisometropia）。实际上，此时调节反应不会超过双眼中较近视的那只眼的调节需求，因此大多数人视近时表现为调节滞后（lag of accommodation），调节反应比调节需求小 $0.50\sim0.75D$。

例 8-3：屈光参差者的矫正处方为：OD：+2.00DS，OS：−4.00DS，镜眼距离为 15mm。

（1）如是年轻人，调节幅度较大，在 40cm 注视距离时诱发的屈光参差是多少？

（2）如是老视者，注视距离为 40cm，两眼调节都为 1.00D 时的近附加应为多少？

（3）如是绝对性老视者，近附加为 +2.50D，注视距离 40cm 时诱发的屈光参差是多少？

解：（1）首先应用成像公式 $L'=L+F$ 分别计算各眼的视远、视近光线聚散度 V_d 和 V_n。

先计算右眼

1）求 V_d

$$L'=L+F=0+2.00=+2.00D, l'=+0.50m（眼镜平面）$$

眼镜片所成的像就是眼球光学系统的物，所以对于眼第一主平面，$l=+0.50-0.015=+0.485m$，因此 $V_d=1/0.485=+2.062D$。

2）求 V_n

$$L'=L+F=-2.50+2.00=0.50D, l'=-2.00m（眼镜平面）$$

此时的物距对于眼第一主平面，$l=-2.00-0.015=-2.015m$，因此 $V_n=1/-2.015=-0.496D$。

3）右眼调节 $=V_d-V_n=+2.062-(-0.496)=2.56D$。

同样计算得左眼调节 2.15D。

在 40cm 处诱导的屈光参差为双眼调节需求之差，即 $2.56-2.15=0.41D$。配戴者调节反应不超过近视眼的调节需求 2.15D，如果一眼聚焦，则另一眼离焦 0.41D。要获得最大的双眼视觉功能，在 40cm 的工作距离需要配戴近距离工作镜，远视眼屈光力增加 0.50D（与 0.41 最接近的眼镜片度数级数），即右眼 +2.50D，左眼 −4.00D。

（2）配戴者各眼均使用 1.00D 的调节，即 $V_d-V_n=1.00D$，对于右眼，$V_d=+2.062D$，所以 $V_n=+1.062D$，$l_n=1/+1.062=+0.942m$（主平面）对于眼镜平面的像距为 $+0.942+0.015=+0.957m$，则相应眼镜平面的像的聚散度为 $1/+0.957=+1.045D$。

计算所需附加：

根据 $L'=L+F$，$+1.045=-2.50+F$

$F=+3.545$（近用总度数）

$Add=+3.545-2.00=+1.545D$。

同样计算得左眼 $Add=+1.36D$，即，

远用处方：OD：+2.00DS，OS：−4.00DS

近用处方（40cm）：OD：+3.50DS，OS：−2.75DS（分别与 OD：+3.55DS 和 OS：−2.64DS 最接近的眼镜片度数级数）

可以看到，远用处方中两眼镜片度数相差 6.00D，而 40cm 近用处方中相差 6.19D，没有

近附加时诱导性屈光参差为 0.41D，而现在减少为 0.19D。

（3）绝对性老视者使用 +2.50D 的近附加，没有眼调节，因此就没有诱发性屈光参差。

从上述例子中可以看出，没有近附加时因眼调节而产生的诱发性屈光参差最大，配戴近附加使之减少，到完全依靠近附加而没有调节时减少为零。

2. 对集合系统的影响　集合系统的问题来源于视轴偏离镜片的光学中心而产生的差异棱镜效应，主要包括水平方向和垂直方向。

（1）水平差异棱镜效应：双眼配戴不同屈光力的镜片时，视线经眼镜片光学中心左侧或右侧注视时产生的差异棱镜效应。

例 8-4：病人远矫正处方为：OD：+3.00D，OS：+1.00D。镜片光学中心与配戴者远用瞳距匹配。计算配戴者双眼视线经过下列位置时眼镜片产生的双眼差异棱镜效应即总棱镜效应：①眼镜片光学中心左侧 20mm；②眼镜片光学中心右侧 20mm。

解：①当双眼视线各自经过相应眼镜片光学中心左侧 20mm 的注视点时，右眼受到的是底向外棱镜效应，而左眼则是底向内棱镜效应，分别如下：

$$OD：P = dF = 2 \times (+3.00) = 6^{\triangle} 底向外$$
$$OS：P = dF = 2 \times (+1.00) = 2^{\triangle} 底向内$$

总棱镜效应为 $4^{\triangle}$ 底向外

②当双眼视线各自经过相应眼镜片光学中心右侧 20mm 的注视点时，右眼受到的是底向内棱镜效应，而左眼则是底向外棱镜效应，分别如下：

$$OD：P = dF = 2(+3.00) = 6^{\triangle} 底向内$$
$$OS：P = dF = 2(+1.00) = 2^{\triangle} 底向外$$

总棱镜效应为 $4^{\triangle}$ 底向内

结果表明，该例中当双眼作水平同向转动（version）时，如双眼均向左转，视觉系统必须克服增加基底向外的棱镜效应；而双眼均向右转时，视觉系统需要代偿增加基底向内的棱镜效应。尽管该例中更多的棱镜效应是由右眼镜片引起，但是实际上不管任何注视方向，总棱镜效应由双眼平均分担。

人眼基本能够代偿这种水平棱镜效应，因为水平融像聚散幅度比较大。正融像性聚散可以克服底向外棱镜效应，负融像性聚散可以代偿底向内棱镜效应。

（2）垂直差异棱镜效应：由于人眼垂直运动性融像的能力较小，垂直差异棱镜效应常引起视觉症状。当已矫正的屈光参差者的两眼视线经眼镜片光学中心上方或下方注视时，人眼受到垂直棱镜效应，多见于近距离工作。阅读时视线经过光学中心下方的注视点，如果眼镜片光学中心是与配戴者远用瞳距相匹配的，此时远视眼就会遇见底向上棱镜效应，而近视眼就会遇见底向下棱镜效应。

如果配戴单光眼镜，阅读时的垂直差异棱镜效应可能不会造成大的妨碍，因为阅读时头位会适度前倾，使近用时视线水平和视远时相近。如果配戴双光镜，视近点在远光学中心之下 10mm 余水平，垂直差异棱镜效应显著增加。而少量的垂直差异棱镜效应可被垂直运动性融像所代偿，但垂直融像能力代偿范围较小，伴随而至的就是视疲劳等近视觉症状。

例 8-5：双光镜配戴者处方为：OD：+1.50DS/-1.00DC×180，OS：+2.50DS，Add +2.00，如果配戴者经过远光学中心下方 10mm 高度水平阅读，求双眼差异棱镜效应。

解：实际上双眼子片所产生的棱镜效应是互相抵消的，真正导致影响的是远矫正处方在垂直方向的屈光力，右眼和左眼分别为 +0.50D 和 +2.50D。所以双眼垂直棱镜效应为：

$$OD：P = dF = 1 \times (+0.50) = 0.50^{\triangle} 底向上$$
$$OS：P = dF = 1(+2.50) = 2.5^{\triangle} 底向上$$

笔记

总棱镜效应为 $2^{\triangle}$ 底向上，左眼。

不同的配戴者对垂直差异棱镜效应的耐受能力具有个体差异。我们用耐受量来表示耐受能力的强弱。所谓耐受量，就是计算出来的垂直棱镜差异量和所测量到的垂直隐斜量之间的差值。一般来说，垂直棱镜效应差异在 $1^{\triangle}$ 之内，不会导致视疲劳等症状。由于视近点往往在远光学中心下方 10mm 处，所以在屈光参差超过 1.00D 时就需要在验配时考虑到垂直差异棱镜效应的影响。此时仅仅比较等效球镜量是不够的，需要考虑垂直子午线的屈光力差异。

减小垂直棱镜效应差异的方法有：①降低远光学中心；②配戴单光阅读镜③双眼配戴不同的子片；④配戴双光镜子片；⑤配戴棱镜子片；⑥配戴菲涅耳棱镜；⑦配戴削薄镜（slab-off lens）；⑧配戴接触镜。

二、物像不等的视觉问题

（一）概念

物像不等（aniseikonia）是指双眼像的大小和形状存在相对差异，视觉系统无法将来自双眼的不同的像，融合为单一物像，从而不能形成理想的双眼视觉。这里的"像"既包括眼屈光系统所成的视网膜像，又包括由于视网膜神经末梢分布及其视觉皮质代表分布的视网膜像的变化。由于视网膜像的绝对大小难以测量，所以这里指的是像的相对大小，用镜片矫正时，像大小的差异用相对放大率（percentage magnification）表示。如果双眼像大小差异超过 1%，往往就会产生视觉上的影响。

（二）物像不等的原因

1. 生理性物像不等　由于双眼水平方向上存在大约 55～70mm 的间距，因此，通常都会出现双眼视网膜像尺寸和形状上的差异。双眼的存在水平间隔（移开），从两个不同的角度观察物体的各表面及轮廓，这就是正常立体视和空间知觉的基础。如果所观察的物体不是居于两眼之间的中线上，而是偏向于一侧，则视网膜像的尺寸和形状的差异会变得更加明显，距离较近眼的视网膜像较另一距离较远眼的视网膜像要大一些。像的差异可以被心理代偿，而不出现症状，能提供空间线索，帮助物体定位。

2. 异常物像不等　是上述生理性物像不等之外的各种形式的物像不等。其原因可能是解剖性或者光学性。解剖性原因包括双眼视网膜感光细胞的分布密度不等、大脑皮质终末神经视觉通路的功能结构不同等等。例如，一眼视网膜神经元素分布较分散，则所感知的像较小，因为所刺激的神经元素较少。光学性的原因包括两个类型，固有型和诱发型。固有型物像不等（inherent aniseikonia）仅仅取决于眼屈光系统本身。诱发型物像不等由矫正镜片放大率的差异引起。

（三）物像不等的类型

物像不等根据像的尺寸的差异类型可分为对称性差异和非对称性差异两大类。

1. 对称性差异

（1）总体性物像不等：与另一眼相比，一眼的像的大小增大或缩小，各子午线幅度均等。

（2）子午线性物像不等：与另一眼相比，一眼某一子午线方向上的像的大小对称性地增大或缩小，该子午线可能是水平、垂直或者斜轴方向。

（3）复合性物像不等：既有总体性物像不等，又有子午线性物像不等的存在。

2. 非对称性差异

（1）某一子午线上像的尺寸逐渐增加或者缩小，类似于柱镜形成的变化。

（2）自视轴各方向像的尺寸逐渐增加或者缩小，类似于桶形或枕形畸变。

（四）物像不等的影响

屈光不正和眼动不平衡的矫正为大部分配戴者提供了清晰、舒适、持久的视觉，但是仍

笔记

有部分配戴者，尽管矫正视力正常，也不存在眼部和系统性健康问题，他们还是不满意于视觉感受。如果屈光不正和眼动不平衡得到适当的透镜和/或棱镜的矫正或训练之后，仍存在上述难以解释的视觉症状时，则提醒我们需要注意可能存在物像不等。

物像不等主要影响融像功能和空间结构。为获得双眼单视，两眼视网膜的像必须进行知觉性融像（sensory fusion）。如果两眼视网膜像的相似程度越高，则融像越容易。两眼视网膜像的尺寸和形状上的差异会影响融像过程，甚至妨碍双眼视觉的形成。

空间知觉的机制包括：①双眼视觉（binocular vision），从本质上来说，是由于两眼水平间隔导致的视网膜像轻度侈开的结果，并由此形成正常的立体视觉；②单眼视觉（uniocular vision），从本质上来说，主要由获得性视觉线索形成，如几何透视、运动视差、重叠、光和影、已知物体的预计大小和距离等。空间定位是单眼和双眼视觉因素之间不断交换和总和的结果。

正常的立体视取决于正常的视网膜像移开，如果移开量较大，则导致异常空间知觉。物像不等，由于两眼像的异常尺寸和形状关系，导致异常的空间定位，和双眼立体视觉的变化。立体空间知觉的变化影响空间定位过程的整合和效率。

物像不等者的症状如同屈光不正未矫正者和（或）眼动不平衡未矫正者。眼疲劳，特别在用眼时更加明显，并可伴有头痛、畏光、眼花和神经过敏等。

三、眼镜放大率和相对眼镜放大率

（一）眼镜放大率（spectacle magnification，SM）

当屈光不正眼通过矫正镜片注视远物时，原先模糊的视网膜像不仅清晰聚焦，而且发生大小的变化。眼镜放大率（也称框架眼镜放大率），其定义是已矫正的屈光不正眼的视网膜像大小与未矫正的该屈光不正眼的视网膜像大小的比值。即

$$SM = \frac{已矫正的屈光不正眼的视网膜像大小}{未矫正的该屈光不正眼的视网膜像大小}。$$

影响眼镜放大率有镜片形式和屈光力两方面的因素。镜片形式对眼镜放大率的影响由形式因子（shape factor）S 表示，$S = \dfrac{1}{1 - \dfrac{t}{n}F_1}$，即取决于眼镜片前表面弯曲程度、眼镜片厚度。

眼镜片的屈光力对眼镜放大率的影响由屈光力因子（power factor）P 表示，P 受眼镜片相对于眼入瞳的位置 d，和眼镜片后顶点度数 F'_v 的影响，$P = \dfrac{1}{1 - dF'_v}$。眼镜放大率 SM 是这两个放大率因子的乘积，$SM = S \times P$，因此 $SM = \dfrac{1}{1 - \dfrac{t}{n}F_1} \times \dfrac{1}{1 - dF'_v}$

（二）相对眼镜放大率（relative spectacle magnification，RSM）

已矫正眼的视网膜像的大小与正视眼视网膜像的大小的比值，即

$$RSM = \frac{已矫正眼的视网膜像大小}{正视眼视网膜像大小}$$

或用公式表示 $RSM = \dfrac{1}{1 - dF}$，F 为矫正镜片屈光力，d 为矫正镜片到眼入瞳的距离，因此

$$SM = \frac{1}{1 - \dfrac{t}{n}F_1} \times RSM。$$

笔记

四、屈光参差的矫正原则

如果配戴者的屈光参差主要由双眼眼轴长度差异引起（轴性屈光参差），矫正时选用框架眼镜形成的双眼视网膜像大小差异较小；如果屈光参差主要由双眼屈光力差异造成（屈光性屈光参差），那么配戴接触镜使得双眼视网膜像大小差异较小。这个规律称为 Knapp 定律（Knapp's law）（图 8-6），其依据是框架眼镜会改变视网膜像的大小，而接触镜基本不会。所以就对视网膜像放大率的改变而言，框架眼镜适合矫正轴性屈光不正，而接触镜适合矫正屈光性屈光不正。

屈光不正导致视网膜像大小改变。轴性屈光不正，未矫正的轴性远视眼的视网膜像较正视眼像小，未矫正的轴性近视眼的视网膜像较正视眼像大。屈光性屈光不正，未矫正的近视眼、未矫正的远视眼和正视眼视网膜像大小一样。如果用框架眼镜矫正屈光性屈光参差，视网膜像的相等性会受到破坏。框架眼镜矫正的屈光性远视眼视网膜像比正视眼的视网膜像大，而在屈光性近视眼则比正视眼的视网膜像小。

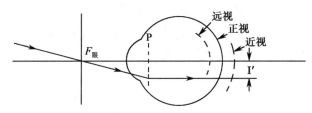

图 8-6　根据 Knapp 定律，矫正轴性屈光不正的眼镜片在眼第一主焦面时，形成的像的大小与正视模型眼的相同

五、物像不等的矫正原则

物像不等矫正镜（aniseikonic lens）可以用于改变视网膜像的大小，同时保持位置不变，即光线聚散度不变。物像不等的原因可以是屈光参差，或者是双眼的矫正镜片度数相同但形式和厚度不等。物像不等镜可以包含屈光矫正处方，也可以是无焦，通常只改变像的大小，而不改变像的位置。

一般来说，设计物像不等镜时，由于屈光力因子取决于屈光矫正处方，所以往往通过改变形式因子来达到所需要的眼镜放大率的变化。增加镜片前表面曲率、增加镜片厚度都可以增大放大率。

例 8-6：镜片度数为 +4.00D，材料折射率为 1.5，前表面屈光力为 +10.00D，轴向厚度 6mm，配戴在距离眼入瞳 15mm 的位置。计算眼镜放大率如下：

$$S = \frac{1}{1-\frac{t}{n}F_1} = \frac{1}{1-\frac{0.006}{1.5}\times 10} = 1.042，即相对放大率为 4.2\%，$$

$$P = \frac{1}{1-dF'_V} = \frac{1}{1-0.015\times 4} = 1.0638，即相对放大率为 6.38\%，$$

$$SM = S \times P = 1.042 \times 1.0638 = 1.1085，即相对放大率为 10.85\%。$$

假设需要将该眼镜片的放大率增加 1%。因为屈光力不能更改，而且眼镜片在眼前的镜眼距离也难以改变，所以要通过改变形式因子来实现变化。新眼镜片的 SM 等于 1.1085 × 1.01 = 1.1196，这个 1% 的增加来源于形式因子，即新的形式因子 = 1.042 × 1.01 = 1.0524。这种改变可以通过增加眼镜片厚度或眼镜片曲率来实现。假设这里只是改变眼镜片厚度，则通过公式 $S = \dfrac{1}{1-\frac{t}{n}F_1}$ 可以计算出新眼镜片厚度为 7.47mm。

笔记

在屈光参差条件下，尤其是屈光性屈光参差，应当改变度数较低眼镜片的放大率，使之近似于度数较高眼镜片的放大率，这样可以尽量减小度数差异引起的物像不等的影响。一副眼镜的左右眼镜片度数不等，但放大率相等，称为等偏角组（isogonal pair）。等偏角组的设计思路和上面讲述的一样。对于存在散光的屈光参差条件下，其中的一片眼镜片需要进行子午线矫正。改变子午线放大率，可以采取双柱镜或双环曲面的眼镜片形式。

第三节　特　殊　矫　正

一、近附加不为球镜的特殊多焦设计

在有些情况下，配戴者远用和近用矫正处方的柱镜度数和轴位不同，最简单的解决办法是配戴两副眼镜分别用于看远和看近。但是也可以设计成双光镜的形式。比较简易的双光镜是分离型双光镜，将度数不同的远用镜片和近用镜片各自切割后装配到镜架上。也可以设计成胶合型双光镜，将子片后表面加工成环曲面。例如，配戴处方为：

远用　OD：+1.00DS/+3.00DC×90＝5.0(1.0)

近用　OD：+3.00DS/+3.25DC×90＝5.0(1.0)，近附加+2.00DS/+0.25DC×90

上述处方也可以设计成整体型双光镜，主片的前表面曲率和视近区不同。熔合型双光镜如要加工成远用、近用柱镜度数或者轴位不同，需将主片的凹槽区设计成环曲面。

二、菲涅耳棱镜和菲涅耳透镜

法国科学家 Augustin Jean Fresnel（1788—1827）发明了菲涅耳棱镜和菲涅耳透镜（Fresnel prisms and Fresnel lenses），是由聚氯乙烯（PVC）材料注压而成的薄片，一个表面为光滑面，另一面刻录了许多并排的棱镜条（菲涅耳棱镜）（图 8-7a），或刻录了由小到大的同心圆（菲涅耳透镜）（图 8-7b）。

我们知道普通棱镜由两个相交平面构成，平行光线通过棱镜后，向基底方向偏折，与棱镜的后表面形成一个夹角。棱镜量越大，棱镜基底越厚。而菲涅耳棱镜的工作原理可以想象成将许多等量普通棱镜的顶切割下来，再一个接一个地粘贴在一块塑料薄膜上（图 8-7a）。通常，菲涅耳棱镜的厚度仅 1mm。

菲涅耳棱镜具备很多优点，薄、轻、具有弹性，可以简单粘贴到镜片表面。其次，菲涅耳棱镜采用柔软的弹性材料制成，因此可以用剪刀或刀片裁剪成任意形状，换而言之，菲涅耳棱镜可以裁剪成任何形状粘贴到镜片表面所需要的位置。因为传统棱镜从顶到底有厚度变化，因此普通棱镜的棱镜度较高的话会改变透镜的放大率和屈光力，尽管菲涅耳棱镜不能完全消除这一现象，但可以减少相当大的放大率。

菲涅耳棱镜的缺点在于表面有许多小凸起，容易引起注意，而且这些小凸起也较难清洗。普通棱镜的棱镜度较高时，色差和畸变会引起戴镜者视力的轻微下降。菲涅耳棱镜也会引起视力下降，主要是由于组成菲涅耳棱镜的许多小棱镜面的反射。

菲涅耳棱镜的临床应用主要包括以下六个方面：

1. 高棱镜度　因为菲涅耳棱镜非常薄，所以尤其适合于需高棱镜度的病人。

2. 重复使用　菲涅耳棱镜非常容易粘贴到镜片上，并从镜片上取下，可以重复使用。这有助于判断配戴者长期使用的棱镜量，或者用于视觉训练。

3. 裁剪应用　眼外肌部分瘫痪会导致病人在注视不同方向时需要不同的棱镜量矫正。菲涅耳棱镜可以剪切成任意形状粘贴到镜片需要的位置。

4. 视野缺损　菲涅耳棱镜应用于视野缺损病人。例如，对于双眼右侧视野缺损的病

笔记

人，可以在其配戴的左右镜片的右半边粘贴菲涅耳棱镜，底朝右。这样，病人无须转动眼睛，只通过粘贴菲涅耳棱镜的位置就可以看到右方视野的物体。

5. 美容　使用菲涅耳棱镜可以改善盲眼或义眼的外观。

6. 减缓眼球震颤　眼球震颤是一种不自主的、有节律性的、往返摆动的眼球运动。对于某些病人，当其注视某一个方向上时眼球震颤会减缓。例如，当病人眼睛转向右方时眼球震颤减缓，那么可以在其配戴的左右眼镜片上粘贴菲涅耳棱镜，底朝左。这样，当病人注视正前方物体时，眼睛会转向右方而减缓眼球震颤。

菲涅耳透镜类似于由一系列同心棱镜组成（图 8-7b），可以形成所需要的正球镜或负球镜。菲涅耳透镜的优缺点同菲涅耳棱镜。菲涅耳镜的主要临床应用如下：

1. 临时矫正　临床上，菲涅耳透镜可用于临时矫治，例如，视觉训练，或者用于屈光状态尚不稳定的糖尿病病人或者术后病人。

2. 近附加　可以将菲涅耳透镜粘贴在眼镜片的局部位置，作为低视力病人的近附加，或者用于某些需要高近附加矫正的职业者。

菲涅耳棱镜及菲涅耳透镜粘贴到眼镜片上的过程非常简单。以菲涅耳棱镜为例：

（1）在眼镜片前表面标记好所需要粘贴菲涅耳棱镜位置的中心，确认菲涅耳棱镜的底向和棱镜量（通常菲涅耳棱镜上有标识）。

（2）从眼镜框中取下需粘贴菲涅耳棱镜的眼镜片。

（3）将菲涅耳棱镜的光滑面与眼镜片的后表面相贴，确认眼镜片的标记中心及菲涅耳棱镜的底向正确。

（4）用剪刀或刀片沿眼镜片倒角裁剪菲涅耳棱镜。

（5）取下菲涅耳棱镜，将眼镜片重新安装回镜框。

（6）将眼镜片及菲涅耳棱镜清洗干净。

（7）在干净的流动水下（可以是温水），将菲涅耳棱镜的光滑面按压到眼镜片的后表面，并排除接触面之间的气泡。

（8）待眼镜片干后即可正常使用。

菲涅耳棱镜和菲涅耳透镜可以在流动水下直接清洗，也可以使用硬镜护理液清洗。缝隙槽内杂质可用软刷清除。

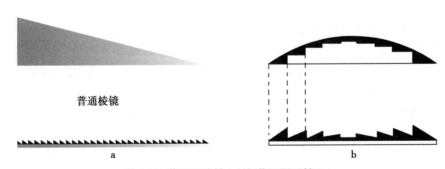

普通棱镜

a   b

图 8-7　菲涅耳棱镜（a）和菲涅耳透镜（b）

三、改变眼睛的外观

凸透镜可以将所视物体放大，而凹透镜使所视物体缩小。这些放大率的变化不仅使视网膜像的尺寸发生改变，而且使戴镜者眼睛的外观尺寸也发生变化。一般来说，我们需要尽可能减少这种放大率变化带来的影响。然而有时也需要利用这种放大率的变化。

笔记

（一）使用球镜

如果病人的某眼为义眼,义眼在颜色上可能与健在眼球匹配,但由于义眼通常内陷而使外观变小。这时可以通过配戴正球镜来增加义眼的外观尺寸。同理,使用负球镜可以减小健在眼的外观尺寸。

（二）使用柱镜

平柱镜可以用于改变某一子午线方向的眼的外观尺寸,如无视力眼的睑裂宽度偏窄,但水平度量和有视力眼相同,可选用轴位180°的正柱镜。

（三）使用倾斜柱镜

对于矫正义眼的眼睑外观倾斜问题,可以利用柱镜的剪动原理,即正柱镜使直线逆时针旋转,负柱镜使直线顺时针旋转。采用正柱镜还是负柱镜,关键取决于放大率。在眼前放置柱镜试镜片,观察使眼睑正位的位置,可以帮助确定柱镜轴位。

第四节 眼镜学原理在接触镜中的应用

一、屈光力变化

（一）"厚"透镜的接触镜

从光学角度考虑,接触镜被认为是"厚"透镜,由于接触镜曲率半径较短,轴性厚度的光学影响通常不能忽略。接触镜的屈光力受镜片的表面曲率、折射率、厚度的影响。接触镜屈光力确定的关键是前表面屈光力,即前表面中央光学区曲率半径（front optic zone radius, FOZR）。

（二）泪液镜

泪液镜的光学效果视配适特征和材料硬度而定。当用球性接触镜矫正球性屈光不正时,如果接触镜配适较角膜平坦,则泪液镜相当于负镜片;如果接触镜配适比较陡峭,则泪液镜相当于正镜片;如果接触镜与角膜配适匹配,则存在平光的泪液镜。如果接触镜发生偏心,泪液镜还会产生棱镜效应。接触镜对眼的总有效度数是接触镜屈光力和接触镜与角膜之间泪液层所产生的有效度数的总和,相关机制和计算详见本系列教材《接触镜学》。接触镜配适的改变会引起泪液镜光学效应发生相应的变化。改变基弧可以引起接触镜配适的变化。

（三）矫正散光时的接触镜光学

应用球性硬镜矫正角膜散光的效果极佳。未被接触镜矫正的散光称为残余散光（residual astigmatism）。球性硬镜并不能矫正所有的散光,这时可以用环曲面接触镜矫正,其后表面曲率与角膜匹配,此时可以忽略泪液镜的度数。

（四）有效屈光力

框架眼镜片后顶点与角膜前顶点的距离即镜眼距离,一般为10～15mm,而接触镜几乎是贴在角膜表面上,这样矫正相同的屈光不正眼时,如需达到相同的屈光矫正效果,所需接触镜的屈光力和框架眼镜的有效屈光力不一样。

二、放大率变化

框架眼镜和接触镜所产生的视网膜像放大率差异在临床有重要意义。

（一）眼镜放大率和接触镜放大率

眼镜放大率是指经矫正镜矫正后的屈光不正眼视网膜像的大小和未经矫正镜矫正的屈光不正眼视网膜像的大小的比值。接触镜放大率（contact lens magnification, CLM）表示用

笔记

接触镜矫正的屈光不正眼视网膜像的大小与用框架眼镜矫正的屈光不正眼视网膜像的大小的比值。CLM 在临床上更为实用，因为它比较的是两个聚焦的像的大小。对于远视眼来说，因为接触镜的焦距比等效的框架眼镜的要短，所以 CLM<1；而对于近视眼来说，因为接触镜的焦距比等效的框架眼镜的要长，所以 CLM>1。

总体上，接触镜对视网膜像的改变要比框架眼镜的改变量小，所以接触镜矫正远视眼，其视网膜像比用框架眼镜矫正的要小；对于近视则相反，接触镜矫正的视网膜像比框架眼镜矫正者要大。

眼镜放大率，对于正镜片而言，总是大于1；对于负镜片，总是小于1。显然，对某特定眼睛而言，无论眼镜戴在何处（除非戴在入射光瞳平面上，但这是不可能的），其戴镜前后的视网膜像的大小均不等。

当使用接触镜矫正非正视眼时，眼镜放大率接近1，甚至较高度数的非正视眼也如此。对于高度近视眼的矫正，使用接触镜矫正从放大率的角度具有明显的优点。例如，当眼镜屈光力是 −16.00D 时，对于框架眼镜的眼镜放大率是 0.81，而对于接触镜是 0.96，也就是说，用接触镜时视网膜像约较框架眼镜时放大 18.5%，仅较未矫正时缩小 4%。

（二）接触镜放大效果的实际应用

1. 近视 与等量框架眼镜矫正的视网膜像相比，随着近视度数的增加，接触镜矫正后的视网膜像逐渐增大，这有利于提高矫正视力。

2. 无晶状体眼 各种原因引起的晶状体摘除后，视网膜像大小会明显改变。晶状体摘除后配戴框架眼镜，视网膜像增加 20%～50%，如配戴接触镜，视网膜像的放大率范围为 ±2%。无晶状体眼配戴接触镜可形成双眼视。

3. 屈光参差 为了尽可能保持双眼视网膜像大小接近，对于轴性屈光参差，框架眼镜是最好的矫正形式；如果是屈光性屈光参差，接触镜是最好的矫正形式。详见本章第二节"屈光参差的矫正原则"的相关内容。

4. 中、高度散光 在度数较高的散光眼中，两条子午线的眼镜放大率不等，造成视网膜像的变形，接触镜可明显减少此现象，但配戴者需要一段时间来适应戴接触镜后新的视网膜像。

（三）调节的变化

配戴框架眼镜和配戴接触镜视近的调节需求存在差异。

1. 配戴框架眼镜时的眼调节 由于接触镜和框架眼镜与角膜之间的镜眼距离不同，所以近物在角膜平面的聚散度不同，这就造成了配戴接触镜看近和配戴框架眼镜看近时，眼调节需求的不同，其几何光学机制及其推算请参阅本系列教材《接触镜学》。

2. 配戴接触镜时的眼调节 由于接触镜离眼主点的距离极小，可忽略不计，所以戴接触镜时对近物的调节需求与正视眼基本相同。

近视眼配戴接触镜矫正，调节需求比配戴相应的框架眼镜矫正时要大；而远视眼配戴接触镜矫正，调节需求则比等效的框架眼镜矫正时要小。其临床意义对于存在调节障碍或者老视前期的人来讲尤为明显。如果一位 40 岁配戴框架眼镜矫正的近视者改用接触镜矫正，可能会忽然感觉出现了视近困难等老视症状，而远视者则相反。

同样的原理也应用在屈光手术中，对于一些老视前期的近视屈光手术病人，其目标矫正效果可能需要略欠矫以保证术后近距离工作无虞。详细内容请参阅本系列教材《屈光手术学》。

（四）集合的变化

由于接触镜随眼球而转动，故看近物时的集合需求与正视眼相同，戴框架眼镜看近物时，视线向内而偏离眼镜光学中心，会产生棱镜效应，从而改变了集合需求。

　　远视眼配戴接触镜时,集合量比配戴框架眼镜矫正时要少,因为框架眼镜导致底向外的棱镜效应,促使眼睛产生比相应注视距离要多的集合量,而接触镜则随同眼球转动,基本不会出现棱镜效应的变化。近视眼则反之,配戴接触镜矫正时集合量比配戴框架眼镜时要多,此时由于框架眼镜导致底向内的棱镜效应,眼睛产生比相应注视距离要少的集合量,而接触镜则随同眼球转动,同样基本不会出现棱镜效应的变化。如果近视眼从配戴框架眼镜改为配戴接触镜,由于集合增加带来的影响在临床上也不能忽视。

(五)接触镜临床光学特点

　　与框架眼镜相比,在临床应用上接触镜具有如下光学上的优点:

　　1. 由于接触镜随眼球运动,孔径较小,不会出现显著的斜向像散、畸变、色差等像差。

　　2. 环形盲区、复视区等对戴镜者造成的视场限制和干扰较小,特别是高度屈光不正者。

　　3. 由于接触镜随眼球运动,对于屈光参差者来说,很少出现双眼之间的棱镜效应不平衡。

　　4. 对于无晶状体眼,配戴接触镜时视网膜像的放大率变化较小。

　　5. 硬镜矫正角膜散光效果很好,对不规则角膜散光的矫正效果尤为明显。

　　接触镜也存在以下光学上的不足:

　　1. 接触镜偏心会造成眩光或"鬼影"现象。

　　2. 环曲面接触镜容易旋转,而影响矫正视力。

　　3. 接触镜活动度大会影响视力等。

　　关于接触镜光学更多的讲述和讨论,请参阅本系列教材《接触镜学》。

第五节　眼镜学原理在低视力助视器中的应用

　　低视力助视器分为光学性的和非光学性两大类。在前者中,眼镜式助视器较为常用,其优点在于配置相对简单,使用方便,材料容易获取。但是,眼镜式助视器的镜片常为较高度数的正镜片,所以存在验配和使用上的特殊性。眼镜式低视力助视器是临床开展低视力康复工作的基础。非光学性低视力助视器不是通过凸透镜或光学系统的放大作用,而是通过改变周围环境来提高低视力病人的视力。例如,照明灯和大字印刷品等。

一、常见的低视力助视器

　　1. 眼镜式放大镜(spectacle magnifiers) 　由装配在眼前的正镜片或透镜组合构成。就光学性能而言,装配在眼镜架和手持在相似距离的放大镜都属于眼镜式放大镜。双目眼镜式放大镜(binocular magnifiers)通常附带底向内的棱镜来放松集合。

　　2. 手持式或台式放大镜(hand-held or stand magnifiers) 　使用者可以在正常近工作距离下使用。

　　3. 望远式眼镜(telescopic spectacles) 　主要用于视远距离和中距离物体,也可以调整后视近。

　　4. 低度投影仪和闭路电视系统(low-power projectors and closed-circuit television) 　将印刷品图像投射到屏幕上观看,可以改变放大率、调整对比度等。

二、改变放大率的方法

　　低视力病人即使在屈光不正完全矫正时也不能获得满意的矫正视力,需要借助其他方法增大视网膜像,即增加放大率以刺激更多的感光细胞。

　　增加放大率是否能够改善视力及其改善程度取决于低视力的病因。如果只有小部分中

笔记

央视网膜区域存留视觉（如重度视网膜色素变性），那么增大视网膜像只是刺激无功能感光细胞，并不会改善视力，反而有可能适得其反。如果增加放大率能够改善视力，则视力的增加和放大率之间存在一定的关系。如原视力在3m处为4.0(0.1)，用角放大率为2×的低视力助视器，可将视敏度提高到4.3(0.2)。

视网膜像可以以眼内任何点作为参照点来表示对应角度，最常用的是眼出瞳中心。因为出瞳中心和入瞳中心为共轭点，物点对应入瞳中心角度的变化会相应引起视网膜像点对应出瞳中心角度的变化。以入瞳或出瞳中心作为参照点，所有由此推导出来的公式既适用于聚焦像，也可应用于离焦像。

低视力助视器改变放大率的方法是通过增加物体对应眼球光学系统的角度，而增加视网膜像的对应角度，主要可以归类为：相对距离放大率、相对尺寸放大率、投影放大率、角放大率和有效放大率等。不管如何组合各种放大率，总放大率是各放大率的乘积而不是代数和。例如：相对尺寸放大率为2×，相对距离放大率为3×，总放大率为6×。

三、常用的放大率

（一）相对距离放大率(relative distance magnification, RDM)

低视力病人通过缩短眼睛和物体之间的距离，如将注视物体移近或靠近被注视物体，所对应的物体角度和像的角度均增大。

为明确放大率的大小，需要预先确定参照距离或标准距离，通常为25cm或者40cm。如图8-8a所示，物体高度为h，距离眼入瞳q，对应入瞳中心角度为α，如果移动物体到距离入瞳为q'的新位置，这时对应入瞳中心的角度为α'，则相对距离放大率为：

$$RDM = \frac{\tan \alpha'}{\tan \alpha} = \frac{h/q'}{h/q} = \frac{q}{q'}$$ 公式8-3

即，

$$RDM = \frac{\text{参照距离（如原距离）}}{\text{新距离}}$$

例如，参照距离（物体原距离）为40cm，现将物体移近到20cm，则RDM＝40/20＝2×。注视距离缩短意味着需要增加调节，假设病人在20cm处需要5D调节，如果患眼调节不足，则需要使用近附加来辅助获得清晰的视网膜像，即需要+5.00D的眼镜片作为近附加镜。

（二）相对体积放大率(relative size magnification, RSM)

将物理尺寸一定的物体复制为更大尺寸的物体，例如放大复印。

量化相对体积放大率，如图8-8b，需要保持注视距离不变，而改变物体的大小，如将40cm处高为0.5mm的物体增加到2.0mm高，则相对体积放大率为RSM＝2.0/0.5＝4×。

通常，我们以10pt(point)作为标准字体大小，如果要获得18pt的字体，那么相对尺寸放大率为18/10＝1.8×。大部分大字体的书籍都以14～18pt字体印刷。

注意：标准印刷字体8～10pt，对应的Snellen视力为20/50～20/60（小数视力对应0.33～0.4）。距离为40cm时10pt字对应的视角为0.25°，即15'。因为相同距离20/20（小数视力1.0）的字体对应5'视角，所以常规字体约20/20字体的三倍。其实，大部分视近工作不需要20/20的视力，通常普通阅读所需的视力为20/50(0.4)。

（三）投影放大率/CCTV电子放大率(projection magnification/electronic magnification)

投影放大率是相对体积放大率和相对距离放大率的结合（图8-8c），实际上是另一种相对体积放大率，放大的投影像成为被注视的物体（如幻灯投影）。

设定CCTV的标准注视距离为40cm(RDM＝1)，如果距离短于40cm，则总投影放大率为RDM×RSM。如工作距离为20cm，则相对距离放大率为2×，如果屏幕上的显示字体是原字体大小的5倍，则相对尺寸放大率为5×，即总的电子放大率为2×5＝10×。

（四）角放大率(angular magnification)

为物体经眼球光学系统成像所对应的角度，与物体直接对应的角度的比值（图 8-8d），通常以眼睛入瞳中心为参照点。角放大率将通过眼球光学系统看到的物体表观尺寸与没有通过眼球光学系统直接看到物体尺寸进行比较。

虽然前面提到的相对距离放大率、相对尺寸放大率实际上也是改变对应的成像角度，但是角放大率通常用来特指光学系统本身产生的放大率。

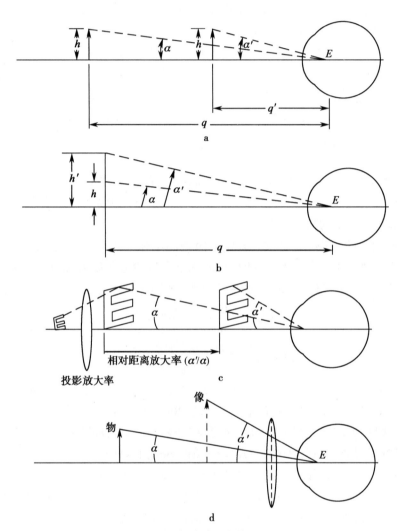

图 8-8 各种放大率的图示

a. 相对距离放大率 b. 相对尺寸放大率 c. 投影放大率和相对距离放大率结合使用 d. 角放大率

（五）有效放大率(effective magnification)

有效放大率 $= \dfrac{F}{4}$，将物体经光学系统成于无穷远处的像的大小与眼前 25cm 处物体表观尺寸进行比较，后者需要 4D 的调节。如果像在无穷远，即物体在眼镜片的焦点上。一般情况下，我们采用 25cm 作为对比距离，如果临床上用 40cm 进行比较的话，则公式相应为 $Mag = F/2.5$，即调节为 2.5D。

（六）习惯放大率(conventional magnification)

习惯放大率 $= \dfrac{F}{4} + 1$，将正镜片于 25cm 的成像和位于 25cm 处的物体进行比较，后者需要 4D 的调节，前者需要额外 4D 的调节。

笔记

部分低视力病人的主要问题在于视场限制,可以通过棱镜移像的原理进行代偿,但是实际应用中这种代偿对于双颞侧偏盲者是最有效的。

第六节　眼镜学原理在人工晶状体中的应用

一、人工晶状体

1950 年,Ridley 首次将人工晶状体植入人眼,开启了人工晶状体发展新纪元。1954 年,张锡华完成了我国第一例人工晶状体植入术。1979 年起,人工晶状体植入术逐渐在全国普及。

近年来,后房型人工晶状体植入术得到长足发展,成为人工晶状体植入术的主流,并且出现了特殊设计的人工晶状体。如,提高夜间对比敏感度、矫正视力和视觉质量的非球面工晶状体、能够矫正病人角膜散光、提高术后矫正视力和减少术后对眼镜依赖的 Toric 人工晶状体、利用特殊设计的衍射结构既能看近又能看远的多焦人工晶状体、植入囊袋后能随睫状肌收缩而使人工晶状体前后移动产生调节作用的可调节人工晶状体等。随着白内障手术技术的进步,现代白内障手术已不仅以复明为目的,而是过渡到了白内障屈光手术时代,现代白内障手术已成为屈光手术的一部分,为病人提供更好的术后效果,而且,出现了多种以屈光矫正为目的的人工晶状体。

二、人工晶状体光学性能

(一)屈光力

晶状体屈光力约占整个光学系统的 1/3,是人眼内屈光系统最大的光学元件,除角膜外,晶状体是人眼屈光系统中最主要透镜,它决定了物体在视网膜成像的清晰度。而且人工晶状体在眼内位置的不同,其屈光力也不同。如果植入的人工晶状体屈光力错误,术后将出现屈光不正,不能达到与其手术效果。人工晶状体的屈光力是指模拟眼内状态的近轴光焦度。由于大多数人工晶状体的前后两个曲面都为球面,成像存在球差。在球差作用下,近轴焦点是无法测量的,实测得到的是有一定离焦的弥散斑最小点。

(二)分辨力

人工晶状体植入后除自身屈光力是成像的最重要因素外,还有其成像质量,即分辨力(resolving power)。反映了人眼视物的分辨能力和视敏度。分辨力是指一个透镜或一个透镜系统能分辨两点之间最小距离的能力。两点的距离取决于入射光的波长和透镜的孔径。人工晶状体的理论分辨力可通过计算求得,实际分辨力可通过仪器测得,两者对比即为人工晶状体的光学质量。分辨力的单位为 1mm 包含的条纹数,即条纹 /mm。通过以下公式可以计算出透镜衍射极限的分辨力:

分辨力(条纹/mm)$= \dfrac{N \times 10^3}{\lambda(f')}$,其中,$N$=折射率,$\lambda$=波长,$f'$=相对孔径$= \dfrac{后焦距}{瞳孔直径}$。

空气中完美的人工晶状体的相对孔径 f'=5.4,波长为 555nm 黄绿光其分辨力为:

$$\frac{1.0 \times 10^3}{0.55 \times 5.4} = 330\text{lp/mm}$$

Richard 和 Dunn 认为在 3mm 瞳孔、555nm 黄绿光下人眼的分辨极限在 320lp/mm,与完美人工晶状体的空间频率接近。但由于角膜的非球面而引入了光学相差,人眼的分辨力下降 15%~35%。导致最终的分辨力约为 210~270lp/mm。

黄斑中心凹处中间间隔一个视锥细胞的相邻两个视锥细胞中心的距离约为 5μm,空间频率相当于 200lp/mm，换算成视力，200lp/mm 相当于 1′ 视角的角分辨力，或视力为 5.0（1.0）。所以从理论上讲，光学系统与眼的感受器之间是相互匹配的。

人工晶状体的分辨力并不能达到理论值的上限，但合理的设计和加工工艺可达到提高其百分比。而且实际上多种因素都会影响眼内人工晶状体分辨力，如角膜曲率、人工晶状体的位置以及瞳孔大小变化等。

（三）光谱透过率

人眼晶状体具有紫外光吸收功能。400nm 以上可见光谱有理想的平坦的高透过率特征，以保证人眼能有足够的视物亮度，380nm 以下的辐射被理想的截止，以保护视网膜免受紫外光谱辐照所致的光化学损害。因此人工晶状体光学部要求可见光透过率一般不低于90%，全光谱段 380nm 以下截止，10% 透过率所处波长不小于 375nm。

三、人工晶状体屈光力计算和选择

（一）人工晶状体屈光力计算

植入的人工晶状体的误差常影响其术后效果，所以在术前应进行精确计

算。确定人工晶状体屈光力有三种方法：①使用标准屈光力；②根据原屈光状态推算；③精确测量及公式计算。人工晶状体植入术开展早期应用 19.0～21.0D 的标准屈光力的人工晶状体，由于误差较大，目前已基本不用。

1. 根据原屈光状态推算 临床上可应用一个简单的公式计算人工晶状体的屈光力，即 $P = 19.5 + 1.25R$。其中 P 是人工晶状体屈光力，R 是白内障发生前的屈光不正度。例如：对术前有 −2D 的近视病人需要植入的人工晶状体的屈光力为：$P = 19.5 + 1.25 \times (−2) = 17D$。应用此法计算出的度数又是在术后可以发生很大的屈光误差，一般 >2D 的中等误差相当常见。误差产生的原因除了无法准确判断病人在发生白内障前的屈光不正外，晶状体屈光力存在个体差异也是重要因素。

2. 精确测量及公式计算 利用公式计算人工晶状体屈光力需要准确测量眼轴和角膜曲率，然后将测得的数据应用不同的公式或输入计算机内进行计算。需要测量的生物学参数包括角膜屈光力、前房深度及眼轴长度，其中前房深度的测量误差较大，但对计算结果的影响较小，所以在实际应用中已不把前房深度作为变量来采用，而是根据不同型号的人工晶状体提供的前房深度的常数值来代替。

人工晶状体屈光力的计算公式有许多种，目前临床上最流行和实用的有 2 种，一种是根据几何光学原理推导出来的 Binkhorst 公式：

$$P = \frac{N(4R - L)}{(L - C)(4R - C)} \qquad \text{公式 8-4}$$

其中：P 为人工晶状体的屈光力，N 为房水的折射率的 1000 倍（取 1336），R 为角膜曲率半径（mm），L 为眼轴长度（mm），C 为前房深度（mm）。

另一种计算人工晶状体屈光力的公式是回归公式，回归公式来源于大量人工晶状体植入资料的三元回归分析，最常用的是 Sanders D，Retzlaff J 和 Kraff M 介绍的 SRK 公式：

$$P = A + 2.5L + 0.9K$$

其中：L 为眼轴长度（mm），K 为角膜屈光力（D），A 为人工晶状体的常数，取决于人工晶状体的类型、材料和设计而不同，不同厂家生产的人工晶状体的常数不同，一般都会在人工晶状体的包装上注明，大多在 116～119 之间。

对于有高度近视或远视的眼睛，用 SRK 公式按正视眼计算的屈光力不准确。为此 Sander 等改良了 SRK 公式，即 SRKⅡ公式。

SRKⅡ公式为 $\qquad P = A1 + 2.5L + 0.9K$

笔记

如果 $L<20$	$A1=A+3$
如果 $20\leqslant L<21$	$A1=A+2$
如果 $21\leqslant L<22$	$A1=A+1$
如果 $22\leqslant L<24.5$	$A1=A$
如果 $L>24.5$	$A1=A-1$

经临床验证，SRKⅡ公式准确性明显提高，弥补了原来SRK回归公式在计算中越是偏离中心度数，其准确性越差的缺点。上述公式被称为第一、第二代公式。

为提高人工晶状体计算的准确性，近年来许多学者提出了新的计算公式，尤其是以SRK/T（1990）、Hoffer Q（1993）、HolladayⅠ（1988）和HolladayⅡ（1996）为代表的第三代公式。许多研究证明这些公式的准确性提高，尤其对眼轴过长或过短的病人。这些公式增加了前房深度变化、晶状体厚度、角膜直径、病人年龄和术前屈光状态等许多参数，十分复杂，目前许多眼科生物测量仪都自带上述公式的程序，可以方便地使用。

（二）影响人工晶状体屈光力计算准确性的因素

临床上常遇到一些人工晶状体植入术后的病人患眼验光结果与术前计算的人工晶状体屈光力不一致，其误差产生的原因主要有①超声波眼轴测量误差；②角膜曲率测量误差；③手术因素：人工晶状体植入位置不同和手术后角膜曲率改变；④角膜屈光手术史。

（三）实际应用中人工晶状体屈光力的选择原则

在进行生物测量和计算理论的人工晶状体屈光力时，其目标屈光力为理论上的正视化度数，而实际应用时，则需考虑多方面的因素。最主要的是要考虑双眼像相同（iseikonia）。如果对侧眼视力正常，短期内不需要手术，需要计算双眼像相同的屈光力。如对侧眼近期需要进行白内障手术可暂时不考虑此问题。一般的原则是尽量保留轻度近视，对于年老病人尤其如此。近视的病人术后如果变成远视会非常不适应。

对于高度屈光不正的病人以及曾做过角膜屈光手术的病人，人工晶状体屈光力的计算是一个挑战。对于这些病人在计算过程中要多加关注。

1. 高度近视 注意不能造成远视状态。可以保留 1.00～3.00D 近视，术后近视力好，读写不需要眼镜。避免屈光参差，应<2.00D。必须考虑对侧眼。

2. 高度远视 如果植入一枚人工晶状体仍不能达到正视状态，可以考虑植入两枚人工晶状体（piggyback IOL）来矫正。

3. 既往角膜屈光手术之后 当年较早进行角膜屈光手术的病人已经开始步入老年，这部分病人对视觉质量要求较高，要充分考虑到他们实际的视觉需求，提高预测的准确度，以达到满意的术后效果。要充分认识到角膜屈光手术后病人的角膜形态及曲率已经发生变化，因此按照现有的方法测定的角膜屈光手术后的角膜曲率是不准确的。目前临床上常用的方法有临床病史法、角膜忽略法、ERK 法以及选择 Haigis-L 和 Shammas 公式等。需要通过大量的临床观察来提高人工晶状体度数的准确性。

（瞿　佳　陈　浩）

二维码 8-1
扫一扫，测一测

笔记

第九章

多 焦 点 镜

本章学习要点

- 掌握：双光镜的相关参数、类型；双光镜的棱镜效应及像跳量的计算；双光镜的验配程序；渐变多焦点镜的基本特征、优缺点、规范的验配流程及临床配镜问题处理的思路。
- 熟悉：双光镜的近附加；渐变多焦点镜的设计、分类及评估。
- 了解：双光镜的视觉矫正范围和调节需求；渐变多焦点镜的发展历史及特殊应用。

关键词 双光镜 子片 渐变多焦点镜

临床上，老视矫正主要采用三种光学矫正方式，单光镜、双光镜，以及渐变多焦点镜。单光镜，只有一个屈光力，可以提供一个距离的清晰视力。如果配戴者对视远和视近都有需求，则需要配两副单光镜，交替使用，或者配戴双光镜。双光镜，包含两个屈光力，可以提供两个距离的清晰视力，例如视远和视近。双光镜解决了配戴者戴一副眼镜不能同时清晰视远和视近的难题。但双光镜使用时可能会出现像跳现象，以及视近时产生棱镜效应。

随着配戴者调节力的继续下降，双光镜也不能满足配戴者对远、中、近三个距离的视觉需求。三光镜是在双光镜的基础上额外增加了一个能够提供中距离视觉的附加度数。但如同双光镜，三光镜的每一个视觉区域的聚焦范围都有限，不能获得全程的连续视觉，而且可能存在像跳现象。因此在中国市场，三光镜很快被渐变多焦点镜取代。渐变多焦点镜实现了一片镜片包含从上至下无数近附加度数的逐渐变化，为配戴者提供了由远至近的连续清晰视觉。它在外观上类似单光镜，但对从业人员提出了更系统的验配要求。

第一节 双光镜和三光镜

随着年龄增长，眼调节力减弱时，视远和视近的视力需要分别矫正，也就是需要配两副眼镜分别矫正远、近视力。为了解决两副单光眼镜交替使用的不方便，出现了双光镜。双光镜包含两个视觉矫正区域，通常为视远区和视近区。当双光镜配戴者的视线经过子片分界线时可能会产生像跳，视近时，戴镜者视线经过镜片上的视近点会受到双光镜视远光心和视近光心的影响产生棱镜效应。

一、双光镜的定义及分类

双光镜（bifocal lens），也称为双焦镜，是指一片镜片上同时包含两个不同的屈光力，形成两个视力矫正区域（图 9-1）。通常，双光镜的两个视力矫正区域为视远区（distance portion，DP）和视近区（near portion，NP），分别用于矫正远距视力和近距视力。视远区较

笔记

120

大,也称为主要区(major portion)或主片(main lens),视近区较小,也称为阅读区(reading portion,RP)或子片(segment)。

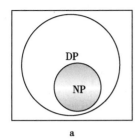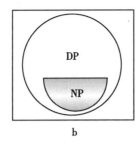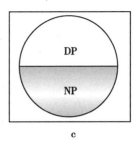

图9-1 双光镜的基本设计
a. 圆形子片　b. 平顶(D形)子片　c. E型(一线)子片
DP代表视远区,NP代表视近区

双光镜根据子片的形状分类,主要包括圆顶双光镜、平顶双光镜、一线双光镜(图9-1)。

(一)圆顶双光镜(round bifocals)

圆顶双光镜的子片称为圆形子片(round segment,图9-1a),子片直径范围为22~40mm,常见直径为22mm、28mm和38mm。

(二)平顶双光镜(flat-top bifocals)

平顶双光镜的子片是圆形子片的顶部切割后的保留部分,称为平顶子片(flat-top segments,图9-1b)。平顶子片的顶通常是其所在圆的中心上方4.5~5mm的位置,即平顶子片的光学中心在子片顶下方的4.5~5mm。平顶子片也被称为D型子片(D segment)。平顶子片直径范围为22~45mm,常见直径为28mm。

(三)一线双光镜(executive bifocals)

一线双光镜,也称为E型双光镜,通常眼镜片的上方为主片,下方为子片。一线双光镜源自分离型双光镜(split bifocals),即将远用单光镜片和近用单光镜片各自切割以后再对接成一片镜片(图9-2)。分离型双光镜的最早记载源自Benjamin Franklin写给朋友的一封信,故常被称为福兰克林式双光镜(Franklin bifocals)。据记载,Benjamin Franklin于1784年给朋友(George Whately)的一封信中写道:"……我看不清楚字了,甚至是大号字也看不清楚;但我很高兴有一种既能看远又能看近的双光镜(double spectacles),这让我的眼睛又恢复到跟以前一样了。如果双光镜有什么缺点的话,除了太简单、太便宜,就是有理由让朋友们活得更久些……"在福兰克林时代的一些历史记载中,都用"double spectacles"作为双光镜的英语术语;而今天,我们

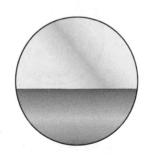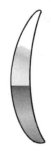

图9-2 分离型双光镜

采用的术语"bifocals"最早由John Isaac Hawkins(三光镜发明人,1772—1855)提出。分离型双光镜使用两片不同屈光力的眼镜片,分别作为视远区和视近区进行中心定位,这个基本设计原理沿用至今。

一线双光镜有较大的近用区,但随着近附加度数的增加,子片分界线变得越凸出。一线双光镜与相同度数的平顶双光镜相比,更厚、更重,可以采用棱镜削薄法解决眼镜片上下两个部分的厚度不一致。当一线双光镜的主片和子片的光学中心正好都位于分界线的同一点时,称为单焦双光镜(monocentric bifocals)。

双光镜根据制造工艺分为熔合型双光镜、整体型双光镜和胶合型双光镜(图9-3)。

笔记

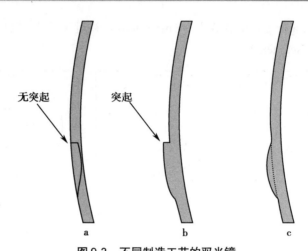

图9-3　不同制造工艺的双光镜
a. 熔合型双光镜　b. 整体型双光镜　c. 胶合型双光镜

1. 熔合型双光镜（fused bifocals）　熔合型双光镜多采用玻璃材料制造。如图9-4所示，熔合型双光镜的加工工艺是在较低折射率材料的镜片主片凹陷区，将较高折射率的材料在高温下熔入其中，作为子片，然后研磨子片表面，使子片的表面曲率与主片的表面曲率一致。这种镜片子片分界线在外观上不明显。熔合型双光镜子片的近附加（Add）取决于视远区的前表面屈光力（F_1）、主片凹陷区的表面屈光力（F_C）和熔合比率（k）。熔合比率与两种熔合材料的折射率呈函数关系。以 n 代表主片材料的折射率（如皇冠玻璃，$n=1.523$），n_s 代表子片材料的折射率（如火石玻璃，$n_s=1.75$），则熔合比率 $k=(n-1)/(n_s-n)$；$Add=(F_1-F_C)/k$。由公式可知，理论上改变主片的前表面屈光力、凹陷区的表面屈光力或子片材料的折射率均可以改变近附加度数，但临床上通常改变子片材料的折射率调整近附加度数。使用熔合工艺，可以制造平顶子片、圆形子片等，如果再熔合入第三种折射率材料，即可以制造熔合型三光镜。

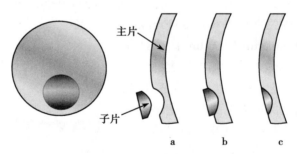

图9-4　熔合型双光镜
a. 较高折射率的子片熔入较低折射率的主片　b. 研磨子片　c. 熔合型双光镜

2. 整体型双光镜（one-piece bifocals or solid bifocals）　整体型双光镜采用一种眼镜片材料制造，通过改变眼镜片表面的曲率加工子片的度数。子片的形状通常加工成一线形或者圆形。如图9-3所示，整体型双光镜有明显的子片分界线或明显的眼镜片表面曲率的变化。玻璃材料和树脂材料都可加工成整体型双光镜。

3. 胶合型双光镜（cemented bifocals）　胶合型双光镜是用胶将子片黏着于主片。胶合型双光镜的子片形式和尺寸比其他工艺的双光镜更具多样性，但为了使双光镜片主片和子片的分界线（dividing line）不易被察觉，常常将子片做成圆形，子片的光学中心和几何中心重合。

因为双光镜用于替代看远和看近的两副单光镜，所以双光镜的视远区和视近区位置和

笔记

大小的选择要考虑配镜者的戴镜习惯及视觉需求。如果以近距视觉为主,子片的定位可以稍高,并选择较大子片;如果以远距视觉为主,子片的定位可以偏低,并选择较小子片。目前国内眼镜市场上常见的双光镜为圆顶双光镜和平顶双光镜(图9-1a和b),两种双光镜的子片直径为28mm,可以满足日常视远和视近的视觉需求。

二、双光镜的子片

双光镜子片的度量如图9-5所示:

1. 分界线(dividing line) 双光镜视远区与视近区的交界线称为分界线。

2. 子片顶(segment top) 圆顶双光镜分界线的最高点,或平顶双光镜及一线双光镜分界线的中点称作子片顶(图9-5中的T点)。

3. 子片顶位置(segment top position) 子片顶到水平中心线(horizontal centre line,HCL)的垂直距离(图9-5中的s)。

4. 子片直径(segment diameter) 子片所在圆的直径(图9-5中的d)。

5. 子片高度(segment height) 子片顶到双光镜最低点的垂直距离(图9-5中的h),如果双光镜片的边缘是尖边,子片高度包含尖边。

6. 子片深度(segment depth) 子片顶到子片底的垂直距离(图9-5中的v)。

7. 子片尺寸(segment size) 子片规格,包括子片直径和子片深度。

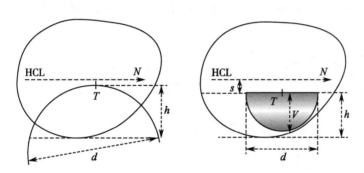

图9-5 双光镜子片的度量

HCL表示水平中心线,T代表子片顶,s代表子片顶位置,d代表子片直径,
h代表子片高度,v代表子片深度

如图9-6,双光镜的视远光心(distance optical center)以O_D表示,子片光心(segment optical center)以O_S表示,O_S不一定位于双光镜上。图中N点为视近时视线通过双光镜子片上的点,称为双光镜的视近点(near visual point,NVP)。

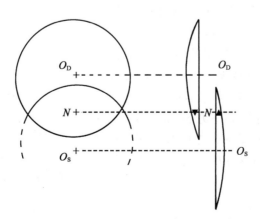

图9-6 双光镜的视远光心、子片光心和视近点,及视近点产生的棱镜效应

笔记

三、双光镜视近点的垂直棱镜效应

在双光镜验配中必须要考虑视近区的垂直棱镜效应。确定视近区的垂直棱镜效应时，可以把双光镜的主片和子片理解为两个独立的眼镜片：主片，O_D 为视远光心，屈光力为视远矫正度数；子片，O_S 为子片光心，屈光力为近附加度数。视近点的垂直棱镜效应是主片和子片分别产生的垂直棱镜效应的总和（图 9-6）。

例 9-1：如图 9-6 中，假设主片屈光力为 +3.00D，子片近附加为 +2.00D，子片直径为 38mm，视近点位于视远光心下方 8mm，子片顶下方 5mm，求视近点的垂直棱镜效应。

答：主片对视近点产生的垂直棱镜效应，根据 $P = cF$，$P = 0.8 \times 3.00 = 2.4^{\triangle}BU$；从分界线到子片光心的距离为 19mm（假设子片的光学中心与几何中心重合），由于 NVP 在子片顶下方 5mm，则 NVP 位于子片中心上方 14mm，即 1.4cm。所以子片对视近点产生的垂直棱镜效应为 $1.4 \times 2.00 = 2.8^{\triangle}BD$。所以，该双光镜视近点的垂直棱镜效应为 $2.4^{\triangle}BU + 2.8^{\triangle}BD = 0.4^{\triangle}BD$。

例 9-1 中，如果配镜者的原镜为单光远用眼镜，已经适应看近时存在的底朝上的棱镜效应，现在换成配戴双光镜矫正，视近时的垂直棱镜效应会发生改变。

如果将 9-1 中的圆顶双光镜改为平顶双光镜（图 9-7），子片尺寸为 28×19，NVP 同样在远用光学中心 O_D 下方 8mm，子片顶下方 5mm，子片光心 O_S 正好和 NVP 重合，所以对于上述处方，即主片屈光力为 +3.00D，子片近附加为 +2.00D，视近点的垂直棱镜效应与子片无关。

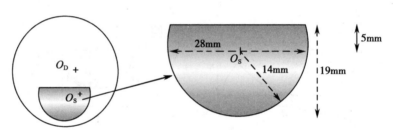

图 9-7　子片直径 28mm 的双光镜视近点的垂直棱镜效应
眼镜片规格：28×19 平顶子片，子片光学中心 O_S 位于子片顶下方 5mm，与 NVP 重合

从例 9-1 中可以发现，当主片为正透镜时，主片对视近点产生的底朝上棱镜效应可被子片引起的底朝下棱镜效应抵消，使得视近点的垂直棱镜效应减小。如果该例中远用处方为近视度数，如主片为 −3.00D，Add 为 +2.00D，则主片对 NVP 产生的棱镜效应为 $2.4^{\triangle}BD$，那么总棱镜效应则为 $5.2^{\triangle}BD$。

对于一线双光镜，如果子片的光学中心位于分界线，那么子片光心在视近点的上方，子片对视近点产生底朝上的棱镜效应（子片通常为正透镜）（图 9-8）。例如，某配镜者配戴一线双光镜，其处方主片为 −3.00D，Add +2.00D，假设 NVP 点在远用光学中心 O_D 下方 8mm，子片顶下方 5mm。那么主片对视近点产生的垂直棱镜效应为 $2.4^{\triangle}BD$，子片对视近点产生的垂直棱镜效应为 $1.0^{\triangle}BU$，总垂直棱镜效应为 $1.4^{\triangle}BD$。

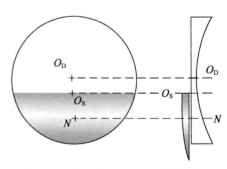

图 9-8　一线双光镜视近点的棱镜效应

笔记

四、双光镜的像跳

如图 9-9 所示，当视线从双光镜的视远区转入视近区，经过子片分界线时会突然遭遇由子片产生的底朝下的棱镜效应。该棱镜效应对戴镜者的影响具有双重性。首先，位于 AT 方向的物体，由于底朝下的棱镜效应而"跳"到 BT 方向；其次，在 BTA 范围内的光线，不能进入到眼内，因此双光镜子片的棱镜效应导致了一个环形盲区。双光镜配戴者不能看到盲区内的物体（BTA 范围），当视线改变位置时，盲区内的物体又忽然地"跳"出来。

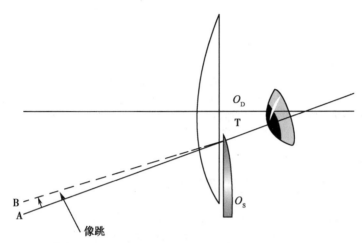

图 9-9　双光镜在子片分界线的像跳，像跳量等于 TO_S（cm）× 近附加

双光镜的像跳（image jump）是指双光镜子片在分界线产生的底朝下的棱镜效应，像跳量相当于以厘米为单位的子片顶到子片光心的距离与近附加的乘积。双光镜的像跳与主片屈光力和视远光心位置无关。如果子片顶距离子片光心越远，则双光镜的像跳现象越明显。

对于圆顶双光镜的像跳，子片顶到子片光心的距离是圆形子片的半径，即像跳量 = 子片半径 × 近附加。例如，近附加为 +2.00D，圆顶子片的直径为 24mm，则像跳为 $1.2 \times 2.00 = 2.4^{\triangle}$BD；如果圆顶子片的直径增加到 38mm，则像跳为 $1.9 \times 2.00 = 3.8^{\triangle}$BD。

对于平顶双光镜的像跳，如果子片尺寸为 28×19，子片中心在子片顶下方 5mm，近附加为 +2.00D，则像跳量为 $0.5 \times 2.00 = 1.0^{\triangle}$BD。与相同子片直径的圆顶双光镜相比，平顶双光镜产生的像跳量较小，因为平顶子片的光心和分界线的距离小于圆形子片的光心和分界线的距离。这是平顶双光镜设计上的一个优点。为了消除双光镜的像跳现象，可以将双光镜子片的光心 O_S 设计在子片分界线上。

五、双光镜的近附加

双光镜近附加是指视近区和视远区的顶点屈光力的差值。检测时参考子片加工所在的眼镜片表面。目前国内眼镜市场的双光镜，子片基本加工在主片的前表面，因此双光镜的近附加是视近区和视远区的前顶点屈光力之间的差值。

如图 9-10，子片加工在双光镜的前表面，假设双光镜远用处方为 +4.75D，Add +2.00D。测量视远区、视近区的后顶点屈光力，分别为 +4.75D 和 +7.00D（9-10b）；测量视远区、视近区的前顶点屈光力，分别为 +4.62D 和 +6.62D（9-10a），则近附加为 6.62 - 4.62 = +2.00D。如果只考虑后顶点屈光力，会产生近附加过高的误导（7.00 - 4.75 = +2.25D）。

笔记

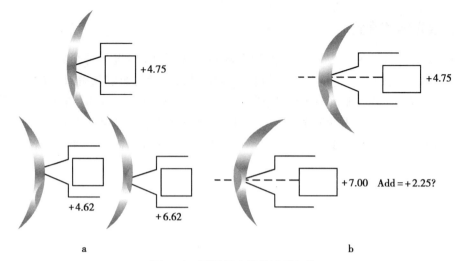

图 9-10　测量双光镜的近附加值

a. 渐变镜后顶点远用屈光力为 +4.75D，近附加为 +2.00D，即前顶点近用屈光力与远用屈光力的差值；

b. 渐变镜后顶点屈光力为 +4.75D，近附加为 +2.00D，如果测量后顶点近用屈光力与远用屈光力的差值，近附加为 +2.25D，与实际近附加 +2.00D 存在误差

六、双光镜的视觉矫正范围和调节需求

正视眼在发生老视以前看无穷远时，眼睛不需要调节；看近物时，眼睛的调节量随着物体的移近增加。如某正视眼的调节幅度为 +5.00D，那么其能看清无穷远至眼前 20cm 处近物（图 9-11）。对于矫正的屈光不正眼，情况类似，只是对于远视眼曲线略上移，对于近视眼曲线略下移，移动量依屈光不正量而定。

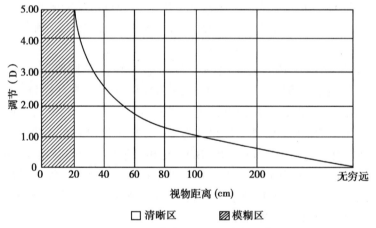

图 9-11　正视眼未发生老视时的眼调节需求

出现老视后，需要近附加矫正来帮助眼睛对近物清晰聚焦。假设老视者为正视，调节幅度为 +3.00D，当配戴了 +1.00D 的近附加矫正后，调节放松时可以看得清楚的最远距离是眼前 100cm，最近可以看到 25cm（图 9-12）（不考虑景深等因素）。因此，近附加给配戴者视远造成了"人工近视"。

假如该老视者采用双光镜矫正，其调节需求的变化如图 9-13 所示。假设老视者的调节幅度为 +3.00D，通过平光视远区可以看距离为 100cm 之外的物体；当通过近附加 +1.00D 的视近区视物时，调节放松时能看清 100cm 的物体，最近能看到 25cm。

笔记

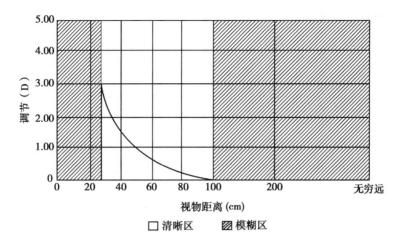

图 9-12　配戴近附加 + 1.00D 单光阅读镜时正视眼的调节需求（调节幅度为 + 3.00D）

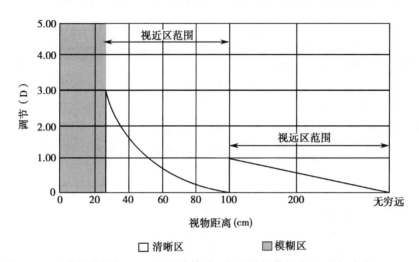

图 9-13　配戴近附加为 + 1.00D 双光镜时正视眼的调节需求（调节幅度为 + 3.00D）

七、双光镜的配镜测量

验配双光镜，必须准确定位子片位置，使戴镜者获得清晰的远、近视力及足够的远、近视野。子片定位时需要分别考虑垂直方向和水平方向。

（一）子片的垂直定位（配镜高度）

验配平顶双光镜时，一般要求在第一眼位时，子片顶位于角膜下缘（即可见虹膜下缘）（图 9-14a）。很多情况下，角膜下缘被下眼睑遮盖或者与下眼睑缘重合，这种情况下子片顶可参考下眼睑缘；如果平顶双光镜配戴者以视近为主，则子片顶位置在瞳孔下缘和虹膜下缘的中点（图 9-14b）；如果双光镜配戴者以视远为主，那么子片顶位置比通常情况低 3～5mm（图 9-14c）。圆顶双光镜的子片顶位置通常比平顶双光镜的子片顶位置高 2mm。

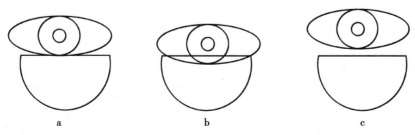

图 9-14　平顶双光镜子片的配镜高度
a. 普通用途　b. 近用为主　c. 远用为主

笔记

测量双光镜配镜高度时必须注意,测量位置在第一眼位,即双眼视远的情况下进行测量。双光镜配镜高度的标记步骤如下:

1. 选择合适镜架,根据配镜者的脸部特征进行针对性镜架调整(通常新镜架上有定形衬片,如果没有,可在镜圈上粘上透明胶纸用于标记);

2. 检查者与配镜者正对面就座,指导配镜者舒适配戴镜架,同时确保检查者和配镜者的眼位高度一致;

3. 先标记配镜者右眼的配镜高度:检查者闭上右眼,指导配镜者注视检查者睁开的左眼,用记号笔在配镜者右眼可见虹膜下缘/下眼睑缘标记一水平横线;

4. 再标记配镜者左眼的配镜高度:检查者然后睁开右眼闭上左眼,指导配镜者注视检查者睁开的右眼,同样在配镜者左眼可见虹膜下缘/下眼睑缘标记一水平横线,注意确保此间配镜者和检查者的头位都不移动;

5. 取下镜架,然后重新给配镜者戴上,观察所标记的位置是否依然正在双眼虹膜下缘/下眼睑缘处;

6. 测量并记录子片高度或子片顶相对镜架水平中心线的距离。

(二)子片的水平定位(几何偏位)

双光镜子片水平定位的目的是使左、右眼通过子片获得的看近的视场最大程度地重合。将子片想象成一个光阑,人眼通过子片的视场由该光阑的大小和形状决定。双光镜水平定位对戴镜者的影响如图 9-15 所示,阴影部分代表双眼重合的部分,非阴影部分各代表左、右眼单眼视野,R 代表右眼单眼视野,L 代表左眼单眼视野。如果定位理想的话,R 和 L 应该基本重合。

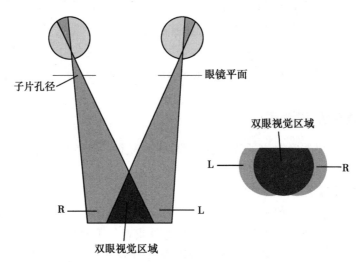

图 9-15 双光镜的双眼重叠和非重叠部分

如图 9-16,一透镜位于右眼前用于视远矫正,中心定位准确。如果眼镜片无屈光力,视轴就是图中虚线所表示的方向。现在假设该眼镜片是正透镜,则在视近区产生底朝外的棱镜效应,此时看近物 B 眼睛的视轴就是 RG。显然,这里获得近视野的光阑,就是子片本身,其中心必须定位在 G,即 OG 为几何偏位。

几何偏位的偏移量 $g = pL/(L+S-F)$,其中 p 是远距单眼瞳距,L 为以屈光力表示的工作距离,F 为视远主片在水平子午线上的屈光力,S 为从眼转动中心到眼镜片后顶点的屈光力距离。通常,白种人的眼转动中心到眼镜平面为 27mm,东方人为 25mm,假设工作距离为 33.3cm,则表达式可简化为 $g = 3p/(40-F)$(白种人)或 $g = 3p/(43-F)$(东方人)。

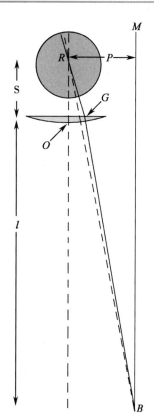

图 9-16 几何偏位,OG=g,即几何偏位,B=近点,MB 是镜架鼻桥几何中心的中线,R 为眼球转动中心,G 是子片几何中心的需要位置

双光镜子片的几何偏位决定了使用双光镜视近时,双眼近视野是否能获得最大程度的融合,双光镜子片的几何偏位取决于主片的屈光力、主片位置和注视距离。表 9-1 中列举了根据白种人数据获得的偏移量。

为了简化验配流程,眼镜片制造商会根据上述规律加工双光镜,因此临床上,验配师不需要额外注明内移量,只需在订片时提供配镜者的单眼远用瞳距。

表 9-1 双光镜子片内移量表(单位: mm)(工作距离为 33.3cm)

远用屈光力(D)	单眼瞳距(mm)									
	28	29	30	31	32	33	34	35	36	37
+12.00	3.0	3.1	3.2	3.3	3.4	3.5	3.6	3.8	3.9	4.0
+10.00	2.8	2.9	3.0	3.1	3.2	3.3	3.4	3.5	3.6	3.7
+8.00	2.6	2.7	2.8	2.9	3.0	3.1	3.2	3.3	3.4	3.5
+6.00	2.5	2.6	2.6	2.7	2.8	2.9	3.0	3.1	3.2	3.3
+4.00	2.3	2.4	2.5	2.6	2.7	2.8	2.8	2.9	3.0	3.1
+2.00	2.2	2.3	2.4	2.4	2.5	2.6	2.7	2.8	2.8	2.9
0.00	2.1	2.2	2.3	2.3	2.4	2.5	2.6	2.6	2.7	2.8
−2.00	2.0	2.1	2.1	2.2	2.3	2.4	2.4	2.5	2.6	2.6
−4.00	1.9	2.0	2.0	2.1	2.2	2.3	2.3	2.4	2.5	2.5
−6.00	1.8	1.9	2.0	2.0	2.1	2.2	2.2	2.3	2.3	2.4
−8.00	1.8	1.8	1.9	1.9	2.0	2.1	2.1	2.2	2.3	2.3
−10.00	1.7	1.7	1.8	1.9	1.9	2.0	2.0	2.1	2.2	2.2
−12.00	1.6	1.7	1.7	1.8	1.8	1.9	2.0	2.0	2.1	2.1

笔记

八、棱镜控制型双光镜

上述的双光镜统称为依赖型双光镜。依赖型双光镜（dependent bifocals），指双光镜视近区的光学性能取决于视近区和视远区的屈光力，以及子片尺寸。与之相对应的棱镜控制型双光镜（prism-controlled bifocals），则允许在视近区额外加入棱镜成分来控制视近点的棱镜效应。

前文已经叙述，视近区任何一点的棱镜效应是由主片屈光力、子片近附加及各自光学中心与视近点的相应位置所决定。有时我们需要改变视近点的棱镜效应，如通过对双光镜视近区的定心使视近时产生底朝内的棱镜，或抵消视近点的垂直棱镜差异。这样的双光镜设计称为棱镜控制型双光镜，即双光镜子片包含特定用途的棱镜成分，该棱镜与主片产生的棱镜无关。

控制双光镜视近区的棱镜主要包括完全棱镜控制和部分棱镜控制。完全棱镜控制设计可以在视近区设置任意大小、任意底方向的棱镜，其用途是中和主片和近附加在视近点产生的棱镜效应。当这些棱镜效应被全部中和时，视近区的光学中心即与视近点相重合，所以这种设计也叫中心控制型双光镜。这种方法也能满足特殊的矫正需求，如有些双光镜仅仅需要在视远或视近区存在柱镜，或视远区和视近区柱镜量或轴位不同。部分棱镜控制型双光镜在视近区设置的棱镜量及其底向有一定的限定。

九、三光镜

通过"双光镜"的内容，我们已经知道，如果配镜者视远和视近需要不同矫正处方时，可以选择一副包含两个屈光力的双光镜。随着老视者调节能力的继续下降，配戴双光镜的老视者无论是通过双光镜的视远区还是视近区，都不能够获得足够清楚的近点以外的中间距离视觉。在这种情况下，需要增加一个能够提供中间距离视觉的附加度数，即眼镜片由三个包含不同处方的区域组成，这种镜片称为三光镜（trifocal lens）（图9-17）。三光镜的三个区域分别用于视远、中、近距离，称为视远区、中间区（intermediate portion，IP）和视近区（或阅读区）。中间区的附加量，通常以近附加量的百分比来表示，称为中近比（IP/NP ratio）。

$$中近比 = 中间附加 / 近附加 \times 100\%$$

与双光镜一样，根据子片的形状，三光镜可以分为圆顶三光镜、平顶三光镜和一线三光镜。三光镜也可以根据制造工艺分类。

验配三光镜时，主要确定中间区的高度和几何偏位。对于主要的三光镜类型（如平顶三光镜、圆顶三光镜），中间区和视近区的几何偏位量一致。常规用途的三光镜设计，中间区位于近用区上方，因此三光镜近用区的位置低于双光镜近用区的位置，为获得足够的近附加量，配戴三光镜时眼球需下转更多。三光镜中间区的位置通常在瞳孔下缘（图9-18）。

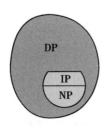

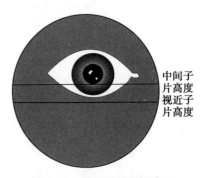

中间子片高度
视近子片高度

图9-17　平顶三光镜
DP、IP和NP分别代表视远、中和视近区域

图9-18　三光镜的配镜高度

第二节 渐变多焦点镜

渐变多焦点镜（progressive addition lens, PAL），简称渐变镜或渐进镜。在设计上克服了双光镜、三光镜的局限，即在一片眼镜片上实现了从上至下无数近附加镜的逐渐变化，提供戴镜者由远至近的连续清晰视觉，在外观上类似单光镜，目前成为老视配镜者首选的矫正方式。

一、渐变多焦点镜的发展简史

1907 年英国视光师 Owen Aves 首次提出渐变镜的构思，1910 年 Henry Orford Gowlland 在加拿大设计并制作了类似眼镜片，但是由于技术限制，并没有获得成功。法国光学及机械工程师 Bernard Maitenaz 于 1959 年获得突破性进展，研制出真正适合临床配戴的第一副渐变镜，以创新的视觉矫正概念赢得了世人的关注，不久即被推广到整个欧洲大陆和北美洲。

随着计算机和临床应用研究的发展，设计软件和仪器被应用于眼镜片的设计和开发，使渐变镜设计取得了巨大的进展，总体趋势是由早期单一、硬式、对称、视远区球面设计向多样、现代软式、非对称、视远区非球面设计发展；从早期渐变镜前表面为渐变面的单面设计，到如今渐变镜前、后表面的复合设计。对于早期渐变镜，研究者主要考虑数学、机械、光学上的问题，随着对视觉系统更加深入了解，现代和未来的渐变镜设计将日益关注渐变镜与生理光学、人体工程学、美学、心理学和物理学之间的联系。

由于技术革新的加快，渐变镜更新换代的速度也越来越快。从 20 世纪 50 年代第 1 副渐变镜开始到 70 年代，属于第 1 代设计。70 年代中期，视觉生理的研究进展促使早期软式设计作为第 2 代渐变镜应运而生，直至 20 世纪 80 年代中期出现第 3 代产品。20 世纪 90 年代强调舒适视觉的第 4 代渐变镜作为比较成熟的设计成为主流，2000 年现代软式设计的第 5 代渐变镜开始注重运动视觉的需求，渐变区短而宽，像差得到更有效控制，有效视野增加。21 世纪初，渐变镜设计结合了个体眼动参数，进一步实现"个体化设计"。

二、渐变镜的基本设计

（一）渐变镜的基本结构

渐变镜为戴镜者提供了由远到近的全程且连续的清晰视觉。渐变镜表面主要分为五个区域：视远区、渐变区、视近区，以及两侧周边区（图 9-19）。在渐变区，近附加度数逐渐增加，从视远区开始，到视近区结束。

传统渐变镜是通过改变眼镜片前表面的曲率半径而使眼镜片的屈光力发生变化（图 9-20）。与双光镜不同，渐变镜前表面的曲率从视远区的固定位置（配镜十字）开始，至视近区中心按一定的规律变化，近附加度数逐渐、连续地增加至一设定值，配戴者只需自然地沿垂直方向转动眼睛即可获得由远至近的清晰视觉，不像双光镜或三光镜只能提供两或三个固定距离的清晰视觉。渐变镜设计的基本区域包括：

1. 视远区 渐变镜的上半部分是视远区，用于矫正远距屈光不正。早期渐变镜视远区的前表面为球面设计，近几年采用非球面设计。

2. 视近区 从配镜十字下方起，眼镜片的屈光力（正度数）开始逐渐、连续地增加，直至在视近区达到所需的近附加度数。渐变镜视近区中心位于视远参考圈中心下方 10〜

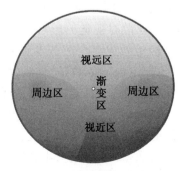

图 9-19 渐变镜表面的主要区域

笔记

18mm,向鼻侧偏移约 2～3mm,具体参数视近附加量及设计而异。

3. 渐变区　连接视远区和视近区的通道称为渐变区,也称渐变走廊,长度在 10～18mm。渐变区的长度、宽度对于戴镜者的适应十分重要。

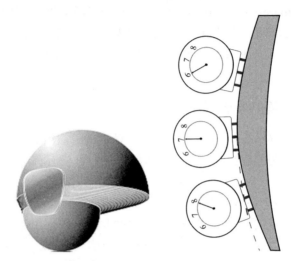

图 9-20　渐变镜的基本设计原理

渐变区度数变化的速率称为渐变度(progression)(图 9-21),根据不同的设计而不同,可以是线性变化,或呈其他函数曲线形式。渐变度的变化可以是匀速的,也可以是变速的。渐变度的变速设计可以使渐变镜的视近区位置较高、宽度较大,提高视觉舒适性(详见硬式设计和软式设计)。

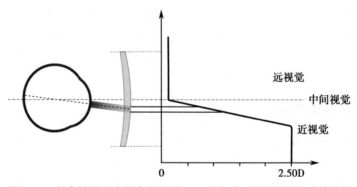

图 9-21　渐变镜屈光力的变化速率——渐变度,是渐变镜设计的关键

4. 周边区　渐变镜通过改变眼镜片表面的曲率可以为配戴者提供自远而近的全程连续清晰的视觉,但同时眼镜片表面曲率的变化会导致眼镜片两侧产生像差区,也称为周边区。这个区存在的像散和棱镜效应在一定程度上会干扰视觉,产生视觉模糊或变形,影响配戴者对渐变镜的适应。

像散对视觉的影响可以简单理解为散光,会影响配戴者视物的清晰度及产生变形。而棱镜效应会令配戴者感觉视物偏移、变形,称为"曲线效应"(图 9-22)。"泳动现象"(swimming effect)是"曲线效应"的一种动态形式。当同一眼镜片的颞侧和鼻侧对应点及左右眼镜片上对应点的棱镜效应不平衡时,配戴者即感觉周边视场的物体出现晃动、漂浮感,故称泳动现象,多发生于使用渐变镜远用区进行运动性视觉活动时,出现泳动现象提示看远时视线进入周边像差区。目前,无论是从设计上还是从工艺上都无法完全消除渐变镜两侧的像差。像差的大小、范围和渐变镜的设计及近附加度数相关,近附加度数越高,周边区的像差越显著。

笔记

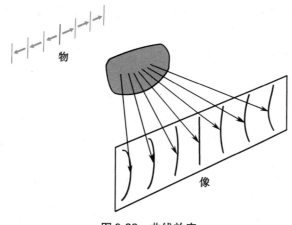

图 9-22　曲线效应

（二）渐变镜的标记

为了便于渐变镜的临床验配及质检，所有的渐变镜表面都有标记（图 9-23），包括永久性标记和可以擦拭干净的临时性标记。

永久性标记包括隐形刻印、近附加、商标或材料。一片渐变镜有 2 个隐形刻印，隐形刻印可以任何形式表示，如圆圈（图 9-23）、方形、菱形、罗马数字，两个隐形刻印之间的距离为34mm。近附加位于颞侧隐形刻印的正下方，可以两位或三位数字表示，图 9-23 中所示为 20，代表该渐变镜的近附加为 +2.00D。商标或材料位于鼻侧隐形刻印的正下方，代表了生产厂商及其设计和材料。永久性标记可通过眼睛直接识别。通过复原永久性标记，可以获悉该渐变镜的生产厂商、设计、材料、近附加、左片还是右片；还可以通过永久性标记复原临时性标记。

如图 9-23 所示，临时性标记包括远用参考圈、配镜十字、水平标志线、棱镜参考点和近用参考圈。远用参考圈是测量渐变镜远用度数的区域；配镜十字在配镜时通常对应瞳孔中心（第一眼位）；渐变镜两侧的水平线可以供加工时确定水平位置；棱镜参考点是测量眼镜片的棱镜量；眼镜片下方的近用参考圈可测量近用度数，但需注意的是，近用区的位置根据渐变镜远用屈光度数及近附加度数而异，故临床上对近附加的检测方法通常是直接读取渐变镜上颞侧隐形刻印的正下方的近附加标记。

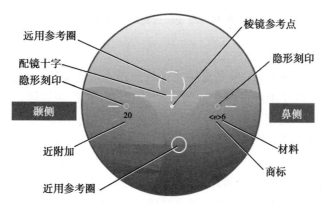

图 9-23　渐变镜的表面标记（以 Varilux Panamic 为例）

（三）渐变镜的有效视场

通常，戴镜者视觉可接受的视远区、视近区和渐变区统称为渐变镜的有效视觉区域或有效视场。有效视场包括无像差区域和戴镜者对像差的可耐受区域。对渐变镜有效视场的认识，是正确理解其视觉矫正性能的前提。影响中 / 近视场范围的主要因素是像散的变化、镜架和配镜参数、视觉需求和近附加，以及个体视觉模糊的耐受程度。其中，主要的影响因素是像散。但从光学角度而言,柱镜的光学效果相当于等量球镜的一半。临床研究也发现,柱镜造成的视觉模糊明显小于等量球镜。

通过合适的镜架选择和镜架调整可以最大限度地利用渐变镜的有效视觉区域。渐变镜的中、近视场相对较小,但实际上包括中央的清晰区、近周边的可接受模糊区和周边的模糊区(图9-24)。因此其像差变化并不是骤然的,而是逐渐变化的过程。由于多数情况下老视者的近阅读并不要求最佳视觉效果,大部分戴镜者可以接受清晰区和可接受模糊区(像差量在0.50~1.00D)。老视者对相同模糊量有个体差异,这也是存在不同适应性的原因之一。临床研究发现,在注视40cm处时,近附加+1.50D的28mm平顶双光镜子片的视场宽度是35cm(远用+0.50D,配镜高度25cm);而相同处方的渐变镜的清晰视场宽度是14cm,加上可接受模糊区是22cm。普通A4纸加页边距是18cm,所以渐变镜的近视觉范围满足大多数近阅读需求。但在近视场要求较大时,需要辅助以水平头位运动来补偿。

对于中距离视觉范围,上述渐变镜在67cm中距离的有效视场范围是19cm(包括清晰区和可接受模糊区)。中距离的视觉活动以视屏工作为例,19cm的范围也基本足够,必要时配合少量的水平头位运动。所以对于一般的远、中、近距离的视觉活动,渐变镜能够提供足够的有效视场。

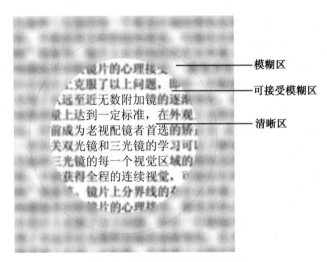

图9-24 渐变镜近距的有效视场

模糊区
可接受模糊区
清晰区

(四)渐变镜的设计

理想的渐变镜是没有像差,但是这种设计目前还不可能实现。设计者所能做的,是在有限的设计参数中寻找平衡点。渐变镜的设计,需要考虑:①视远区、视近区的大小;②像差的类型、程度、变化梯度及分布范围;③渐变区的有效视场和长度。

对人的行为研究发现,视觉在水平方向的运动特征是先转动眼球,在其极限处才开始转动头部。而在垂直方向上,则更加倾向于减少头部运动。通常,未老视者在自然阅读时,头部自身体竖直线向下转动45°,眼球自第一眼位视轴向下转动15°(彩图9-25a),可以在该位置不必垂直转动头位而注视20°的垂直范围视场(彩图9-25b)。因此,理想的渐变镜至少应当满足以下基本要求:①尽量大的有效视觉区域(视远区、视近区、渐变区的可用部分);②尽可能高的视近区(即渐变区尽量短);③容易适应的周边像差(像差梯度变化小)。

渐变镜设计的改进就是要在上述几组互相矛盾的要求之间,调整对这些参数的倚重程度,设计者往往根据配镜者的需求在各参数之间取得平衡和折中。

1. 渐变镜的设计分类 目前全世界有近百种渐变镜设计,且在不断地推陈出新。可以对这些设计进行基本分类。掌握对渐变镜设计的评估原则也是眼视光医生应该具备的知识

笔记

和技能。

(1) 球面和非球面设计：早期渐变镜视远区的前表面设计和普通球面单光镜相似，称为球面渐变镜。1974 年起，设计者将眼镜片远用区的前表面设计成非球面，即前表面曲率由中央向周边逐渐变平坦。非球面设计不仅减少了渐变镜的周边像差，同时也使眼镜片的厚度（尤其是正透镜的中心厚度）更薄、重量更轻，放大率更小。

(2) 硬式和软式设计

1) 硬式设计：如图 9-26a，类似于渐变镜远用区为球面的设计。硬式设计的渐变镜的近附加及周边像散的变化较明显，其优点是：①渐变区短，渐变度较大，近附加增加快，视近区位置高；②视远区和视近区的有效视场较大；③周边像散相对集中。

硬式设计的缺点是由于周边像散增加迅速、分布密集，导致曲线效应更加明显；渐变区比较狭窄；配戴者适应更困难、适应时间更长。

2) 软式设计：如图 9-26b，渐变镜的周边像散增加比较缓慢。戴镜者很难明确判断可视区的边界和周边像差的起点。与硬式设计相比，软式设计的渐变度变化更慢，渐变区更长、也更宽。眼睛从远用区转动至近用区的角度更大。

软式设计的渐变镜的特点是周边像差分布较广、像差梯度变化较慢、伴随头位移动而出现的"泳动现象"较少、比较容易适应；但视远区、视近区的有效视场相对硬式设计较小，视近区位置较低，眼球需要转动更多。

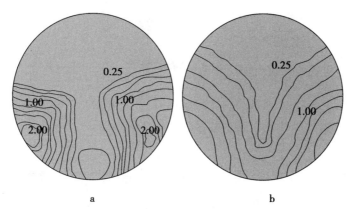

图 9-26 硬式设计（a）和软式设计（b）渐变镜的等柱镜图比较
（远用平光，近附加 +2.00D，等高线间隔为 0.25D）

硬式、软式设计只是相对而言，并没有绝对的量值界限，这种分类反映的只是渐变度变化快慢和对周边像差处理的方式不同。表 9-2 简要概括了硬式和软式设计的基本差异。

表 9-2 硬式设计和软式设计的渐变镜比较

硬式设计	软式设计
视近区、视远区的稳定光学区域较宽	渐变区边界不明显
视近区位置较高	视近区位置较低
中间区较窄	中间区较宽
适应期较长	适应期较短
曲线效应明显	曲线效应不明显
周边变形区最大像差值比软式设计大	周边变形区最大像差值比硬式设计小

3) 现代软式设计：现代的渐变镜实际上是典型的软式设计和硬式设计的结合，渐变度变速增加，其依据是通常人眼近距工作时只需要全部近附加的 85%。例如，对于渐变区长度为 18mm，+2.00D 近附加的渐变镜，采用现代软式设计的话，其在渐变区 12mm 处达到

笔记

85% 的近附加（即 +1.70D），而剩余 6mm 继续增加剩下的 15% 近附加。现代软式设计既有硬式设计渐变区短、视近区高的优点，又有软式设计周边像差分布广、梯度变化慢的特点。

（3）单一和多样设计：早期的渐变镜属于单一设计，是指同一系列渐变镜采用一种渐变度的设计。然而，单一设计无法解决所有老视者的视觉需求。例如，老视初发者的调节储备较大，所需近附加度数比较低，但是随着年龄增长，调节力日益减退，所需的近附加与日俱增。老视者在不同老视阶段的视觉需求并不一样。因此，设计者开始考虑是否需要根据不同的近附加度数而进行不同的设计。由此出现了多样设计的渐变镜，主要以近附加度数作为渐变镜不同设计的主要依据，针对不同的近附加使用不同的渐变度。如老视初发者需要柔和、缓慢的渐变度变化，设计者更加重视周边像差的影响。尽管这样设计出来的渐变镜从理论上来讲各不相同，但对于依据近附加度数调整渐变度变化的某一具体设计而言，同一系列的渐变镜仍具有其共同特征。

（4）对称和非对称设计：对称设计的渐变镜无眼别之分，由于视近时眼睛内转，渐变区由上至下逐渐向鼻侧倾斜，因此加工时需分别将左/右渐变镜按顺时针/逆时针旋转。

非对称设计的渐变镜有左右眼别之分，渐变区由上至下逐渐适度地向鼻侧倾斜。非对称设计的左、右眼镜片的渐变区两侧相应位置的屈光力、像散和垂直棱镜基本相似，同时考虑到双眼视觉的眼动参数特征（调节 - 集合系统），对左右眼镜片对应位置的周边区像差进行了适度平衡处理，改善了配戴者的视觉效果（图 9-27）。

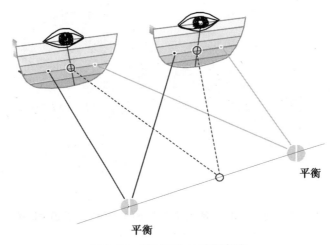

图 9-27　非对称设计的渐变镜

2. 渐变镜的设计评估　渐变镜还没有不存在像差的完美设计，只有更适合某种视觉需求的针对性设计。对于渐变镜的设计评估，在光学上主要采用镜度图，临床上则直接检测戴镜者的视觉参数，例如有效视场范围。

镜度图（contour plots）是用来反映、评估渐变镜光学性能的二维或者三维的图形。常见的镜度图包括：等球面图、等柱镜图、三维镜度图、等视敏度图和方格图。

镜度图的绘制是将渐变镜上屈光力（球性或柱镜）相等的点相连接，来反映渐变面屈光力变化特征，类似地图上的等高线。简单反映周边区像散变化的等高线图称为等柱镜图（图 9-28a），是将渐变镜周边柱镜度数一致的点相连接。表示相等球性屈光力分布的图形称为等球镜图（图 9-28b）。等球镜图反映了渐变区度数变化的速度，以及渐变镜由上至下及周边球性屈光力的变化。通过镜度图可以了解渐变区的相对宽度、属于硬性设计还是软性设计、渐变镜周边不期望的像散分布和视力模糊区的分布。然而，镜度图主要反映的是渐变面的光学性能，提示设计是偏硬式还是偏软式，不提示棱镜效应等信息，也不能预见配戴后的临床表现。临床研究也表明即使是镜度图相似的渐变镜，其配戴效果并不相同。

笔记

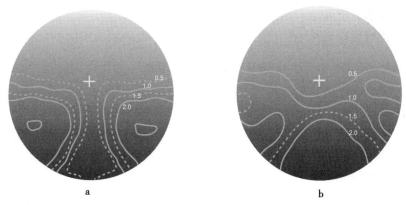

图 9-28 等柱镜图（a）和等球镜图（b）

三、与渐变镜配镜者的沟通

（一）渐变镜的主要优点

1. 全程且连续的清晰视觉 因为近附加度数在渐变区连续增加,在适当的头位姿势下,戴镜者可以通过渐变镜获得从远点到近点各距离连续的清晰视觉(图 9-29)。

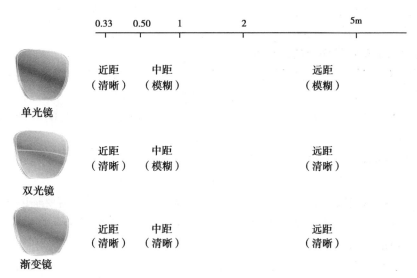

图 9-29 近用单光镜、双光镜及渐变镜的清晰视觉范围比较

2. 更自然的调节 当视线从一个区域进入到另一个区域时,眼调节过程自然流畅,不会出现波动变化。

3. 视觉自然,符合生理光学,适应性较佳。

4. 外观如同单光镜,不存在分界线、像跳和盲区。

（二）渐变镜的主要缺点

1. 曲线效应和泳动现象 配戴渐变镜有时会出现曲线效应和泳动现象。但是随着戴镜者适应,这种现象会逐渐消退。

2. 中、近距离视场相对狭小 与双光镜子片和三光镜子片相比,渐变镜渐变区的有效视场范围相对狭小,由此引起的眼睛扫视宽度受到限制,需要增加头位运动才能获得相同的阅读范围。

3. 眼位、头位运动相对增加 配戴渐变镜时视线从视远区到视近区,需要经过一段相较于双光镜更长的距离。在中、近距离的工作时,渐变镜配戴者在水平方向因有效视场的

笔记

限制需配合一定的头位运动。

渐变镜的优缺点参见表9-3。

表9-3　渐变镜的优缺点

优点	缺点
"子片"无形	从眼镜片下部看出,水平线周边弯曲
无像跳	周边变形及"泳动现象"(伴随头位运动的物体运动)
无子片周边的环形盲区	中间视野宽度小于三光镜
任意距离均可获得满意视力	视近视野小于双光镜
视觉更接近于老视初期者	水平头位运动增加
屈光力无突然变化	从近用区视物,戴镜者需要更多垂直方向的眼球运动

(三)渐变镜的合适配戴者

选择合适的配戴者是渐变镜成功验配的第一步。年龄(近附加度数)、性别、屈光状态、视觉需求和原先矫正方式等因素会影响渐变镜的接受程度。

渐变镜适合绝大部分的老视者配戴。比较理想的配戴人群是具有远 / 中 / 近距离工作需求、又期望美观、乐于接受新事物的人。为双光镜和三光镜的像跳、子片分界线、远近交替视力和中间视力不佳等不足所困扰的老视者往往也会乐意选择渐变镜。但是对于以下配镜者,推荐渐变镜时必须谨慎:

1. 曾经历戴镜适应困难的配镜者。

2. 视觉需求不符合渐变镜设计的配镜者　渐变镜配戴者的视觉需求需要符合上方视远、下方视近。而视觉需求不同的职业者,如图书管理员、建筑工人、飞行员等在特定工作时的视觉需求要从上方看近或从下方看远,那么这些情况下则不适合配戴渐变镜,可以改用普通单光阅读镜等。

3. 屈光参差配镜者　为避免引起双眼间垂直棱镜差异,对于双眼屈光参差等效球镜超过2D,尤其是垂直子午线屈光力差异超过2D的配戴者,要谨慎验配。

4. 头位运动受限者、头位姿势不良者　由于渐变镜配戴使用时需要辅助头位运动,因此不能随意移动头位的人不适合配戴。此外,坐姿,尤其是头位姿势不良的人往往不能正确使用渐变镜的有效视场。

其他不适宜的情况包括运动系统障碍、平衡功能不良,如"晕车"、"晕船"或类似的眩晕症状;内耳功能障碍。给这些人验配渐变镜时必须与配镜者有效沟通,谨慎考虑。

(四)渐变镜验配的沟通指导

1. 有效的专业信息　在向老视者推荐眼镜片时,应始于了解他们在日常生活中如何使用目前的眼镜,同时让他们清楚有哪些矫正方式可以选择。当建议选择渐变镜时,应同时介绍渐变镜特征及与之相关的优点,如表9-4中所列。

表9-4　渐变镜的特征和优点

渐变镜的特征	渐变镜的优点
从远到近的连续视觉	在中 / 近距离区视物灵活,如:阅读、电脑使用
无子片分界线	外观同单光镜
	比相同度数的单光镜轻薄
只需一副眼镜	方便,不需要交替调换眼镜
从远到近没有像跳	更接近自然视觉
	视觉舒适

笔记

2. 渐变镜的针对性介绍　有针对性地让配镜者了解合适的矫正方式,并作出合理选择。

（1）原先正视的老视初发者：①目前正历经：中/近距离模糊；对人生中第一次需要戴眼镜很敏感；对"老"的感觉很难接受。②其他选择的局限性：双光镜不美观,存在中距离视觉模糊和像跳；单光镜不方便。

（2）原先近视的老视初发者：①对目前矫正方式的感受：中/近距离模糊；要摘下视远眼镜阅读,不方便而且可能依旧模糊（视度数而定）；对"老"很敏感。②其他选择的局限性：双光镜不美观,存在中距离视觉模糊和像跳；另配一副近用单光镜：不方便,中距离模糊。

（3）原先远视的老视初发者：①对目前矫正方式的感受：中/近距离模糊；对"老"敏感。②其他选择的局限性：双光镜不美观,存在中距离视觉模糊和像跳；另配一副近用单光镜：不方便,中距离模糊。

（4）原先戴单光阅读镜矫正的老视者：①对目前矫正方式的感受：戴镜时中距离和远用模糊（如抬头看时）；不方便。②其他矫正选择如双光镜的局限性：不美观,存在中距离视觉模糊和像跳。

（5）原先戴双光镜矫正的老视者：①对目前矫正方式的感受：中距离模糊；感到行动困难,如上下楼梯时；存在像跳；不美观。②其他矫正选择如单光镜的局限性：不方便,中距离视觉模糊。

（6）原先戴渐变镜矫正的老视者：如果配镜者继续选择渐变镜,需要让配镜者了解渐变镜设计的最新进展,推荐更适合他们的渐变镜设计。

四、渐变镜的验配

渐变镜的验配不同于单光或双光镜的验配,临床实践证明规范验配是提高渐变镜配成成功率的关键。渐变镜的验配流程均在常规眼科检查基础上进行,如病史询问,眼部健康检查、规范验光和老视近附加检测等,然后开始与此相关的程序：①眼镜架选择；②眼镜架调整；③配镜参数测量；④眼镜片定制；⑤眼镜片质检；⑥配适评估。

由于各种渐变镜设计具有各自的特点,有自己特定的隐形和临时性标记作为记号,所以在渐变镜验配流程中需要使用相对应的渐变镜测量卡（图9-30）。测量卡上标有渐变镜的商标、材料及设计记号,并有标准的刻度线可用于测量单眼瞳距和单眼瞳高。通过渐变镜测量卡还可以确定选择的眼镜架是否合适,并能估计最合适的眼镜片直径。

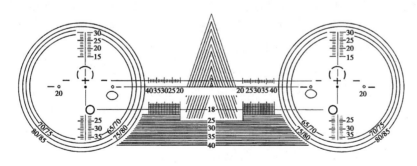

图9-30　渐变镜测量卡

（一）眼镜架选择

眼镜架过大,会增加渐变镜周边区像差对戴镜者的干扰；眼镜架过小,会影响近用区的有效视场。对渐变镜镜架的选择要求包括：

1. 眼镜架必须有足够的垂直高度,以保证足够的近用视场,例如,对于渐变区长度设计为 18mm 的渐变镜,眼镜架的垂直高度建议至少为 30mm,即从瞳孔中心到眼镜架底部最低点内槽的距离至少为 20mm,从瞳孔中心到眼镜架顶部最高点内槽的距离至少为 10mm(图 9-31)。

2. 眼镜架有足够的鼻侧区域,可以为配镜者提供足够的视近区。

3. 眼镜架应牢固,不容易变形,一般以全框架和半框架为宜。

4. 选择有鼻托的眼镜架,可以在必要时调整配镜高度。

5. 镜腿焊接点不宜太高,否则会影响视远区和视近区的位置。

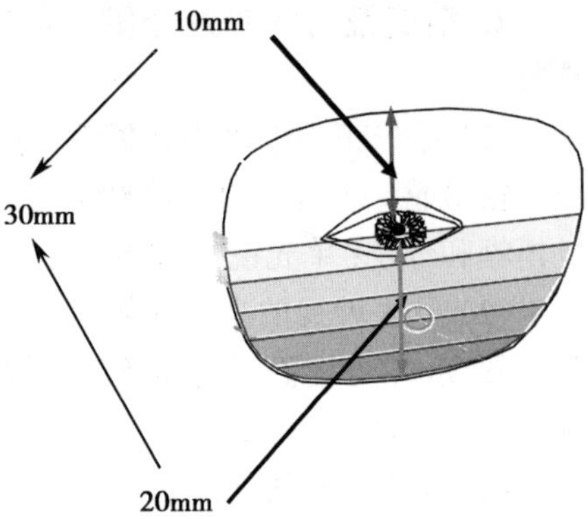

6. 为便于眼镜架前倾角的调整,不宜选择过宽的镜腿。

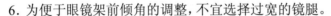

图 9-31 渐变镜的眼镜架高度

以上是从渐变镜使用及配适舒适性的角度考虑眼镜架的选择,此外还需要从美学角度(如脸部特征、气质、职业)为配镜者提供合适的建议。

(二)眼镜架调整

根据配镜者的脸部特征调整眼镜架,以适合配镜者的脸形;此外,通过眼镜架的调整也可以尽可能地增大眼镜片的有效视场,帮助戴镜者更快地适应渐变镜。眼镜架的针对性调整主要包括:镜眼距离、前倾角、面弯。

1. 镜眼距离尽量小,以不触及睫毛为宜,可增大有效视场(彩图 9-32a)。

2. 眼镜架必须根据配镜者的面部特征调整前倾角,一般在 8°~12°,当渐变镜视近区和中间区离眼睛比较近时,相应的视场就比较大(彩图 9-32b)。

3. 眼镜架应与面部相匹配,具有一定的面弯,有助于保持足够宽的水平向视场。

(三)配镜参数测量

渐变镜的合理配适取决于配镜十字的位置。配镜十字标记代表"配镜中心",通常位于瞳孔中心。渐变镜的面部配镜参数包括单眼瞳距和单眼瞳高,整个步骤相当于在配镜者的瞳孔中心画一"十"字。

1. **单眼瞳距** 测量单眼瞳距,即第一眼位时瞳孔中心到鼻梁中央的距离(彩图 9-33),有几种测量方法:瞳距仪、瞳距尺、样片标记法。

(1)瞳距仪:注意测量时保持检查者、被检者和瞳距仪位置端正,将测量距离设定为所要测定的距离。通常测量距离设置在无穷远,测量被检者的单眼远瞳距。

(2)瞳距尺:使用有鼻梁槽的单眼瞳距尺。步骤如下:

1)检查者与被检者距离一臂远(约 40cm)在相同高度相对而坐。

2)将瞳距尺置于被检者的鼻梁上,注意保持水平避免倾斜(瞳距尺的位置相当于镜平面)。

3)检查者闭上右眼(避免平行视差),指导被检者注视检查者睁开的眼睛(左眼)。

4)检查者将笔式电筒置于自己左眼下方,正面照射被检者,以便确定瞳孔中心位置,但切忌直射被检者瞳孔,被检者也不应注视电筒灯光。

5)观察被检者右眼角膜反光。

6)读出瞳距尺上对应该眼瞳孔中心的单眼瞳距刻度,即为该眼单眼视远瞳距数值。

7)同法测量左眼单眼瞳距。

8)重复 2~3 次,取均值。

(3)样片标记法(如果眼镜架上没有样片,贴上一条垂直方向的透明胶带)。

1)被检者配戴经妥善调整的眼镜架;

二维码 9-1
视频 渐变镜的针对性镜架调整

二维码 9-2
视频 渐变镜的配镜参数测量

笔记

2）检查者与被检者距离一臂远（约40cm），在相同高度相对而坐。

3）检查者闭上右眼（避免平行视差）。

4）指导被检者注视检查者睁开的眼睛。

5）将笔式电筒置于左眼下方，正面照射被检者，以便确定瞳孔中心位置，但切忌直射被检者瞳孔。

6）观察被检者右眼角膜反光。

7）用标记笔在样片上画一竖线，标出角膜反光点位置，做标记时持笔手应稳定（可支撑于被检者额部），同时不应阻挡二人视线。

8）将眼镜架置于测量卡上（图9-34）。

9）眼镜架的下缘与其中一条水平线对齐。

10）鼻梁对称地置于中央斜线的两侧。

11）由中央水平刻度线上读出单眼视远瞳距数值。

12）同法测量左眼单眼瞳距。

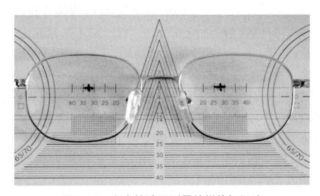

图9-34　渐变镜瞳距测量的样片标记法

2. 配镜高度　配镜十字位于瞳孔中心还需要准确测量配镜高度。测量时同样应注意避免视差。配镜高度有两种规定：①自瞳孔中心位置至镜架最低点内槽的垂直距离（彩图9-35中A）；②自瞳孔中心至正下方镜架内缘的垂直距离（彩图9-35中B）。由于第一种规定可以避免单眼瞳距和配镜高度误差的连锁效应，所以本书推荐使用第一种规定。在很多全自动割边机上都有相应的模式对应这两种测量规定。

配镜高度的测量包括样片标记法和基准线法：

（1）样片标记法：配镜高度的样片标记法与单眼瞳距的样片标记法基本一致，用标记笔在样片上画一横线。使用渐变镜测量卡测量配镜高度时，可将测量卡倒置，镜架下缘内槽与零位水平线对应，与标记横线对应的水平线即为配镜高度（图9-36）。

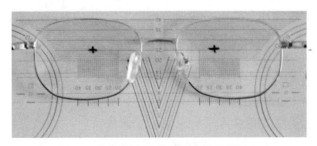

图9-36　渐变镜配镜高度测量的样片标记法

（2）基准线法：配镜高度测量的基准线法步骤如下。

1）在镜圈撑片上标记出基准线（镜架上框缘与下框缘距离一半的位置），以及被测者的

笔记

远距单眼瞳距(竖线)(彩图 9-37)。

2)以基准线为起始水平线,沿单眼瞳距竖线,每 2mm 画一条水平短线。

3)测量基准线的高度。

4)将该眼镜架根据被测者的脸部特征进行针对性调整。

5)指导配戴者舒适戴上眼镜架,与被测者正对面而坐,同时确保测量者和被测者的视线高度一致。

6)闭上右眼,指导被测者注视测量者睁开的左眼,同时测量者将笔式电筒置于自己左眼正下方(不低于脸颊颧骨位),观察被测者角膜映光点位于的标记线位置,并计算出瞳高,例如角膜映光点位于第二条标记水平线,而基准线高度为 20mm,则右眼瞳高为 24mm。

7)同样方法,测量左眼瞳高。

8)重复上述方法,观察 2～3 次,确认最后单眼瞳高,并记录。

(四)渐变镜定制

完成了渐变镜配镜参数测量后,就可以定制渐变镜。定制时需要注明以下参数:屈光度数(视远屈光度数和近附加度数)、渐变镜的品牌及设计、眼镜片材料或折射率、眼镜片表面处理(镀膜、染色)或者变色镜/偏正镜、眼镜片直径(对于高屈光力正镜片控制中心厚度尤为重要)。如需割边、装架,还要注明单眼配镜瞳距、单眼配镜瞳高及镜架规格。

(五)渐变镜质检

渐变镜的质量检测包括制镜前对眼镜片、眼镜架的质量检测和对割边、装架结果的核实。前者是收到预订眼镜片之后,在割边之前所进行的质量检测。后者是割边、装架完成后,再次对渐变镜的核实。最后需暂时保留渐变镜上的临时性标记,等配镜者取镜时确认配镜参数的准确性后再擦去临时性标记。渐变镜的质量检测完成后将渐变镜配发给配镜者,并给予眼镜架调整及正确的使用指导。

渐变镜检测的主要参数包括远用屈光度数、近附加度、单眼瞳距、配镜高度等。

1. 屈光度数

(1)远用屈光度数:测量渐变镜后顶点屈光力,眼镜片凸面朝上、凹面朝下,置于焦度计上,焦度计测帽中心对准远用参考圈,并注意保持眼镜放置水平。

(2)近附加度:如前所述,可通过直接观察渐变镜上的近附加标记进行核查。如果通过焦度计检测,首先需明确渐变镜的渐变面设计是在前表面还是后表面,如果渐变镜的前后表面均为渐变面,那么传统的焦度计并不适合于检测近附加度。

2. 单眼瞳距、配镜高度 根据渐变镜标记测量左右眼镜片配镜十字的高度(到眼镜架最低点内槽或配镜十字正下方的眼镜架内槽,以面部参数测量数据和割边机设置为准)。检测单眼瞳距数值是否与订单一致。测量时可用毫米刻度的瞳距尺,但是使用渐变镜测量卡往往更加方便、准确。使用测量卡时要注意眼镜片上的水平线须与测量卡上的水平轴平行,并使配镜十字位于"零位",从这一位置可以确认单眼瞳距和配镜十字高度。

3. 棱镜度 前表面为渐变面的渐变镜由于前表面曲率自上而下不断变大(曲率半径相应变小),因此渐变镜下部厚度变薄,从而导致厚度差异而产生底朝上的棱镜效应。为消除这种棱镜效应所产生的视觉干扰,渐变镜研磨时可以做减薄棱镜处理(图 9-38),即研磨时磨削了底朝上的棱镜,相当于附加了一个等量、底朝向相反的棱镜。无论渐变镜是否进行减薄棱镜处理,左右渐变镜在

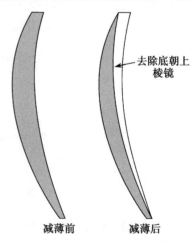

去除底朝上棱镜

减薄前　　减薄后

图 9-38　渐变镜的减薄棱镜

笔记

棱镜参考点测量的垂直棱镜量差异应控制在 $1^{\triangle}$ 之内。

远用屈光力、近附加度、散光度数和轴位的容许误差参见国家配装眼镜的质量标准。对于渐变镜配镜参数的准确性要求更为严格，单眼配镜高度误差不宜超过 2mm，两眼配镜高度误差造成的垂直棱镜差异不超过 $1^{\triangle}$，单眼瞳距误差不宜超过 1mm。部分参数误差源于眼镜架变形，可通过调整眼镜架弥补（表9-5）。

表9-5　配镜高度误差弥补方法

高度误差	调整方法
双眼同等偏高	增大鼻托正面角；增加镜腿长度
双眼同等偏低	减少鼻托正面角

（六）渐变镜配适评价

检查眼镜架与脸部的配适情况，是否与配镜测量前的调整结果相同。核实配镜十字的位置，在水平和垂直方向与瞳孔中心对齐。然后检查戴镜远视力和近视力；如以上均无误，可指导配戴，最后擦去临时性墨水标记。

五、渐变镜的配发和指导

（一）配发前宣教

对渐变镜配戴者的宣教管理始于与配镜者的初次沟通。对渐变镜配戴者的管理是专业知识、配戴者心理学和社会学知识的统一，是保证渐变镜验配成功的要素。事实上，对渐变镜的适应和渐变镜本身的不足并非是影响配镜者最终接受渐变镜的负面因素，让配镜者对不现实的需求心存期望才是真正的负面影响因素。

验配前的宣教能让配镜者对渐变镜有初步的认识。例如，对配镜者介绍："您要配戴的眼镜片包含许多屈光矫正度数，可以满足您看远、中、近不同距离的视觉需求；但正是由于眼镜片上有许多矫正度数，因此需要 $1\sim2$ 周的适应期；另外，如果通过镜片的两侧周边视物发现模糊，需要转头使用镜片的中央区域看。"等等。这样做让配镜者自己发现问题，再重新解释要更容易沟通。

了解配镜者的视觉需求非常重要，包括：习惯工作距离、视远需求多还是视近需求多、特殊视觉需求（职业／爱好）、中距离工作视觉需求、与视觉有关的头部运动和特殊视觉位置。为了充分评估配镜者对渐变镜的适应情况，还需要了解配镜者是否是老视初发者，以及原先的矫正方式等；同时还需要针对其心理和现在的视觉问题进行有效沟通。

（二）配发时指导

事先向配镜者说明渐变镜的特性，包括周边区的像差。为让配镜者体会全程的清晰视觉范围，核实渐变镜后首先有必要向配镜者再次介绍渐变镜的特性，再让配镜者配戴渐变镜，确认眼镜架配适和配镜十字位置无误。

配戴指导包括，指引配镜者首先注视眼睛水平的远视标，看清楚后让配镜者前后倾斜头位体会视标清晰度的变化；其次，指引配镜者注视近视标（近视力表），当头位稍向后仰时，逐渐将视力表向配镜者眼前移近，指导配镜者眼睛下转，以获取视近的清晰视力；再次，指引配镜者注视中距离的视标，并体会头位前后移动时视标清晰度的变化。当熟悉静态的视觉状态后，再指导配镜者学习行走时的视觉习惯。由于渐变镜的设计特性，静态和动态的视觉习惯与自然姿势相比都将有所变化。此外，必须注意要让配镜者意识到存在周边像差区需要适应，而且坚持配戴可以加快适应过程。

二维码9-3
视频　渐变镜的使用指导

笔记

（三）配发后管理

渐变镜给配戴者带来新的视觉感受，因此需要定期随访，了解配戴者的适应进程，并及时了解其屈光状态和渐变镜配适情况等。随访时间安排为：1 周、2 周、1 个月。从渐变镜的设计特点和由此给配戴者带来的优点来看，只要验配规范，渐变镜配戴者经过一段合理的适应期（一般日常配戴 2～3 天）之后，往往都能较好地适应。但是有些配戴者在正常的适应期之后仍未能适应，或曾经适应现在却不适应。原因可能与配戴者的屈光状态、原先矫正方式、视觉需求和使用方法等有关，需要从验配角度，即屈光度数、配镜参数、配适情况（眼镜架）三方面来进行分析。

渐变镜疑难问题处理时用到的仪器有：瞳距仪、瞳距尺、笔式电筒、焦度计、基弧表（镜片测度表）、近视力表、渐变镜测量卡（与配镜者配戴渐变镜相符的测量卡）、记号笔和配镜者的既往检查记录。为渐变镜配镜者保存一份完整的检查记录档案对于配发后管理非常有效。

六、渐变镜的问题处理

（一）适应和适应症状

渐变镜配戴者会在配戴初期经历一段时间的视觉变化，这是由于渐变镜的设计导致配戴者需要改变注视习惯，尤其是近距离和周边视觉。验配医生往往需要事先让配镜者了解新镜片（渐变镜）和原矫正镜（双光镜或者单光镜）之间的异同，并鼓励配镜者适应这种新的视觉。

适应是视觉中枢对视觉状态的变化产生的调整，新视觉逐渐被视觉皮层所接受，使配戴者对这种视觉上的差异最终"视而不见"。影响配戴者能否适应和适应快慢的因素很多，如配戴者选择渐变镜的动机、期望值、文化素养、视觉习惯、眼/头运动习惯、职业和业余爱好，以及验配师的鼓励等。一般来说，渐变镜配戴者能在 2 周内适应渐变镜带来的新的视觉状态和习惯。动机积极、有合理期望值、较高的文化素养和较多的远中近变距视觉的人比较容易适应。如果配镜者在 2 周内无法适应渐变镜带来的视觉变化，或者在适应期出现异常的视觉状态和习惯，提示可能在验配方面存在问题，需要提醒配镜者复诊。

在复诊中，常会发现有些不适应问题是由于配戴者的使用不当。因为常规的渐变镜的远用、中距离和近用区自上而下分布，如果配戴者不恰当地使用这些区域，或者视觉需求和渐变镜提供的矫正特点不符，会影响配戴的效果和舒适性。

（二）验配不当造成的不适应

排除上述因配戴者使用或者选择不当的可能性，单验配程序本身而言，导致配戴者难以适应或者不能接受渐变镜的因素为：

1. 度数的问题　配镜度数错误，或渐变镜加工误差，导致远用度数（包括柱镜轴位）、近附加的误差。

2. 配镜参数的问题　主要是水平参数（单眼瞳距）和（或）垂直参数（单眼瞳高）的误差。

3. 眼镜架的问题　眼镜架选择不当和（或）眼镜架调整不到位，对渐变镜配戴者引起的问题远远多于普通单光镜配戴者。

渐变镜的合适配适，是指眼镜架与配戴者脸形相匹配，配镜十字位于瞳孔中心，两侧水平线处于同一高度，近用区位于配镜十字下方偏内侧（彩图 9-39）。

确定渐变镜配戴者适应问题的原因，首先要详细询问和适应症状有关的方面，如：是否是第一次配戴渐变镜、该渐变镜的配戴适应时间、配镜时的屈光矫正度数是否有变化、渐变镜的种类、原先矫正方式，等等。为了客观地了解配戴者的适应问题，通常采用开放

笔记

式的问句来了解配戴不适者的症状,同时也可进一步了解其他相关的有用信息,如:配戴以前的眼镜是否也曾出现类似问题;问题是何时开始出现的,是逐渐发生,还是突然发生,等等。

仔细观察配戴者对渐变镜的使用也是很重要的一个环节,即使验配医师选用了合适的渐变镜配戴者并严格按照规范的验配程序进行验配,但配镜者如果没有正确使用,那么也很容易出现不舒适。

（三）常见的引起不适应的验配问题

如前所述,排除配戴者选择不当、使用渐变镜不当等因素,仅就验配本身而言,引起配戴者不适的常见原因可以归结为三大类:

1. 度数的问题 如远用度数不准确或者近附加不准确或者兼而有之。

（1）远用度数不准确

1）球镜度数过负／过正。

2）柱镜度数和轴位。

远用度数不准确会直接影响远矫正视力。如果远用度数过正,会影响远视力的清晰度;如果过负,在配戴者尚有调节剩余的情况下对视觉清晰度的影响可能不大,但是会使视觉容易疲劳,甚至影响近视力。

（2）近附加过负／过正:近用度数不准确会明显影响配戴者中、近距离视觉的清晰度和舒适度。如近附加度数偏高（过正）,并不会提高配戴者的近视力,反而让配戴者倾向于使用渐变区阅读。但是这样配戴者虽然能够获得所需要的视力,有效视野却变得更狭小。如近附加度数偏低,则配戴者的中／近视力下降,当调节可作少量代偿时,近视力可不受明显影响。

2. 配镜参数的问题 配镜参数的问题包括单眼瞳距太大、单眼瞳距太小、配镜高度太高、配镜高度太低。

验配参数主要是指单眼瞳距和配镜高度。由于渐变镜的度数增加规律体现在垂直方向上,因此单眼瞳高的误差会引起类似度数不准确的表现,也会导致有效视场大小的变化。少量的双眼同向的瞳高误差可以通过调整眼镜架来补偿,而单眼瞳距的误差主要导致视场的变化,比较难以通过眼镜架来调整。

图9-39所示是正确的渐变镜配适状况,如果瞳高过高,在正确的使用姿态下,配戴者会感觉到远视力下降,并有可能会受到位置上移的周边区像差的影响,但中／近视力反而更好（瞳高适当偏高会增加配戴者近阅读姿势的舒适度）。配戴者为获得较好的远视力可能会在看远的时候采取低头的代偿姿势。如瞳高过低,由于渐变镜配镜十字上方的屈光力与视远区屈光力一致,故远视力未见明显影响,但视近区位置下移,甚至在割边时因位置过低而被切割,所以中／近视力下降。配戴者为获得较好的中／近视力,需要采取看中／近距离时抬头的姿态。

确定单眼瞳高时需注意,瞳高实际上因配戴者的视觉习惯而异,如果配戴者在看远时习惯抬头或低头,那么按照第一眼位测量的单眼瞳高制作的眼镜可能会影响远视力或者近视力。

3. 眼镜架选择／调整问题 眼镜架选择／调整问题包括眼镜架太小、太大、鼻侧区域不够、倾斜角不够、面弯不够,以及镜眼距离太近。如前文所述,眼镜架的选择和调整会影响渐变镜的有效视场。眼镜架过大可能会包含较多且较高的周边像差而影响视觉舒适度和清晰度;眼镜架过小则可能会限制有效视场,尤其是近用视场。

适当的眼镜架调整对于增大有效视场也是非常重要,主要的调整方面包括镜眼距离、倾斜角和面弯,这对于中／近距离的有效视场的影响更为显著。

（四）常见不适应问题原因分析及处理原则

1. 常见不适应问题的原因分析

例9-2：视远模糊

分析：配戴者主要表现为视远模糊，而视近仍比较清晰。说明影响的是远视力，与视场相关的可能性比较小。

最可能的原因是：

（1）度数的问题：球镜度数过正，或散光不准确（轴位或者度数）。

（2）配镜参数的问题：①单眼瞳高过高，看远时使用度数较正的渐变区。②单眼瞳距：因为视近区对瞳距偏差往往更加敏感，因此此不提示瞳距误差。

（3）眼镜架的问题：本例与视场的相关性不大，故可基本排除眼镜架选择或调整不当引起的视场偏小导致的上述症状。

例9-3：视近模糊

分析：配戴者主要表现为视近模糊，而视远仍清晰。说明影响的是近视力，即可能与视近区的度数有关，与视场相关的可能性也比较大。

最可能的原因是：

（1）度数的问题：视近区度数不准确，无论过正或过负，都会影响近视觉的清晰度。视近区度数的问题，可能是由于近附加度数不准确，或者是视远度数偏负，对近视力的影响会甚于远视力。

（2）配镜参数的问题：①单眼瞳高过低，导致清晰视近区下移而影响近视力；②单眼瞳距偏差导致清晰视近区偏位而影响近视力。

（3）眼镜架的问题：镜眼距离过大、镜架倾斜角度不够等导致镜架视野偏小，主要影响中/近距离视觉。

由于配镜者双眼集合问题（集合不足、集合过度和不对称）或阅读姿势欠佳所引起的近视力问题，通常可采用镜面法对配镜者进行近用视觉评估。镜面法的检查程序如下：

（1）将已标记好的渐变镜给配镜者戴上，检查渐变镜的配适情况。

（2）与配镜者面对面坐在小桌两侧。

（3）将一面画有注视视标的小镜子摆在两人之间。

（4）让配镜者注视镜子上的视标。

（5）检查者闭上左眼，用右眼注视镜面中被检者的右眼；同时将笔式手电靠近自己的右眼照射到镜面上。

（6）检查者观察镜面上被检者右眼反光点，确认反光点与眼镜片上标记的近用参考圈的相对位置。

（7）重复核查左眼。

如通过镜面法观察到的受试者瞳孔的反光点不位于近用参考圈之内，则证实问题来源。如反光点没有位于渐变镜近用参考圈内，存在水平方向上的偏差，则需要调整渐变镜水平移心量来确保近用区位置的正确性；如反光点没有位于渐变镜近用参考圈内，存在垂直方向上的偏差，则需要指导配镜者的阅读姿势。

例9-4：看远时头晕目眩

分析：看远时头晕目眩或者行走、转头时周边视场出现"泳动现象"，是同一渐变镜片颞侧和鼻侧对应点及左右眼镜片上颞鼻侧对应点的棱镜效应不平衡造成的。这种棱镜效应差异作为一种像差主要存在眼镜片的周边部分，因此泳动现象的发生提示看远时视线进入周边像差区，换而言之，渐变镜的有效视场太小。

最可能的原因是：

笔记

（1）度数的问题：度数主要影响清晰度，所以可能性不大。

（2）配镜参数的问题：单眼瞳高过高、单眼瞳距偏差都可以使远视场减小。

（3）眼镜架的问题：镜眼距离过大、眼镜架倾斜角度不够、面弯不够等都可以导致视远的有效视场减小。

例9-5：阅读区太小

分析：阅读区偏小，说明看近的视场太小，对应前述因影响视场引起"视近模糊"的一些因素。

最可能的原因是：

（1）度数的问题：视近区度数过高，可能是①远用度数偏负；②近附加过高。过多的正度数不会提供更清晰的视力，配戴者会偏向从比较清晰的渐变区看近，但是视场减小。此外，近附加越高，相同设计渐变镜的中、近视场越窄。

（2）配镜参数的问题：①单眼瞳高过低，导致清晰视近区下移而影响近视力；②单眼瞳距偏差导致清晰视近区偏位而影响中/近视场。

（3）眼镜架的问题：镜眼距离过大、眼镜架倾斜角度不够等导致眼镜架视场偏小，主要影响中/近距离视场。

以上主要是渐变镜配戴者的主观感觉，有时候配镜者不能主动、详尽地向验配医生倾诉症状，就需要医生能够发现异常代偿头位。代偿头位主要存在两个方向：水平代偿头位和垂直代偿头位。如果配戴者看远或者看中/近距离视标时遵循指导的头位和姿势而不能获得满意的视力时，验配医生需要进一步分析代偿头位产生的原因，主要包括：

（1）度数的问题：由于渐变镜度数的变化是发生在垂直方向的，所以垂直头位变化可能会和度数不准确有关，而水平头位变化则和度数不准确基本无关。

（2）配镜参数的问题：水平头位代偿往往提示水平参数——单眼瞳距的问题，垂直头位代偿则常常说明垂直参数——单眼瞳高有误差。

（3）眼镜架的问题：一般关系不大。

例9-6：阅读时头位侧移

分析：水平头位代偿，按照上述临床经验，基本可以判定最可能的原因是单眼瞳距不准确。

例9-7：看远时头后仰

分析：头后仰视线下移，说明渐变镜配戴者需要更多的正度数舒适看远。

最可能的原因是：视远度数偏负。瞳高问题不会造成这种头位代偿。

例9-8：看中/近距离时头往后仰

分析：头后仰视线下移，说明渐变镜配戴者需要更多的正度数看近更清晰、舒适。

最可能的原因是：

（1）近附加不足，该原因更多会导致配戴者抱怨视近不清。

（2）单眼瞳高过低，近用区下移。

例9-9：看远时头前倾

分析：头前倾视线上移，说明渐变镜配戴者需要更多的负度数看远更清楚。

最可能的原因是：单眼瞳高过高。度数的问题不会造成这种头位变化，因为视远区度数基本不变。

例9-10：看中/近时头前倾

分析：头前倾视线上移，说明配戴者需要稍少的正度数看近更清楚、舒适。

最可能的原因是：中/近距离区正度数过多。瞳高问题不会造成这种头位变化，因为偏高的近用区对于视近姿势更舒适。

笔记

2. 处理原则

（1）度数的问题：重新验光或更换眼镜片。

（2）配镜参数的问题：如果双眼瞳高误差在 2mm 之内，尝试调整眼镜架；否则需要更换眼镜片。如果是瞳距误差，一般都需要更换眼镜片。

（3）眼镜架的问题：调整眼镜架，如果眼镜架过小则更换眼镜架及眼镜片。

七、特殊应用

渐变镜的设计初衷是为老视病人提供自然、舒适和方便的矫正方式，由于渐变镜的加光设计，即阅读用正镜片附加的功能，使渐变镜还可适用于某些双眼视觉功能异常的病人。对于那些双眼视觉功能异常的病人需要在近距工作时附加一定度数的正镜片，虽然他们可以使用近距单光阅读镜或双光镜，但由于单光阅读镜戴上取下不方便、而双光镜的外观及视觉的限制，因此他们期待更好的近附加镜片设计。渐变镜的发展和应用，不仅从原理上解决了眼镜片近附加问题，更从形象上解决了眼镜片外观问题，特别是患双眼视觉功能异常的多为中青年，他们对眼镜片的外观、光学性能及使用舒适度有更高的要求，因此了解渐变镜在此方面的特殊应用更具一定的临床意义。另外，近年来渐变镜还被应用于控制儿童近视进展。

（一）应用于双眼视觉功能异常

常见的双眼视觉功能问题有：调节不足、调节过度、集合不足、集合过度、单纯外隐斜和单纯内隐斜等。患以上双眼视觉功能问题的病人通常远距和近距矫正或裸眼视力均正常，但却会出现许多非特异性的症状，如看书头痛、嗜睡、眼痛和眼酸等。这些双眼视觉问题可以通过视觉训练等方法治疗，也可应用渐变镜矫治。

哪些双眼视觉功能异常病人适合配戴渐变镜？

1. 调节不足和调节疲劳 调节问题的主要症状和表现为视力模糊、眼睛酸胀和头痛等，调节幅度小于最小的期望值（应用 Hofstetter 调节幅度公式）一般属于调节不足。例如，30 岁病人，正常情况下，其调节幅度应至少为 7.50D，这样的调节幅度可以轻松地从事近距阅读。若其调节幅度测量结果为 4.00D，则可能表现为调节不足或调节疲劳，此时典型的临床表现为近距工作后视远距离物体模糊，或远距工作后视近距离物体模糊。对于调节不足和调节疲劳者，正镜片附加是常用的治疗方法。

例 9-11：年龄 38 岁，男，从事电脑软件设计工作，近半年来，看书或电脑工作 20 分钟左右即感觉不舒服，眼睛发酸，这些症状呈逐步加重趋势。

检查结果见表 9-6。

表 9-6　检查结果

配戴原眼镜（OU−4.50D）	右	左
远视力	1.0（5.0）	1.0（5.0）
近视力	1.0（5.0）	1.0（5.0）
遮盖试验（戴镜）	远 2△外隐斜 / 近 7△外隐斜	
调节幅度（戴镜）	5.00D	5.00D
验光	−4.50D	−4.50D

分析和处理：

该病人有正常的远距和近距矫正视力，主要表现为长时间近距阅读问题。从调节角度分析，如期望近距阅读工作（假设阅读距离为 40cm）时双眼视觉舒适，调节幅度须 5.00D 以上，而该病人的调节幅度恰为临界值，故长时间阅读后易出现调节疲劳的症状。此外，该

笔记

病人为近视病人，出现一定量的外隐斜，属于正常现象。因此，该病人的诊断结果为调节不足，予以+0.75D近附加矫正后，以上症状消失。可给予该病人验配渐变镜，其最后的配镜度数为：OU：−4.50D Add+0.75D。

2. 集合过度 正常情况下，双眼由注视远距物体转移至近距物体的过程中，主要表现为调节增加，同时双眼内转，该过程称为"集合"。对注视视标的正确集合是保持双眼视觉功能正常的前提，由集合产生的问题主要分为"集合不足"和"集合过度"。集合过度者有比较多的症状，如短时间阅读后出现眼部不适、头痛，近距工作偶尔出现视力模糊或复视等。集合过度的特征是远距注视时基本无隐斜，但近距注视时出现内隐斜，AC/A比率相当高（通常大于6$^\triangle$），同时负相对集合比较低。集合过度的最有效矫治方法是近距阅读时给予近附加，因为AC/A比率很高，轻微的近附加即可大幅度改变集合，缓解集合过度导致的症状。可以根据病人近距隐斜量和梯度性AC/A值来计算该病人所需的近附加度数，该近附加可以将病人的近距隐斜转移至正位或稍稍外隐斜。正镜片的近附加量的计算公式为：正透镜的近附加=近距内隐斜量/梯度性AC/A比率。

例9-12：年龄25岁，女，主诉：近3个月来，阅读10分钟左右就出现眼部不适、头痛，书本上文字变模糊等现象，有时甚至出现双影，极大影响了工作效率。

检查结果见表9-7。

表9-7　检查结果

裸眼	右	左
远视力	1.0（5.0）	1.0（5.0）
近视力	1.0（5.0）	1.0（5.0）
遮盖试验（戴镜）	远正位/近7$^\triangle$外隐斜	
AC/A		8/1

分析和处理：

该病人表现为典型的集合过度症状，同时临床检查发现：近距内隐斜7$^\triangle$，梯度性AC/A比率为8$^\triangle$/D，根据上述公式，该病人的正镜片近附加约为+1.00D，由于近距隐斜和AC/A比率为协变性，两者之间的比率相对比较稳定，因此，通常给予近附加为+1.00D～+1.25D之间。可给予该病人渐变镜，其最后的配镜度数为：OU：平光 Add+1.00D。经过3周的配戴适应后，该病人戴镜工作长时间无上述症状出现。

3. 假性集合不足 典型的集合不足病人也表现为由远距注视变为近距阅读或注视时视物变模糊，或者表现为无法持久阅读、眼酸和眼痛等症状。临床检测特征是：远距无隐斜、近距高度外隐斜、正相对集合可能低或正常、调节幅度小、调节滞后值高、集合近点（near point of convergence，NPC）后退等。其处理方法主要是通过视觉训练（如棱镜法）来提高正融像功能，使其代偿集合不足，从而改善症状。假性集合不足的病人，临床症状及检测结果与集合不足非常相似。但是如果使用正镜片附加，集合近点明显改善：正镜片附加增加了调节的精确性，随着视标的移近，病人的调节和调节性集合增加。假性集合不足实际上是调节不足而不是真的集合不足，因此应该以改善调节为目的，其处理原则同"调节不足"。

除了以上问题外，其他双眼视觉问题，如单纯内隐斜和散开过度等均可使用渐变镜达到矫治效果。

（二）应用于儿童近视控制

长时间近距阅读与近视发生和发展的关系一直是近视研究者所认同的事实，但是其发生和发展的机制仍然在探索中，有关的学说很多，"调节理论"是其中之一。经典的调节理论认为,长时间近距阅读产生的调节痉挛可能会引起眼轴增长,导致近视的发生和发展。虽然近期的一些研究对此理论提出异议,但在近视发生机制仍难确定的前提下,调节理论仍作为解释近视发生和发展的理论之一。如果该理论成立的话,那么,近距阅读工作时配戴近附加镜似乎可以有效地预防近视的发生和发展。

　　基于调节和近视发生发展的理论,研究者们尝试使用近距近附加的方法预防或控制儿童近视的发生和发展。早在 20 世纪 60 年代,就有研究提出,近距近附加可有效预防近视发生或减缓近视进展,但是,此后的一些临床测试资料又在一定程度否认了这些观点。纵观以往研究,或多或少存在一些设计上的缺陷,如合理的对照组设计、充分的纵向性观测时间、规范和统一的检测手段或检测器械的标准化等均存在问题。因此,目前尚无确凿的资料证明近附加能有效预防近视发生或减缓近视进展,但作为能放松近距阅读下调节的近附加,基于近视发生和发展的"调节理论",有进一步研究的价值。

(瞿　佳　保金华)

二维码9-4
扫一扫,测一测

笔记

第 十 章

眼镜片的设计

本章学习要点

● 掌握：眼镜片产生的主要像差；基弧设计对眼镜片光学质量的影响；非球面设计及其优点。

● 了解：眼镜片设计的简史；眼镜片的环曲非球面设计。

关键词 像差 基弧 非球面

眼镜片包含两个表面，通常前表面为凸面，后表面为凹面，构成新月形设计。视线通过眼镜片视物时会出现离轴现象，即会产生像差，主要影响戴镜者的眼镜片像差包括横向色差、斜向像散、场曲和畸变。其中，斜向像散和场曲是眼镜片设计人员最关注的像差。非球面设计的眼镜片有助于减少眼镜片的斜向像散和场曲；由于采用了较平坦的基弯，因此非球面设计的眼镜片改善了眼镜片的外观，减薄眼镜片的厚度使之更轻；此外，较平坦的基弯易于匹配眼镜架的镜圈弧度，配装更安全。眼镜片的设计目的是使戴镜者获得清晰及舒适的视觉，同时使眼镜片具备美观性。

第一节 眼镜片的像差

忽略眼镜片的厚度时，眼镜片的屈光力（通常指后顶点屈光力）等于眼镜片前后两个表面的面屈光力的代数和。如眼镜片前表面的面屈光力是 +9.00D，后表面的面屈光力是 -5.00D，那么该眼镜片的屈光力为 +4.00D。理论上，组成 +4.00D 眼镜片的形式可以有多种选择。如图 10-1a 所示，由左至右分别是等凸型、双凸型、平凸型、-3.00D 基弧的新月形、-5.00D 基弧的新月形。图 10-1b 显示了 -4.00D 眼镜片的不同组成形式，由左至右分别是等凹型、双凹型、平凹型、+3.00D 基弧的新月形、+5.00D 基弧的新月形。新月形设计的眼镜片通常由一个凸面和一个凹面组成，两个面屈光力中绝对值较低的弧度称为基弯或基弧（注意与环曲面基弧的区别）。

当眼镜片的光轴与人眼的视轴一致时，采用任一种形式设计的眼镜片都不会形成对所视物体的清晰度或者形状产生影响的像差。然而从图 10-2 可知，视线通过眼镜片视物时会出现离轴现象。视线在离轴状态下经过眼镜片时所成的像会产生像差，影响成像质量。主要影响戴镜者的眼镜片像差包括：

1. 横向色差（transverse chromatic aberration，TCA）

2. 斜向像散（oblique astigmatism）

3. 场曲（curvature of field）

4. 畸变（distortion）

笔记

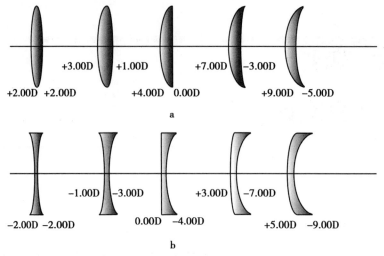

图 10-1 眼镜片的组成形式

a. +4.00D 眼镜片的形式 b. -4.00D 眼镜片的形式

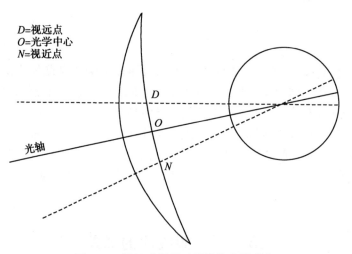

图 10-2 视远或视近时视线的离轴现象

一、色差

如图 10-3 所示,色差(chromatic aberration)包括纵向色差和横向色差。纵向色差(longitudinal chromatic aberration,LCA)是指复合点光源(如白光)通过透镜时,不能在像平面上会聚成一个像点,而是沿着光轴形成一系列的点像,这些像具有不同的颜色及焦距。横向色差(transverse chromatic aberration,TCA)是指复合点光源(如白光)通过眼镜片时,在焦距上形成不同尺寸的像。对戴镜者的视觉产生影响的色差主要是横向色差。

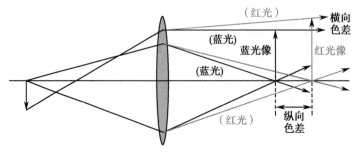

笔记

图 10-3 纵向色差和横向色差

（一）纵向色差

轴上物点发出的不同颜色（或波长）的光线经过同一个折射面后发生不同程度的偏折，在光轴上形成一系列分散的像点（图 10-3），即同一折射面在不同波长下具有不同的屈光力。纵向色差用蓝光下的屈光力（F_F）和红光下的屈光力（F_C）的差值来表示，即

$$LCA = F_F - F_C \qquad\qquad 公式\ 10\text{-}1$$

根据公式 $F = (n-1)R$，其中，F 为眼镜片的屈光力，n 为眼镜片的折射率，R 为眼镜片前表面与后表面的曲率差值，因此

$$LCA = F_F - F_C = (n_F - 1)R - (n_C - 1)R = (n_F - n_C)R$$

其中，$(n_F - n_C)$ 反映了镜片材料的色散（dispersion）。通常以 589.3nm 波长的材料折射率 n_D 计算眼镜片的屈光力 F_D，$F_D = (n_D - 1)R$，$R = \dfrac{F_D}{n_D - 1}$。

由此，

$$LCA = \frac{n_F - n_C}{n_D - 1} F_D$$

$\dfrac{n_F - n_C}{n_D - 1}$ 称为色散力（dispersive power，ω）。因此，$LCA = \omega F_D$。

（二）阿贝数（Abbe number）

临床上常采用阿贝数反映眼镜片色散的大小，阿贝数的值是色散力的倒数，符号为 V，$V = 1/\omega$。

因此，

$$LCA = \frac{F}{V} \qquad\qquad 公式\ 10\text{-}2$$

如公式 10-2，阿贝数越高，眼镜片的色散越小，反之，阿贝数越低，眼镜片的色散越大。常用的眼镜片材料 CR-39 的折射率和阿贝数分别为 1.498 和 58，聚碳酸酯（polycarbonate）的折射率和阿贝数分别为 1.586 和 30。

（三）横向色差

眼镜片的横向色差是指物面在两种不同波长下经过眼镜片成像后得到各自大小不同的像。眼镜片可以看作是由无数个薄片棱镜组成，因此横向色差也可以用这两种波长经过眼镜片后产生的棱镜效应的差异来表示（图 10-4）：公式表达为：TCA = 蓝光棱镜效应 - 红光棱镜效应 = $P_F - P_C$。

棱镜公式为 $P = CF$，其中 C 为距离眼镜片光学中心的距离（单位：cm），F 为眼镜片的屈光力。因此，$TCA = P_F - P_C = C(F_F - F_C)$。

根据公式 10-1 和 10-2 得，$F_F - F_C = \dfrac{F}{V}$

因此，$TCA = C(F_F - F_C) = \dfrac{CF}{V}$

已知眼镜片材料的阿贝数，通过计算可以得到眼镜片的横向色差。当眼镜片的棱镜效应增加时，横向色差变大，对视觉的干扰增加。

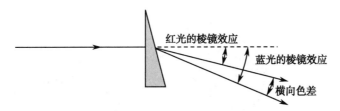

图 10-4 当两种波长的光产生棱镜效应差异时发生横向色差

（四）横向色差对视力的影响

当戴镜者通过眼镜片的光学中心视物时不产生棱镜效应，几乎没有横向色差。当戴镜

笔记

者的眼球转动时视轴偏离眼镜片的光学中心,棱镜效应开始出现,横向色差随之增加,视物会逐渐模糊。高屈光力眼镜片产生的棱镜效应大于低屈光力眼镜片的棱镜效应,因此高屈光力眼镜片的周边视觉下降更明显。在相同的棱镜效应下,镜片材料的阿贝数越小,产生的横向色差越大,视力也就越差(图 10-5)。所幸戴镜者在仔细视物时通常采取直视,不会通过眼球转动从眼镜片的周边进行注视,在一定程度上规避了棱镜效应。

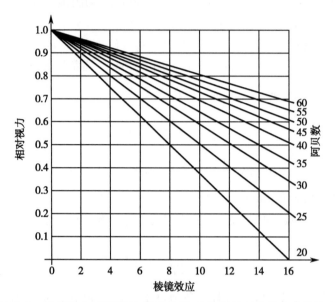

图 10-5　棱镜效应、阿贝数和视力的关系图(棱镜效应单位为棱镜度)

二、斜向像散

明适应时,人眼瞳孔缩小,眼镜片的球差和彗差对成像影响不明显,但是斜向像散还是存在。如图 10-6 所示,轴外物点以细光束通过眼镜片成像,细光束在子午面内和弧矢面内各自形成独立的焦点。在子午像面处得到一条垂直于子午面的短线,称为子午焦线,在弧矢像面处得到一条垂直于弧矢面的短线,称为弧矢焦线。在两条焦线的中间位置上,光束截面是一个圆形弥散斑,在其余位置上,光束截面为椭圆弥散斑,这种结构的光束称为像散光束,这种成像缺陷称为斜向像散(oblique astigmatism),简称像散。

在像散作用下,眼镜片对轴外物点成像时,将产生不重合的子午像和弧矢像,导致成像不清晰。这两个像的轴向距离代表了像散的大小。人眼对斜向像散较为敏感,眼镜片设计时需要选择最佳的镜片基弧,通过镜片外形的优化,可以消除特定视场下的像散像差。

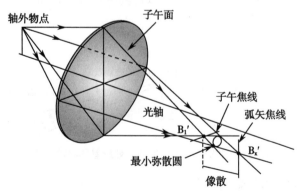

图 10-6　像散光束

笔记

三、场曲

假设眼镜片没有像散，戴镜者通过眼镜片注视时，周边视场依然会出现视觉模糊，这是由于眼镜片形成的另一种像差，称为场曲（curvature of field）。理想的眼镜片设计应该使物点经过眼镜片成像于人眼的远点，随着视轴方向的变化，这些像点将构成一个远点球面。而眼镜片的场曲使实际像点偏离了理想的远点位置，导致周边视场出现屈光力偏差，因此，场曲又被称为屈光力误差（power error）（图10-7）。合理选择眼镜片的基弧，采用非球面设计，可以在一定程度上很好地控制场曲。

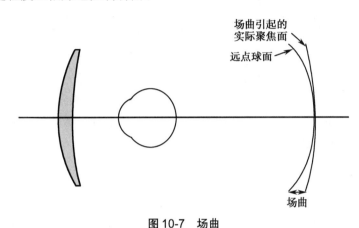

图10-7　场曲

四、畸变

眼镜片的垂轴放大率会随视角而变化，导致物像之间在外形上失去一致性，这种像差称为畸变（distortion）。正镜片的垂轴放大率随视角的增大而增大，产生正畸变，对方形栅格物面成像后将出现枕形畸变（pincushion distortion）。负镜片的垂轴放大率随视角的增大而减小，产生负畸变，对方形栅格物面成像后将出现桶形畸变（barrel distortion）（图10-8）。

畸变改变像的形状，不影响像的清晰度。物点偏离光轴越远，对应的视角越大，放大率的变化也越明显，畸变现象就越严重。眼镜片的屈光力越大，畸变也越明显。

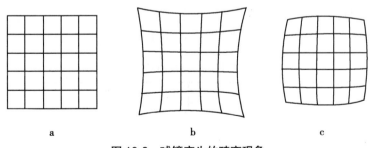

图10-8　球镜产生的畸变现象
a. 方格图　b. 枕型畸变　c. 桶形畸变

第二节　眼镜片的设计

眼镜片的设计发展至今已经经历好几个阶段。以下为眼镜片设计的简史：

"扁平"透镜（"flat" lens）：1200—1800年，"扁平"透镜的前表面或后表面并非是平面，而是类似于扁豆形。"扁平"透镜可以提供良好的中心视力，但周边视力不佳。

笔记

周视透镜（periscopic lens）：19 世纪，眼镜片后表面的屈光力采用 −1.25D 设计，改善了眼镜片的周边视力。

六种基弧设计的新月形透镜（six-base meniscus lens）：19 世纪 90 年代起，这些基弧设计的眼镜片显著提高了周边视觉质量。新月形透镜是指组成眼镜片的两个表面分别为凸面和凹面，通常后表面为凹面。六种基弧设计的眼镜片一直被使用至 20 世纪 60 年代。

基弧矫正镜（corrected curve lens）：20 世纪初，基弧矫正镜是指对于不同的屈光力，眼镜片前表面采用不同的基弧设计以最小化斜向像散。1908 年德国卡尔蔡司公司（Carl Zeiss Company）推出矫正周边斜向像散的 Punktal 镜头（Punktal lens）。1913 年，美国市场出现了各种基弧设计的 Punktal 镜头。1919 年，美国 AO 公司（American Optical）推出了一系列基弧矫正镜，基弧供应的间距为 1D 或 2D。20 世纪 60 年代，眼镜片设计进入过渡期，单光镜从正柱镜形式（前表面为环曲面）转变成负柱镜形式（后表面为环曲面）。

非球面镜（aspherics）：20 世纪初，非球面设计被应用于高屈光力的正镜片。20 世纪末，非球面设计被广泛应用于各种屈光度数的眼镜片，以及高折射率的眼镜片材料。

非环曲面镜（atorics）：目前，非环曲面镜正逐步取代部分非球面单光镜，并逐步融入到渐变多焦点镜的个体化设计和自由曲面设计。

一、眼镜片设计的基本常识

（一）基弧

基弧（base curve）是眼镜片表面的一个主要弧度（即面屈光力），单位为 D，用于计算眼镜片的其他表面弧度。例如 +5.00～+7.00D 的透镜通常使用 −4.50D 的基弧。表 10-1 为镜片的基弧。为了区别于环曲面基弧，基弧也被称为基弯，具体如下：

球镜：眼镜片前表面的圆弧为基弧或基弯。

负柱镜形式的环曲面镜：眼镜片前表面的圆弧为球弧（sphere curve），即基弧或基弯，后表面较平的圆弧为环曲面基弧（toric base curve），后表面较陡的圆弧为环曲面正交弧（toric cross curve）。

正柱镜形式的环曲面镜：眼镜片前表面有两个正交的圆弧，较平的圆弧为环曲面基弧，较陡的圆弧为环曲面正交弧，后表面的圆弧为球弧，即基弧或基弯。目前，市场上正柱镜形式的环曲面镜较少，多为负柱镜形式的环曲面镜。

针对不同的眼镜片屈光力，制造商会推荐相应的基弧。负镜片的屈光力越大，后表面会越陡，前表面越平。正镜片的屈光力越大，后表面会越平，前表面越陡。

表 10-1 镜片的基弧

透镜屈光力	基弧（D）	透镜屈光力	基弧（D）
+1.00DS	−6.50	−1.00DS	+6.50
+2.00DS	−6.00	−2.00DS	+6.00
+3.00DS	−5.50	−3.00DS	+5.50
+4.00DS	−5.00	−4.00DS	+5.00
+5.00DS	−4.50	−5.00DS	+4.50
+6.00DS	−4.50	−6.00DS	+4.00
+7.00DS	−4.50	−7.00DS	+3.50
+8.00DS	−4.00	−8.00DS	+3.00

笔记

（二）视场图

视场图（field diagrams）可以清晰反映在视轴变化过程中，眼镜片产生的斜向像散和场曲的变化。图 10-9 是眼镜片在子午面的斜向顶点屈光力（tangential oblique vertex sphere power，T）和弧矢面的斜向顶点屈光力（sagittal oblique vertex sphere power，S）随视轴的变化。其中，图 10-9a 是眼镜片理想成像的视场图，在所有视轴方向上，屈光力保持不变。图 10-9b 图是平凸型眼镜片的实际成像视场图，当视轴对准眼镜片中心时，屈光力为 +4.00 D，当视轴转至 30° 时，弧矢面的屈光力 S 为 4.25 D，子午面的屈光力为 T = +5.00 D，等效于 +4.25 DS/+0.75 DC，即球镜增大并伴有较大的柱镜，偏离了设计的要求。为了使眼镜片周边的顶点屈光力与中心的顶点屈光力接近，需要优化眼镜片的设计形式。

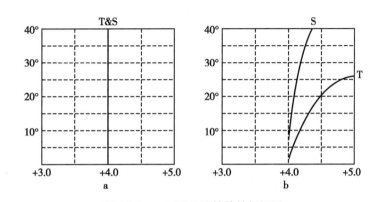

图 10-9　+4.00 D 眼镜片的视场图
a. 理想成像的视场图　b. 平凸型镜片成像的视场图
（T 代表子午面的斜向顶点屈光力，S 代表弧矢面的斜向顶点屈光力）

（三）眼镜片的最佳形式

在眼镜片产生的像差中，横向色差与镜片材料的阿贝数有关，选择较高阿贝数的眼镜片材料可以最小化横向色差。眼镜片的球差和彗差在人眼瞳孔的约束作用下，对视觉质量的影响有限。人眼对畸变又具有较好的适应能力。因此，只有斜向像散和场曲是眼镜片设计主要考虑的像差。设计眼镜片最佳形式的目的是为了消除或者最小化眼镜片的斜向像散和场曲。眼镜片的最佳形式主要有四种：点 - 焦形式，Percival 形式，间于前两者之间的最小切向误差形式（minimum tangential error form），以及最小均方根误差形式（minimum RMS error form）。

图 10-10 展示了 +4.00D 眼镜片最佳形式的视场图。图 10-10a 采用 -6.00 D 基弧的新月形设计，可以完全消除斜向像散，称为点 - 焦形式（point-focal form）。视轴在 35° 时，眼镜片屈光力下降至 +3.75 D，即斜向像散消除后，场曲依然存在，视轴 35° 的屈光力误差为 -0.25 D。

在图 10-10b 中，基弧选择中间值 -4.50 D，视轴在 35° 时，眼镜片的屈光力为 +3.80 DS/+0.16 DC，平均斜向屈光力 +3.88 D，屈光力误差为 -0.12 D，即眼镜片同时保留了少量的斜向像散和场曲，子午面内的屈光力更接近眼镜片的设计度数，这种形式被称为最小切向误差形式。

在图 10-10c 中，基弧采用更平的 -4.00 D，子午面和弧矢面内的斜向顶点屈光力变化幅度相近，趋势相反。视轴在 35° 时，眼镜片的屈光力为 +3.85 DS/+0.30 DC，平均斜向屈光力为 +4.00D，即眼镜片的场曲被消除，斜向像散依然存在，这种形式被称为 Percival 形式（Percival form）。

图 10-11 展示了 -4.00 D 眼镜片分别采用点 - 焦形式（+5.00 D 基弧）、最小切向误差形式（+3.87 D 基弧）和 Percival 形式（+3.25 D 基弧）设计的视场图。

眼镜片的最小均方根误差形式是以子午面和弧矢面的顶点屈光力与设计值差异的均方根作为评价标准。

笔记

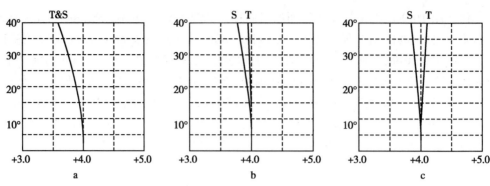

图 10-10　+4.00D 眼镜片最佳形式的视场图

a. 点 - 焦形式，-6.00D 基弧　b. 最小切向误差形式，-4.50D 基弧　c. Percival 形式，-4.00D 基弧

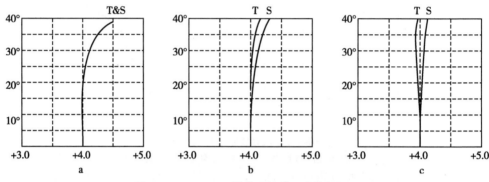

图 10-11　-4.00D 最佳眼镜片形式的视场图

a. 点 - 焦形式，+5.00D 基弧　b. 最小切向误差形式，+3.87D 基弧　c. Percival 形式，+3.25D 基弧

眼镜片设计时主要考虑的四个基本变量包括镜眼距离、眼镜片厚度、眼镜片材料折射率，以及眼镜片前 / 后表面的屈光力（基弧）。对于同一系列的单光球面眼镜片，镜眼距离、眼镜片厚度和材料折射率通常是确定的，选择眼镜片的最佳形式取决于眼镜片前表面的屈光力（基弧或基弯），并且只能满足上述四种最佳眼镜片形式中的一种设计，无法兼顾。

（四）Tscherning 椭圆

从 19 世纪开始，眼镜片设计采用三阶像差理论（third-order theory of aberrations）来获得眼镜片最佳形式的近似方程，具有代表性的是 Marius Tscherning（1904）推导出的眼镜片形式和屈光力之间的二次方程式。假设眼镜片的中心厚度近似为零，Tscherning 方程可以表述为

$$a_2 F_1^2 - 2a_1 F_1 + a_0 = 0$$
$$a_2 = n + 2$$
$$a_1 = (n^2 - 1)(Z + \Lambda) + \frac{n+2}{2} F_V'$$
$$a_0 = (n^2 - 1)\left[2(n-1)\Lambda + (2-n) F_V' \right] Z + n \left[F_V' + (n-1)\Lambda \right]^2$$
$$F_2 = F_V' - F_1$$

其中 F_1、F_2 分别是眼镜片前后表面的面屈光力，F_V' 是眼镜片的顶点屈光力，Z 是物方聚散度，Λ 是眼球转动中心到眼镜片距离的倒数，n 是眼镜片材料的折射率。Whitwell 利用绘图法求解 Tscherning 方程，得到满足方程解的 Tscherning 椭圆。点 - 焦形式、Percival 形式和最小切向误差形式这三种眼镜片最佳形式都有相对应的 Tscherning 椭圆。

彩图 10-12 是眼镜片采用消像散的点 - 焦形式设计的 Tscherning 椭圆，设眼球转动中心到镜片后顶点的距离为 27mm，当眼镜片材料的折射率固定时，通过 Tscherning 椭圆可以找

到两种满足消像散条件的点 - 焦形式，一种是临床上常用的 Ostwalt 点 - 焦形式，具有较平的眼镜片外形；另一种是较陡的 Wollaston 点 - 焦形式。对于椭圆范围外的眼镜片屈光力，球面设计无法满足消像散的点 - 焦形式要求，需要改用非球面设计。如果增大眼镜片的材料折射率，对应的 Tscherning 椭圆涵盖的正镜片屈光力设计范围几乎不变，负镜片屈光力设计范围逐渐增大，同一屈光力设计值的眼镜片，随着眼镜片材料折射率的增加，需要增大基弧来消除斜向像散。近用阅读镜的 Tscherning 椭圆所涵盖的眼镜片屈光力设计范围要超过远用矫正镜。

相同屈光力的眼镜片，即使镜片种类不同，眼镜片的最佳形式也不会相差太大。在临床上，已经习惯于特定眼镜片形式的戴镜者，往往会对眼镜片形式的变化表现出不适应，通常的解决办法是换回原先的眼镜片形式的设计。

二、非球面镜和环曲非球面镜

理想的眼镜片形式是让戴镜者在任意视轴方向上都能获得清晰视力。根据眼镜片的球面设计可知，单纯优化眼镜片的基弧不可能实现这一视觉要求。随着计算机辅助设计和数控精密光学加工技术的发展和成熟，非球面、环曲面以及自由曲面等概念陆续在眼镜片设计中得到应用，现代的眼镜片设计从光学性能及外观都得到了极大的提升。

（一）非球面镜

球面在任意位置的曲率半径一致，但是非球面的表面曲率半径呈连续变化。非球面是指除球面之外具有回转对称特性的面型，由非球面构成的眼镜片称为非球面镜（aspherics）。在圆锥体中通过选取不同的圆锥截面，可以得到非球面的轮廓线（图 10-13），例如，改变截面与圆锥轴线的夹角，可以得到椭圆、抛物线及双曲线。

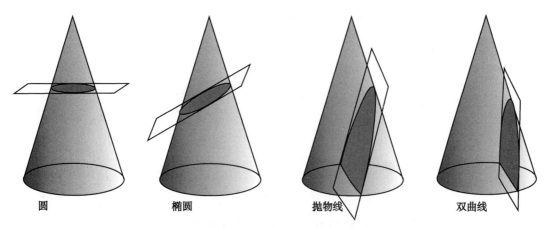

圆　　　　　　椭圆　　　　　抛物线　　　　双曲线

图 10-13　圆锥截面轮廓线描述圆、椭圆、抛物线及双曲线

非球面的常用表达式为：

$$z = \frac{cx^2}{1+\sqrt{1-(1+k)\,c^2x^2}}$$

公式 10-3

其中，z 是曲面的矢高，c 是非球面的顶点曲率，k 为二次曲线系数，k 值决定了曲面的类型，如扁椭圆（$k>0$），球面（$k=0$），长椭圆（$-1<k<0$），抛物面（$k=-1$）和双曲面（$k<-1$）。

非球面设计的眼镜片的优点包括：有助于矫正眼镜片的斜向像散和场曲等轴外像差；眼镜片表面平坦化，改善外观；减薄眼镜片使之更轻；眼镜片的弧度与眼镜架的镜圈弧度匹配，配装更安全。

1. 非球面镜的工作特性　图 10-14 对比了 +5.00 D 眼镜片的球面与非球面设计，在基

笔记

弧+10.00 D 的球面设计中，眼镜片周边没有斜向像散，只有场曲引起的屈光力误差，但镜片外观较陡，眼镜片的放大率较大。若采用基弧+6.50 D 的球面设计，眼镜片的片形可以平坦化，一定程度上可以控制眼镜的放大率，但是如图 10-14 所示，较小的基弧设计容易在眼镜片周边产生较大的斜向像散，导致视觉模糊。改用基弧+6.50 D 的非球面设计时，眼镜片的屈光力可以在各个视轴方向上保持稳定，同时消除周边视场的斜向像散，使眼镜片中央和周边都能提供清晰视力，兼顾眼镜片的外观。

在配装眼镜片时，需要考虑眼镜片弧度与镜圈弧度的匹配性。眼镜片的基弧过陡会引起眼镜片与镜圈的弧度不匹配，装架困难，眼镜片易脱出甚至崩边。采用较平基弧的非球面设计，既确保光学性能，又可以提高眼镜片与镜圈的配装稳定性。

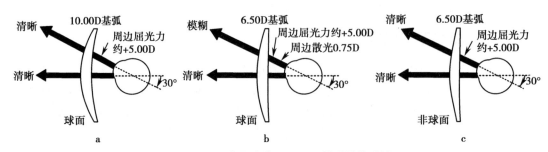

图 10-14　顶点屈光力+5.00 D 的眼镜片设计
a. 基弧为+10.00 D 的球面设计　b. 基弧为+6.50 D 的球面设计　c. 基弧+6.50 D 的非球面设计

2. 非球面镜的几何特性　非球面设计可以减薄眼镜片，减轻重量。正透镜的边缘厚度限制了中心厚度，采用非球面设计后，眼镜片前表面变平坦，边缘厚度增加，因此，通过研磨可以减薄眼镜片的中央厚度（图 10-15）。也可以通过缩小眼镜片直径和提高眼镜片材料的折射率减薄眼镜片的厚度（图 10-16）。

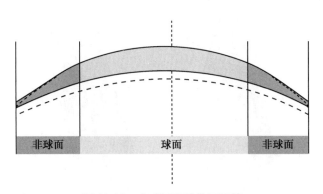

图 10-15　非球面设计的正透镜

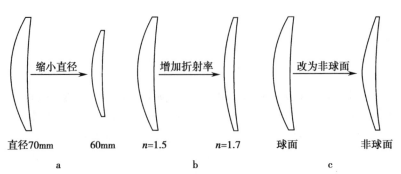

图 10-16　正屈光力眼镜片的厚度减薄方式
a. 小直径　b. 增加折射率　c. 非球面设计

笔记

如图 10-17 所示，对于负透镜，非球面设计可以使眼镜片前表面的周边更陡，或者使眼镜片后表面的周边更平坦，亦或前后表面同时采用非球面设计，可以有效减薄眼镜片的边缘厚度。

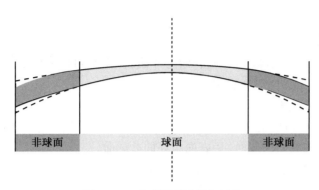

图 10-17　非球面设计的负透镜

（二）环曲非球面镜

环曲面（toric surface）通常采用以下公式表示：

$$z = \frac{c_x x^2 + c_y y^2}{1 + \sqrt{1 - c_x^2 x^2 - c_y^2 y^2}}$$
　　　　公式 10-4

其中，z 是曲面的矢高，c_x 和 c_y 分别表示包含 x 轴和 y 轴的两个子午面内的母线曲率，对应的 x 轴和 y 轴方向的屈光力分别为 $F_x = (n-1)c_x$ 和 $F_y = (n-1)c_y$，n 是眼镜片材料的折射率，屈光力之差就是柱镜，用于矫正散光。

类似于之前用非球面替代球面来设计眼镜片的方法，环曲面眼镜片也可以借助非球面优化得到环曲非球面镜（atoric lens），其面型的表达式如下：

$$z = \frac{c_x x^2 + c_y y^2}{1 + \sqrt{1 - (1+k_x) c_x^2 x^2 - (1+k_y) c_y^2 y^2}}$$
　　　　公式 10-5

其中，z 是曲面的矢高，k_x 和 k_y 分别表示 x 轴和 y 轴所在子午面内的二次曲线系数。若二次曲线系数取零，公式 10-5 就退化为环曲面的表达式（公式 10-4）。

对于含柱镜成分的眼镜片，环曲非球面镜相比于最佳形式的环曲面镜，有利于扩大眼镜片周边的清晰视力范围（图 10-18）。

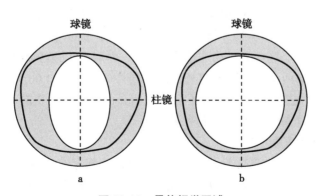

图 10-18　最佳视觉区域
a. 环曲面设计的球柱镜　b. 环曲非球面设计的球柱镜

（三）单光的球面镜、非球面镜及环曲非球面镜的设计比较

1. 球面镜设计

（1）球镜的前、后表面均为球面。

（2）球柱镜的前表面为球面，后表面为环曲面。

2. 非球面镜设计

（1）多数情况下，球镜的前表面为非球面，后表面为球面。

（2）球柱镜的前表面为非球面，后表面为环曲面，无法同时在环曲面的最大曲率和最小曲率所在的两个子午面内同时实现像差矫正。

3. 环曲非球面镜设计

（1）主要用于球柱镜矫正，当只用于球镜矫正时，通常采用非球面设计。

（2）单光现片，前表面为球面，后表面为环曲非球面。

（3）单光半成品片，前表面为环曲非球面，用于矫正周边像差，后表面将加工成矫正柱镜的环曲面。

三、高屈光力镜片设计

（一）高屈光力正镜片

高屈光力正镜片有多种设计方式，如球面或非球面设计、正缩径设计和多梯度设计等。

1. 正缩径形式　正缩径设计的眼镜片是指镜片中心区域有屈光力，而周边无屈光力或者有极少屈光力的眼镜片。如图 10-19 所示，镜片中心区域称为孔径，可以采用球面或非球面设计，周边区域称为载体。缩径形式是为了减薄镜片，重量减轻。同时，非球面设计可以使眼镜片具有较好的光学性能。正缩径眼镜片的缺点是孔径边缘可见，外观不佳。

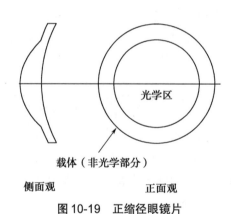

光学区

载体（非光学部分）

侧面观　　　　　　正面观

图 10-19　正缩径眼镜片

2. 梯度镜片　梯度镜片（multidrop lens）从外观上克服了正缩径眼镜片的缺陷。例如早期的 Welsh 梯度镜片（图 10-20），镜片的后表面几乎是平的，前表面的中心区域是一个口径为 24mm 的球面，中心区域之外由非球面构成，表面屈光力逐级降低，例如，镜片中心的基弧是 +14.00D，外部四个同心区域的基弧由里到外分别为 +13.00D、+12.00D、+11.00D和 +10.00D。相邻区域之间有过渡区，不会出现明显的屈光力跃变的界限。梯度镜片在周边屈光力下降速度和下降幅度设计方面有多种选择。

（二）高屈光力负镜片

无论是球面设计还是非球面设计，高屈光力负镜片都存在边缘厚度过厚的问题，需要借助合适的镜框来掩盖。为了减小边缘厚度，可以对高度负镜片进行缩径设计（图 10-21），其思路与高度正镜片的缩径设计是相同的。负缩径眼镜片的中心区域（孔径）包括镜片的矫正屈光力，周边（载体）区域是为了延伸镜片的物理尺寸，没有增加镜片厚度。

笔记

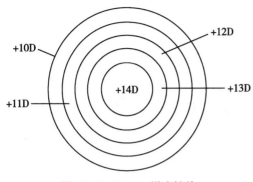

图 10-20　Welsh 梯度镜片

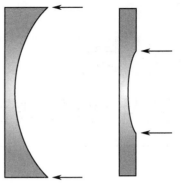

图 10-21　负缩径眼镜片

（陈　浩　保金华）

二维码 10-1
扫一扫,测一
测

笔记

第十一章

眼镜片材料、表面处理及安全防护

本章学习要点

- 掌握：眼镜片材料特性；镜片表面膜层处理。
- 熟悉：光辐射防护眼镜片；抗冲击性眼镜片。
- 了解：眼镜片的染色；光致变色眼镜片；偏振眼镜片。

关键词 折射率 透光率 减反射膜 紫外线阻断 抗冲击性

现代眼镜片是由不同材料和膜层组成兼具光学及化学特性的复杂综合体。眼镜片材料所担当的角色不仅仅在于参与了各类功能眼镜片的制造，而且还是眼镜片表面系统镀膜处理的载体与基础。眼镜片材料及表面处理与配戴的视觉清晰度、舒适性、耐用性和安全性密切相关。眼睛是位于人体最暴露部位的器官，是人体组织最精密、最脆弱的兼具神经性与光学性的器官。环境中存在许多对眼睛产生损伤的因素，如机械伤、化学伤、紫外线辐射等对眼睛的损伤等，因此眼睛的安全防护显得尤为重要。

本章从眼镜片材料的折射率、密度、阿贝数、透光率等特性出发，描述了目前市场上存在并较普遍使用的眼镜片材料的种类以及眼镜片表面的镀膜处理，对眼镜片的染色、变色和偏振特性进行了分析。同时结合眼镜片的紫外线阻断、抗冲击性等特性，阐述眼镜配戴对于眼睛的光损伤安全防护以及在某些职业和运动中的眼外伤防范所起的作用。

第一节　眼镜片材料的特性

为了对眼镜片材料的一些技术参数进行合理评价，眼镜片材料制造商通常会提供与眼镜片材料性能直接相关的信息，如折射率、密度、阿贝数和透光率等。

一、折射率

折射率（refractive index）是指特定波长的光线在真空中的速度与其在折射媒质中的速度的比值。目前，英国和美国采用的特定波长为 $\lambda_d = 587.56nm$（氦黄线 d），而欧洲则采用 $\lambda_e = 546.07nm$（汞绿线 e）。表 11-1 列举了部分眼镜片材料的折射率 n_d 和 n_e。对于同一种眼镜片的折射率，n_e 的数值略大于 n_d。根据不同的折射率，眼镜片材料的基本分类如下：

1. 普通折射率：$1.48 \leqslant n < 1.54$；
2. 中折射率：$1.54 \leqslant n < 1.64$；
3. 高折射率：$1.64 \leqslant n < 1.74$；
4. 超高折射率：$n \geqslant 1.74$。

制造指定面屈光力所需的曲率与眼镜片材料的折射率呈反比。随着折射率的增加，曲

笔记

率减小，同一直径眼镜片的表面矢高也相应减小。因此折射率越高，眼镜片越薄，即凸透镜中央厚度越薄，凹透镜边缘厚度越薄。表 11-2 列举了两种直径的 −5.00D 眼镜片的重量及边缘厚度。

表 11-1　眼镜片材料的技术参数

眼镜片材料	n_d	n_e	CVF	密度 g/cm³	阿贝数	单面反射率 %
玻璃眼镜片						
1.5	1.523	1.525	1.0	2.54	59	4.3
1.6	1.600	1.604	0.87	2.63	42	5.3
1.7	1.700	1.705	0.75	3.21	35	6.7
1.8	1.802	1.807	0.65	3.65	35	8.2
1.9	1.885	1.893	0.59	4.00	31	9.4
树脂眼镜片						
PMMA	1.490	1.492	1.02	1.19	58	3.9
CR39	1.498	1.500	1.00	1.32	58	4.0
1.54	1.532	1.534	0.94	1.11	46	4.4
1.56	1.560	1.563	0.89	1.23	38	4.8
PC	1.586	1.589	0.85	1.20	30	5.2
1.6	1.600	1.603	0.83	1.34	42	5.3
1.67	1.660	1.664	0.75	1.35	32	6.3
1.71	1.710	1.715	0.70	1.40	36	6.9
1.74	1.740	1.745	0.67	1.40	32	7.3

注：1. 表格中的 CVF、密度、阿贝数及单面反射率均是基于特定波长折射率 n_d 的计算值。

2. 表格中仅列举了市场上部分眼镜片材料的技术参数，例如在市场上，1.54 折射率的树脂眼镜片材料不止一种，本表格仅列举其中一种材料

表 11-2　两种直径的 −5.00D 眼镜片的边缘厚度及重量的比较

n_d	密度	中心厚度	直径 60mm		直径 70mm	
			边缘厚度 mm	重量 g	边缘厚度 mm	重量 g
玻璃眼镜片						
1.523	2.54	1.0	5.9	23.9	8.0	41.8
1.600	2.63	1.0	5.1	22.2	6.8	38.2
1.700	3.21	1.0	4.1	22.8	5.8	41.0
1.802	3.65	1.0	3.9	25.3	5.1	42.1
1.885	4.00	1.0	3.6	26.1	4.7	43.0
树脂眼镜片						
1.498	1.32	2.0	7.2	16.7	9.5	27.8
1.600	1.34	1.0	5.1	11.3	6.8	19.6
1.660	1.35	1.0	4.7	10.6	6.1	18.1
1.740	1.40	1.0	3.9	9.9	4.8	16.2

当某玻璃眼镜片材料与 1.523 折射率的玻璃眼镜片（也称冕牌玻璃）比较时，折射率可以提供该眼镜片厚度的变化信息。曲线变化因子（curve variation factor，CVF）是比较眼镜片厚度的常用参数。曲线变化因子是与冕牌玻璃眼镜片（1.523）和其他玻璃眼镜片材料折射率（n_d）相关的比值，即 $CVF = \dfrac{0.523}{n_d - 1}$，可用于比较冕牌玻璃眼镜片的曲率和指定表面曲率

的玻璃眼镜片材料；或者是与 CR39 树脂眼镜片（1.498）和其他树脂眼镜片材料折射率（n_d）相关的比值，即 $CVF = \dfrac{0.498}{n_d - 1}$。例如，1.7 折射率玻璃眼镜片的曲线变化因子为 0.75（表 11-1），说明与冕牌玻璃眼镜片相比，1.7 折射率玻璃眼镜片的厚度减薄 25%。在临床上，CVF 常被用于转换眼镜片的屈光力，即转换为冕牌玻璃眼镜片的当量。例如，假定配发 1.7 折射率 -10.00D 的玻璃眼镜片，其相当于 -7.50D 的冕牌玻璃眼镜片（当量 = 0.75 × -10.00D）。换句话说，1.7 折射率 -10.00D 的玻璃眼镜片的一些技术参数（如厚度）如同 -7.50D 的冕牌玻璃眼镜片。

目前市场上的眼镜片材料品种繁多，对于拆去包装的眼镜片，如果眼镜片表面没有任何标记则很难判断眼镜片材料的折射率。通常，对于薄透镜，我们可以通过焦度计和眼镜片测度表获得眼镜片材料折射率的近似值。使用焦度计测量眼镜片的后顶点屈光力，使用眼镜片测度表测量眼镜片近似屈光力（眼镜片前后表面面屈光力的代数和）。对于薄透镜，眼镜片测度表测得的近似屈光力与焦度计测得的后顶点屈光力的比值等同于眼镜片材料的曲线变化因子。例如，某玻璃眼镜片的后顶点屈光力为 -6.00D，眼镜片测度表获得的近似屈光力为 -4.50D，两者的比值为 0.75（= 4.50/6.00）。通过查阅表 11-1 可知，折射率 1.700 玻璃眼镜片的曲线变化因子为 0.75，因此该玻璃眼镜片材料的折射率为 1.70。如果没有曲线变化因子参考值，那么对于未知的眼镜片材料折射率 n_T，可以通过以下公式进行计算：

$$n_T = 1 + \frac{F_T(n_{LM} - 1)}{F_{LM}} \qquad \text{公式 11-1}$$

其中，F_T = 焦度计测得的后顶点屈光力；F_{LM} = 眼镜片测度表测得的眼镜片前后表面面屈光力之代数和；n_{LM} = 眼镜片测度表的特定折射率。

二、密度

密度（density）是物质材料的特性之一，表示材料单位体积的质量，单位是 g/cm^3。通过密度可以了解所选择的眼镜片材料的重量情况（表 11-1）。以前，玻璃制造商提供材料的相对密度（或者比重），即材料密度与水密度的比值。现在，对于眼镜片材料重量的描述统一采用密度（单位 g/cm^3），而不再使用没有单位的比重。在常温和常压下，密度和比重的值几乎一致，所以可以非常方便将密度看作以克为单位的每立方厘米材料的重量，密度越低说明重量越轻。

在比较高折射率眼镜片材料与冕牌玻璃眼镜片材料的重量时，除了比较密度外，还需要考虑眼镜片厚度的减薄比例。例如，1.9 折射率玻璃材料的密度为 $4.00g/cm^3$，比冕牌玻璃材料（密度为 $2.54g/cm^3$）重了近 58%[= (4.00 - 2.54)/2.54]，而 1.9 折射率玻璃眼镜片的曲线变化因子为 0.59，说明比冕牌玻璃眼镜片的厚度薄了 41%。所以对于同样屈光力及设计的眼镜片，与冕牌玻璃材料相比，选择 1.9 折射率的玻璃材料，眼镜片将更薄但更重。依次类推，与冕牌玻璃眼镜片相比，1.7 或 1.8 折射率的眼镜片都将更薄但更重，而 1.6 折射率的眼镜片将更薄、更轻。

三、阿贝数

眼镜片材料的阿贝数（Abbe number），亦称倒色散系数（constringence），指材料的光学性质，可用 V 值表示。倒色散系数是材料色散力（dispersive power）的倒数，表明配戴者会感受到的横向色差（TCA）的程度。目前市场上眼镜片材料的阿贝数在 30～60 之间，阿贝数越小，横向色差越大，对视网膜成像质量的影响就越大。表 11-1 中所列的阿贝数 V_d 是基于特定波长折射率 n_d 的计算值：

$$V_\mathrm{d} = \frac{n_\mathrm{d} - 1}{n_\mathrm{F} - n_\mathrm{C}}$$

公式 11-2

其中，n_C 指特定波长为氢红线 C（656.27nm）的材料折射率；n_F 指特定波长为氢蓝线 F（486.13nm）的材料折射率。

在高对比环境下，横向色差对人眼的影响是视物时可能发现物体的边缘伴有彩色条纹。如彩图 11-1 所示，当白色物点发出的光线经过棱镜产生偏折后，光线被发散呈不同单色光，如蓝光的偏折大于红光。在低对比度环境下，横向色差的影响表现为离轴模糊，因此配戴者可能不会察觉到彩色边缘，但常会抱怨："当我通过眼镜片中央视物时很清楚，但通过眼镜片边缘视物时会感觉模糊"。

眼镜片上任意点的横向色差可以采用棱镜效应（P）近似计算，即将该点的棱镜效应除以眼镜片材料的阿贝数（$TCA = P/V$）。通常，横向色差的平均阈值为 $0.1^\triangle$。如果横向色差低于 $0.1^\triangle$ 则不太可能引起配戴者的不适。1.5 折射率眼镜片材料（如冕牌玻璃、CR39）的阿贝数接近 60，如果要达到平均阈值 $0.1^\triangle$，则需产生约 $6^\triangle$ 的棱镜效应，配戴者才有可能会感受到这个横向色差，例如，+4.00D 配戴者的视线经过距离光心 15mm 处时产生的棱镜效应为 $6^\triangle$。如果眼镜片材料的阿贝数为 40，那么引起 $0.1^\triangle$ 横向色差的注视点的棱镜效应为 $4^\triangle$，即距离 +4.00D 眼镜片光学中心 10mm。正是由于这个原因，在临床上尽可能选择高阿贝数的眼镜片材料。在一些眼镜片的标准中，对于阿贝数的分类为：低色散，$V \geqslant 45$；中色散，$39 \leqslant V < 45$；高色散，$V < 39$。冕牌玻璃和 CR39 的眼镜片材料的阿贝数分别为 59 和 58，属于低色散材料，几乎不会引起边缘彩色条纹和离轴模糊的不适现象。

四、反射性

眼镜片具有反射部分入射光线的性质。眼镜片材料的反射率指光线经过眼镜片界面时，反射的光通量与入射光通量的比值。眼镜片材料的折射率可用于计算眼镜片表面的反射率（reflectance，ρ）。空气中，在不改变眼镜片材料本身反射特性的条件下（如染色、镀减反射膜），眼镜片单面反射率的计算公式如下：

$$\rho = \frac{(n-1)^2}{(n+1)^2} \times 100\%$$

公式 11-3

公式中，n 为材料折射率

光线在眼镜片表面产生的反射现象（图 11-2，彩图 11-3）会影响配戴者视觉的清晰度和舒适性，以及配戴者外观的美观性。如表 11-3 所示，眼镜片材料的折射率越高，眼镜片入射光线产生的反射率越大。眼镜片表面反射现象的解决办法是在眼镜片表面镀减反射膜（anti-reflection coatings，AR coatings）。

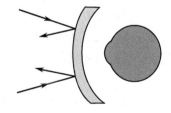

图 11-2　眼镜片表面的反射现象

表 11-3　不同折射率眼镜片的反射率比较

折射率	1.5	1.6	1.7	1.8	1.9
反射率	7.8%	10.4%	12.3%	15.7%	18.3%

五、散射和衍射

（一）散射（diffusion）

散射是指光线在各个方向上被发散的一种现象，它一般在固体表面以及透明材料的内部产生。理论上，眼镜片表面经过抛光工序后不会产生散射现象，然而当眼镜片表面存在

笔记

灰尘、油渍等污渍时会产生散射。眼镜片内部的散射量极小，通常忽略不计。

（二）衍射（diffraction）

衍射是指光线遇到小障碍而改变行径方向的一种现象。由于眼镜片表面磨损而产生的衍射现象会干扰配戴者的视觉舒适性及清晰度。

六、吸收性

眼镜片的吸收性（absorption）指眼镜片材料对光能量的吸收特性。光线通过眼镜片，在没有发生其他能量损耗时，刚进入材料的光通量与离开材料时的光线光通量的差值与刚进入材料的光通量的比值称为眼镜片材料的光线吸收率。例如，30% 光线吸收率说明入射光线在眼镜片内部减少了 30% 的光通量。眼镜片材料的吸收性会减少眼镜片的透光量，这部分光线的损失对于无色眼镜片可以忽略，但有色眼镜片（如染色、变光致变色眼镜片）对入射光线的吸收量很大，这也是此类功能性眼镜片的使用目的，即减少入射光线到达眼睛的光通量。眼镜片材料的光线吸收性遵循郎伯（Lambert）定律，光线被透明介质吸收的比例与入射光的强度无关，在光程上每等厚层介质吸收相同比例值的光线；因此，眼镜片材料的光线吸收性依据眼镜片的厚度呈指数性变化。

七、透光率

透光率（transmittance）指光线通过眼镜片后的光通量与进入眼镜片前光通量的比值。眼镜片的透光量是指光线经过眼镜片后的光通量，透光量与入射光线的强度有关。只有在入射光线强度一致的条件下，不同眼镜片的透光量可以相互比较。如果将入射光线光通量定义为 1，那透光率等价于透光量，通常以百分比表示。忽略一些非线性的影响因素（如散射、衍射等），眼镜片的透光率不随着入射光线光通量的变化而变化。故比较眼镜片对光线的透过特性优良程度，常使用透光率。如图 11-4 所示，光线经过眼镜片到达眼睛的透光量等于眼镜片前表面的可见光入射量，减去眼镜片前、后表面的反射量，以及可能被眼镜片材料吸收的光通量。因此，配戴者对入射光线的视觉受三方面的综合影响：入射光的强度和入射光谱范围、眼镜片材料的吸收性及其对光谱的选择、眼睛对不同可见波长的敏感度。公式 11-4 为眼镜片透光量的计算公式，公式 11-5 是受一系列透光媒介影响后的最终透光量的计算公式。

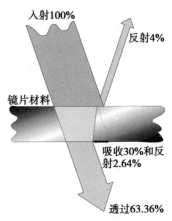

图 11-4　眼镜片的透光量

$$T = I - \rho_1 - A - \rho_2 \qquad 公式\ 11\text{-}4$$

公式中，T 为透光量，I 为光线入射量，ρ_1 为眼镜片前表面的光线反射量，A 为眼镜片材料对光线的吸收量，ρ_2 为眼镜片后表面的光线反射量。使用该公式计算时，注意考虑前面的介质对光通量的影响。如果将上面公式的 I 视为 100%，那么最终计算的透光量数值上等于透光率，故此公式也能计算眼镜片透光率。

直接计算透光率可使用以下公式进行运算：

$$t = (1 - \rho_1) \times (1 - a) \times (1 - \rho_2)$$

公式中，t 为透光率，ρ_1 为眼镜片前表面对光线的反射率，a 为材料对光线的吸收率，ρ_2 为眼镜片后表面对光线的反射率。

对于通过一系列眼镜片的透光率公式为：

$$t_U = t_1 \times t_2 \times t_3 \cdots\cdots t_n \qquad 公式\ 11\text{-}5$$

公式中，t_U 为最终透光率，$t_1 - t_n$ 为各个眼镜片的透光率。如果入射光线光通量为 I，则

笔记

通过这系列眼镜片后最终透光量为 $t_U \times I$。

例 11-1：计算 1.5 折射率的无色眼镜片的透光量（将入射光通量视为 100%）。

解：方法（1）光线入射眼镜片第一个表面时产生的反射量 ρ_1 为：

$$\rho_1 = (n-1)^2/(n+1)^2 \times I = (1.5-1)^2/(1.5+1)^2 \times 100\% = 4\%$$

光线入射眼镜片第二个表面时产生的反射量 ρ_2 为：

$$\rho_2 = (n-1)^2/(n+1)^2 \times I = (1.5-1)^2/(1.5+1)^2 \times (100\%-4\%) = 3.84\%$$

1.5 折射率眼镜片的透光量为：

$$T = I - \rho_1 - A - \rho_2 = 100\% - 4\% - 0 - 3.84\% = 92.16\%$$

注：忽略眼镜片内反射的光线损失。

方法（2）运用透光率计算：

光线入射眼镜片第一个表面时产生的反射率 ρ_1 为：

$$\rho_1 = (n-1)^2/(n+1)^2 = (1.5-1)^2/(1.5+1)^2 = 4\%$$

光线入射眼镜片第二个表面时产生的反射率 ρ_2 为：

$$\rho_2 = (n-1)^2/(n+1)^2 = (1.5-1)^2/(1.5+1)^2 = 4\%$$

忽略眼镜片对光线的吸收，即 $a = 0$

1.5 折射率眼镜片的透光率为：

$$t = (1-\rho_1) \times (1-a) \times (1-\rho_2) = (1-4\%) \times (1-0) \times (1-4\%) = 92.16\%$$

眼镜片的透光量为 $t \times I = 92.16\% \times 100\% = 92.16\%$。

例 11-2：一位配戴太阳眼镜正在开车的司机。如果汽车前挡风玻璃的透光率为 85%，太阳眼镜的透光率为 60%，外界光线入射亮度为 1000lx，则通过挡风玻璃、太阳眼镜后，入射到司机角膜的透光量为多少？

解：$t_U = t_1 \times t_2 = 0.85 \times 0.60 = 51\%$

透光量 $T = 51\% \times 1000 = 510\text{lx}$

八、紫外线阻断

紫外线阻断（ultraviolet cut-off）反映了眼镜片阻断不同波段紫外线辐射透过的性能。可见光（visible light，VIS）的波长范围在 380～760nm。紫外线波长范围在 100～380nm。通常紫外线被分为三个波段，UVC（100～280nm），UVB（280～315nm）以及 UVA（315～380nm）。对人眼具有生物效应的紫外线主要是 UVB 和 UVA 两部分，而眼镜片应能有效阻断 UVB 和 UVA（具体眼组织对紫外线的通透与吸收及紫外线辐射防护见本章第六节）。

九、耐用性

任何眼镜片材料都需具备机械耐受性及化学耐腐蚀性。冕牌玻璃眼镜片的耐用性（durability）最好，材料质硬，在日常使用中不易磨损，正常气压下性能稳定，化学耐腐蚀性能优异；但缺点在于抗冲击性弱，易碎。通常采用耐酸性测试来评估玻璃眼镜片材料的化学耐腐蚀性能。对于材料的可信度可以采用加速老化试验，如使用冷水、热水、酸类以及有机溶剂进行测试。一般情况下，玻璃眼镜片材料不受暂时性化学制品的影响，但氢氟酸、湿气及高温等因素会侵蚀玻璃眼镜片材料。

对于树脂眼镜片材料，需要避免接触化学制品，尤其是热塑性眼镜片材料，在加工或者使用中要避免接触丙酮、乙醚和速干胶水等。

十、抗冲击性

抗冲击性（impact resistance）指眼镜片材料在正常条件下抵抗硬物冲击的能力，测试方

笔记

法包括动态试验和静态试验。落球试验（drop-ball test）是最常用的动态试验，即将一圆球从某一高度自由落体，撞击在眼镜片前表面（凸面），观察眼镜片是否破碎（图 11-5）。测试用圆球形是为了保证落球无论哪一点与眼镜片接触，接触面情况一致。落球试验的衡量指标包括落球高度、冲击速度或冲击能量。用于测试日常配戴型眼镜片的落球试验采用 16g 钢球，落球高度为 127cm。一般来说，普通玻璃眼镜片无法通过落球试验。

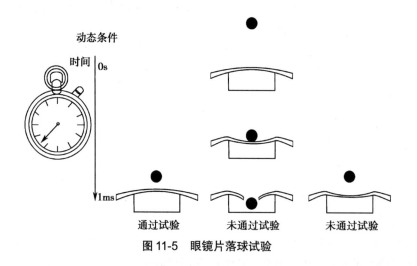

图 11-5　眼镜片落球试验

静态试验为逐渐增加眼镜片前表面负荷量，直至眼镜片破裂。静态测试比落球试验可以更加准确地测量承载能量，但静态施力情况和现实中眼镜片破裂情况略有不同。"100 牛顿"静态变形测试（欧洲标准化委员会制定）是常用的静态试验，即在恒定速度下增加压力直到 100 牛顿，经 10 秒后观察被测眼镜片的情况（图 11-6）。

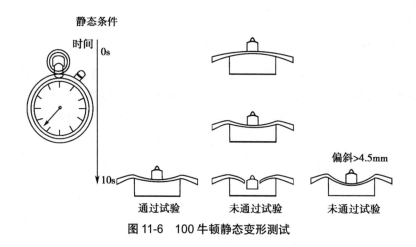

图 11-6　100 牛顿静态变形测试

第二节　眼镜片材料的分类

眼镜片材料通常采用透明介质，主要包括玻璃材料和树脂材料。在 20 世纪 20～30 年代，天然水晶也常常被作为眼镜片材料，其主要成分是二氧化硅（SiO_2），属于一种用石英矿磨制成的眼镜片。天然水晶眼镜片最大优点是硬度高且不易受潮，但紫外线及红外线的透过率较高，而且天然水晶材料的密度不均匀，含杂质（如条纹、气泡），会形成双折射现象而影响视力。因此，无论从视力矫正、眼睛光辐射防护，还是美观的角度，水晶都不合适作为眼镜片材料。本节分别介绍玻璃材料和树脂材料的眼镜片。

笔记

一、玻璃眼镜片

玻璃属无机材料，是非常特殊的不定型材料，没有固定的化学结构，因而没有确切的熔点。随着温度的上升，玻璃材料变软、黏性增加，并逐渐由固体变为液体。这一特性意味着玻璃在高温时可以被加工和铸型。在常温下，玻璃呈固态、透光性高、坚硬、易碎。

（一）按折射率分类

1.5 折射率的冕牌玻璃（crown glass，n_d=1.523）是传统的光学眼镜片材料，二氧化硅占60%～70%，其余由氧化钙、钠和硼等成分混合，也称为"钠钙"玻璃材料，阿贝数为59。1.6折射率的玻璃眼镜片为"硼硅酸盐"玻璃材料，属于中折射率，阿贝数为42。随着高折射率玻璃眼镜片的出现，近年来 1.6 折射率的材料多用于制造光致变色玻璃眼镜片。

高折射率玻璃眼镜片的出现解决高度屈光不正配镜者的眼镜片厚度问题。1975 年诞生了 1.7 折射率的玻璃眼镜片，材料主要添加了钛，阿贝数约为 35；1990 年诞生了 1.8 折射率的玻璃眼镜片，材料主要添加了镧，阿贝数约为 34；1995 年诞生了添加铌元素的折射率为 1.9 的玻璃眼镜片材料，阿贝数约为 31，这是目前折射率最高的眼镜片材料。

（二）按吸收属性分类

1. 无色玻璃眼镜片　无色玻璃眼镜片具有高可见光透过率。制造时，玻璃熔液中不含任何金属氧化物，因为不同的金属氧化物会令玻璃眼镜片着色。

2. 有色玻璃眼镜片　在玻璃材料中添加不同金属氧化物，即混合工艺，可将无色玻璃眼镜片加工成不同颜色的玻璃眼镜片。根据添加物的数量和熔合条件，有色玻璃眼镜片可具备如下特性：

（1）对光谱的不同波长具有特殊的吸收性；

（2）对特定颜色的选择性吸收。

由于屈光不正矫正眼镜片的中心厚度和边缘厚度不一致，所以混合工艺会使有色玻璃眼镜片的颜色有深浅差异。为了获得基本一致的颜色，通常制作成较深颜色的有色玻璃眼镜片。此外，另有两种解决有色玻璃眼镜片着色深浅不一致的方法：

（1）夹片法（"clip-on"lenses）：简单的传统技术，即在眼镜架鼻梁位置夹上一副无腿有色眼镜片。

（2）薄膜法：真空条件下，在无色玻璃毛坯片上镀制一层几微米厚的金属氧化物薄膜，即真空镀膜着色粘合。

二、树脂眼镜片

树脂眼镜片材料属于有机材料，主要分为热固性材料和热塑性材料两大类。

（一）热固性材料

1. 普通折射率树脂眼镜片　应用最广泛的普通折射率树脂眼镜片材料 CR39（Colombia resin 39，CR39），即烯丙基二甘醇碳酸酯（dially glycol carbonates），是美国空军所研制的一系列聚合物中的第 39 号材料，于 20 世纪 40 年代被美国哥伦比亚公司的化学家发现，故称之为 CR39。20 世纪 50 年代，CR39 被正式应用于生产眼用矫正镜片。CR39 作为一种热固性材料，单体呈液态，在加热和添加催化剂的条件下聚合固化。

CR39 的材料特性非常适宜作为光学眼镜片，折射率为 1.5、密度 1.32、阿贝数为 58、抗冲击、高透光率，可以染色和镀膜。它的主要缺点是耐磨性不及玻璃材料，所以 CR39 材料的眼镜片表面必须镀制耐磨损膜。

2. 中高折射率树脂眼镜片　与 CR39 相比，中高折射率树脂材料制造的眼镜片更轻、更薄。与 CR39 相比，中高折射率树脂眼镜片的密度差不多（1.20～1.40）、阿贝数稍低

笔记

（≤46）、耐热性能较差、紫外线阻断能力较强，也可以染色和表面镀膜。其制造工艺与 CR39 基本一致。目前，树脂眼镜片的最高折射率为 1.74。改变热固性树脂眼镜片材料折射率的技术包括：

（1）改变原分子中的电子结构，例如：引入苯环结构。

（2）在原分子中加入重原子，例如：卤素（氯、溴等）或硫。

3. Trivex 眼镜片　是氨基甲酸酯类单体组成的聚合物，由美国 PPG 公司于 2002 年研发并开始在眼镜片材料领域逐渐应用。光学特性为：高抗冲击性（CR39 的 10 倍以上）、普通折射率（$n_d = 1.532$，$n_e = 1.534$）、极轻（密度 = $1.11g/cm^3$）、100% 紫外线阻断、阿贝数（$V_d = 45$）。Trivex 材料以其抗冲击性高、密度低以及较高的阿贝数等特征，近年来在儿童眼镜、太阳镜以及运动眼镜等光学镜片领域逐渐得到推广应用。

（二）热塑性材料

聚碳酸酯（polycarbonate，简称 PC）是主要应用于眼镜片材料的热塑性材料。热塑性材料加热后软化，适合于热塑和注塑。早在 20 世纪 50 年代，热塑性眼镜片材料（PMMA）已经被用于制造光学镜片，但是由于受热易变形及耐磨性较差的缺点，很快就被 CR39 所替代。

今天，PC 材料及其镀膜工艺的发展又将热塑性材料引入眼镜片材料领域。事实上，PC 材料早在 1898 年已经被发现，之后主要被应用于航空航天等各种领域。在 20 世纪 30 年代，PC 材料获得了改良，开始进入眼镜片材料领域。1941 年，美国 PPG 公司将该材料推向了市场。到了 20 世纪 80 年代，美国 Gentex 公司又进一步研发了 PC 材料的加工和镀膜工艺。

PC 材料是直线形无定型结构的热塑聚合体，光学特性为：高抗冲击性（CR39 的 10 倍以上）、中折射率（$n_d = 1.586$，$n_e = 1.589$）、非常轻（密度 = $1.20g/cm^3$）、100% 紫外线阻断（385nm）、耐高温（140℃）、阿贝数较低（$V_d = 30$）。

第三节　眼镜片的镀膜

一、耐磨损膜

与玻璃眼镜片相比，有机材料制成的眼镜片表面易磨损，产生划痕。通过显微镜，我们可以观察到眼镜片表面产生的划痕主要分为两种，一种由小沙砾产生的划痕，浅而细小，配戴者不容易察觉，但累积到一定程度，因小划痕引起的入射光线的散射现象会影响配戴者的视觉；另一种是由较大沙砾产生的划痕，深且周边粗糙，如果正好位于眼镜片中央则会影响配戴者的视力。因此，耐磨损膜应运而生。

（一）技术发展

1. 第一代技术　耐磨损膜始于 20 世纪 70 年代初，当时认为玻璃眼镜片不易磨损是因为其硬度高，而有机材料太软所以容易磨损，因此通过真空镀膜法在有机眼镜片表面镀制了一层石英材料，作为耐磨损膜。然而，由于石英材料与树脂材料的热涨系数不匹配，镀膜后的树脂眼镜片很容易脱膜和膜层脆裂，耐磨损效果不理想。

2. 第二代技术　20 世纪 80 年代以后，研究人员从理论上发现，磨损机制不仅仅与硬度相关，膜层材料还应具有"硬度 / 形变"的双重特性，即在考虑材料硬度的同时，还须考虑材料的变形特性。因此，第二代耐磨损膜技术通过浸泡工艺法在有机眼镜片的表面镀制了一层硬度高且不易脆裂的材料。

3. 第三代技术　20 世纪 90 年代后，为了解决树脂眼镜片表面镀上减反射膜层后的耐磨性问题，出现了第三代耐磨损膜技术。考虑到树脂眼镜片材料的硬度和减反射膜层的硬

笔记

度具有较大区别,因此为了缓冲,耐磨损膜被加工于树脂眼镜片材料和减反射膜层之间,耐磨损膜的硬度也介于两者之间,使树脂眼镜片在减反射的同时又不易产生划痕、不易脆裂。

4. 第四代技术 第四代的耐磨损膜是有机基质和无机颗粒的混合膜层。有机基质提高了耐磨损膜的韧性和与树脂眼镜片材料之间的结合度,特殊浓度和均匀分布的无机颗粒增加了耐磨损膜的硬度,两者的结合达到了理想的耐磨损效果。

现代耐磨损膜镀制技术主要采用浸泡法(图 11-7),即将清洗后树脂眼镜片浸泡在加硬液中;完成浸泡工序后,再将树脂眼镜片放置在烘箱中聚合。耐磨损膜的效果与加硬液的材料、黏度,聚合温度、时间,以及镀制膜层的厚度等因素有关。耐磨损膜的膜层厚度与浸泡时间、从加硬液中提取出的速度等因素有关。通常耐磨损膜层的厚度约 3～5μm。

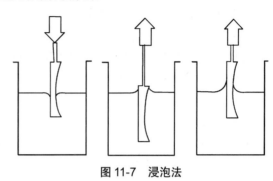

图 11-7 浸泡法

(二)测试方法

判断和测试耐磨损膜耐磨性的最理想的方法让配戴者配戴使用一段时间,然后用显微镜观察并比对磨损情况。此外,也有一些较快速、直观的测试方法:

1. 磨砂试验 如图 11-8 所示,将眼镜片置于装有测试沙砾的容器内,设定容器的滚动时间和速度。试验结束后用雾度计检测经沙砾磨损的眼镜片,并与标准片比对。

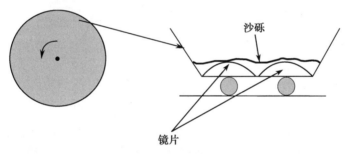

图 11-8 磨砂试验

2. 钢丝绒试验 如图 11-9 所示,使用眼镜片检测专用钢丝绒,安装在机械臂上,在一定的压力和速度下,在眼镜片表面摩擦一定的次数,最后使用雾度计检测眼镜片,并与标准片比对。检测时也可以使用眼镜布替代专用钢丝绒。从粗略测试的角度,我们可用手代替机械臂,对二片检测眼镜片用同样的压力摩擦同样的次数,然后用肉眼观察和比较。

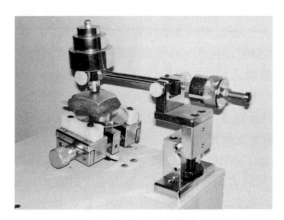

图 11-9 钢丝绒试验

笔记

二、减反射膜

（一）眼镜片表面的反射

与平面镜等一样，入射到眼镜片表面的光线也会产生反射。在某些环境下，眼镜片表面引起的反光（reflections）和"鬼影"（ghost image）（彩图 11-10）不仅干扰配戴者本人，也会影响注视配戴者的人。通过在眼镜片表面镀减反射膜可消减镜片表面反射。

图 11-11 显示了六种"鬼影"的形成原因。图 11-11 中前面三种"鬼影"源于眼镜片前方的光源。眼镜片的内反射形成了"鬼影"1（图 11-11a），角膜和眼镜片后表面的反射形成了"鬼影"2（图 11-11b），角膜和眼镜片前表面的反射形成"鬼影"3（图 11-11c）。第四、五种"鬼影"源于眼镜片后方的光源，后方光源在眼镜片后表面的反射形成"鬼影"4（图 11-11d），在眼镜片前表面的反射形成"鬼影"5（图 11-11e）。第六种"鬼影"由光幕反射（veiling reflections）形成（图 11-11f）。光幕反射是镜面反射（specular reflection）与漫反射重叠产生的一种现象，不仅会降低对比度，影响视觉，而且在眼镜片表面形成的反光会影响配戴者的美观。

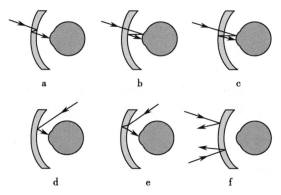

图 11-11　"鬼影"的形成

通常，上述的"鬼影"现象只有在三种情况下容易引起配戴者的注意。首先，与相对于周围亮度的"鬼影"强度有关。想象一下，白天，你站在明亮的室内，透过干净的玻璃窗向外观望，你会清晰看到窗外景物而没有感觉到玻璃窗的存在。然而，地点不变而换成夜晚，窗外漆黑而室内灯火通明，你依旧站在窗前，此时看到的不再是窗外景物而是你自己以及室内其他景物的反射像，玻璃窗如同镜子。事实上，你所看到的物体反射像强度仅仅是物体亮度的 4% 左右。通常，配戴者抱怨的"鬼影"现象是夜晚的街灯或者车头灯，因为相对于夜晚的环境亮度，配戴者容易注意到反射像。其次，与"鬼影"的聚散度有关。如果配戴者为 −3.00D 近视眼，"鬼影"的聚散度也是 −3.00D，那么配戴者的眼睛无需调节即能清楚地看到反射像；如果"鬼影"的聚散度是 +17.00D，那么对于 −3.00D 近视者而言，20.00D 离焦量可能过于模糊而不足以引起配戴者的注意；如果"鬼影"的聚散度是 −5.00D，那么对于 −3.00D 的近视者而言只需动用 2.00D 的调节即能看清楚反射像。最后，与"鬼影"在视场中的位置有关。对于夜晚远处的一盏街灯，如果街灯反射像与街灯重叠，那么配戴者不会注意到"鬼影"。如果注视物体的反射像与折射像存在一定的距离，位于视野边缘，那么配戴者也可能不会注意到反射像；但如果反射像接近折射像，正好位于旁边，那么配戴者在注视物体的同时就能注意到反射像。

屈光力圈（power rings）是眼镜片外观的另一大问题。眼镜片边缘在吸收光线后可向任一方向发散，因此，眼镜片的边缘显得比较亮；从眼镜片的前表面观察边缘，可以看到发生在眼镜片后表面的反光。而且，眼镜片边缘常常可以看到由内反射引起的二次反光，即发生在眼镜片前表面的内反射再次反射至眼镜片的后表面。消除屈光力圈的方法是镀减反射

笔记

膜,或者加工倒角(如抛光、镀暗漆)以阻止眼镜片边缘吸收光线。

表 11-4 列举了部分未镀膜的眼镜片材料的反射率和透光率。随着折射率的增加,眼镜片的反射率增加,透光率下降。因此,高折射率的眼镜片材料必须镀减反射膜以减少反射,增加透光率。

表 11-4　未镀膜眼镜片的反射率和透光率

折射率	反射率(%)	透光率(%)
1.498	7.6	92.4
1.523	8.2	91.8
1.600	10.1	89.9
1.700	12.6	87.4
1.800	15.1	84.9

(二)减反射膜的原理

减反射膜以光的波动和干涉为基础。两个振幅相同、波程相同的光波叠加,那么光波振幅增强;如果振幅相同,波程相差 $\lambda/2$ 的两个光波叠加,则光波振幅抵消(图 11-12)。根据这个原理,在眼镜片表面镀减反射膜,使膜层前后表面产生的反射光互相干扰,从而抵消反射光,达到减反射效果。

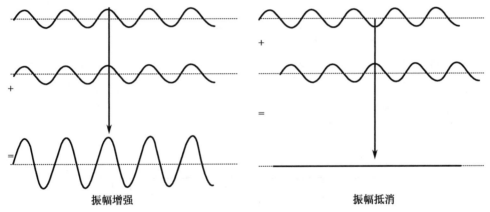

振幅增强　　　　　　　　　　　　　　振幅抵消

图 11-12　减反射膜原理图

1. 振幅条件(amplitude condition)　减反射膜材料的折射率等于眼镜片材料折射率的平方根。

$$n = \sqrt{n_1} \qquad\qquad 公式 11-6$$

公式 11-6 中, n_1 为眼镜片材料的折射率, n 为减反射膜材料的折射率。例如,对于冕牌玻璃眼镜片,减反射膜的折射率为: $n = \sqrt{n_1} = \sqrt{1.523} = 1.234$ 。对于 1.7 折射率的玻璃眼镜片,减反射膜的折射率为 1.30,1.9 折射率的玻璃眼镜片,减反射膜的折射率为 1.38。因此,折射率为 1.38 的氟化镁(MgF_2)常作为玻璃眼镜片的减反射膜材料。

2. 光程条件(path condition)　减反射膜层的厚度为基准光波长的 1/4,更确切地说,因为波长受膜层折射率的影响,膜层厚度应为光波厚度的 1/4。

$$d = \frac{\lambda}{4n_f} \qquad\qquad 公式 11-7$$

公式 11-7 中,基准光波长 λ 为可见光谱中间段的波长,通常选择 550nm 左右, n_f 为减反射膜材料的折射率。例如,对于选择氟化镁作为减反射材料的冕牌玻璃眼镜片, $\lambda = 550$nm,

笔记

$n_f = 1.38$，那么减反射膜层的厚度为：$d = \dfrac{\lambda}{4n_f} = \dfrac{550}{4 \times 1.38} = 100nm$。

（三）减反射膜的特性

1. 减反射效果 通常采用反射光谱图来描述减反射膜的效果。图 11-13 为单层减反射膜在可见光谱范围的减反射效果，横坐标为波长，纵坐标为反射率。灰色线为 1.5 折射率眼镜片未镀减反射膜时的单面反射光曲线，它表示不同波长的光线放射率均约 4%，反射光呈白光（或无色）。黑色线为 1.5 折射率眼镜片镀减反射膜时的单面反射光曲线，它表示不同波长的光线反射率不同，450nm 波长的反射率低，而 400nm 及 750nm 波长光线反射率高。由此可见，单层减反射膜仅对一段范围波长的反射光有显著的减反射效果。

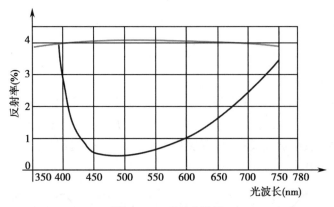

图 11-13 反射光谱图

2. 多层减反射膜 图 11-14 为多层减反射膜工艺下的单面反射光曲线。多层减反射膜工艺主要有两种方法，一种是采用不同的折射率材料和不同的膜层厚度的镀膜工艺，另一种是采用两种不同的膜层材料，通过厚薄交替镀膜。多层减反射膜工艺使得眼镜片的减反射效率大大提高。

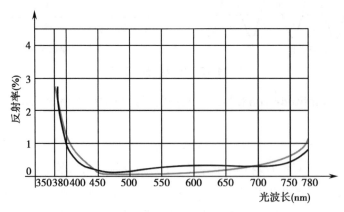

图 11-14 两种高效多层减反射膜的光谱图

3. 减反射膜的反射光残留色 减反射膜的目的是要减少光线的反射，但不能做到完全消除反射光线。由图 11-13 可见，400nm（蓝色）和 700nm（红色）的反射光明显，这两个波段颜色的反射光混合后眼镜片表面呈现出紫色。图 11-14 显示的两条反射曲线非常低，说明减反射效果好，但在不同波段的反射量略有不同，因此在眼镜片表面不仅会呈现出一定量残留的反射光颜色，而且反射光残留色略有差异。

减反射膜的反射光残留色在眼镜片中央和边缘会存在差异，而且前后表面也会有差异。

笔记

这主要因为减反射膜采用真空镀膜，眼镜片的前后表面分别进行镀膜；眼前后表面的曲率不同使镀膜的速度不同；在镀膜过程中，曲率变化较小的表面镀膜速度较快，当眼镜片中央达到膜层厚度要求时，边缘尚未达到厚度要求。从配戴者外观美观的角度而言，重要的是同一副眼镜的两片眼镜片须保证其反射光残留色基本一致。

（四）减反射膜的镀膜技术

与无机材料相比，有机材料镀膜技术的难度更高。玻璃材料能够承受 300℃ 以上的高温，而有机材料超过 100℃ 就会发黄、分解。玻璃眼镜片的减反射膜通常采用氟化镁（MgF_2），但由于氟化镁的镀膜温度必须在 200℃ 以上，所以不适用于有机眼镜片材料。

20 世纪 90 年代，真空镀膜技术迅速发展，离子束轰击技术使得膜层与眼镜片材料、膜层之间的结合得到了改良。有机眼镜片的减反射膜采用提炼的氧化钛、氧化锆等高纯度金属氧化物材料，通过蒸发镀膜（evaporated coating）工艺获得较好的减反射效果。以下为树脂眼镜片的减反射膜镀膜工艺的基本流程。

1. 镀膜前准备　眼镜片在镀膜前必须进行分子级预清洗。在清洗槽中放置各种清洗液，采用超声波加强清洗效果。当眼镜片完成清洗后，放入真空舱。整个过程要避免灰尘等杂质再次黏附在眼镜片表面。最后一次的清洗是在真空舱内镀膜前进行，使用设置在真空舱内的离子枪（例如，氩离子）轰击眼镜片表面，完成真空舱内的清洗工序后即可镀膜。

2. 真空镀膜（vacuum coating）　减反射膜的镀膜工艺要求很高，主要考虑的要素包括：镀膜材料、膜层厚度、膜层与眼镜片，膜层与膜层之间结合的牢固性、膜层表面的光滑性以及对屈光力的影响。真空蒸发镀膜工艺能够保证将纯质的镀膜材料镀于眼镜片表面，并对镀膜材料的化学成分严密控制，对膜层厚度的精度控制达到 ±5A（$1A = 10^{-7}mm$）。

（五）膜层牢固性

膜层的牢固性是一项重要的质量指标。目前，对于镀膜眼镜片的膜层牢固性的检测方法包括：沸腾/冷盐水试验、去离子冷/热水试验、钢丝绒摩擦试验、橡胶摩擦试验、溶解试验、黏着试验、酒精和其他溶剂的浸泡试验、温差试验和潮湿度试验等。

三、抗污膜

（一）原理

眼镜片表面镀减反射膜后，眼镜片特别容易产生污渍，污渍会破坏减反射膜的减反射效果。在显微镜下，我们可以发现减反射膜层呈微孔结构，所以油污特别容易浸润至减反射膜层。解决方法是在减反射膜层表面再镀一层抗油污的顶膜，而且为了不改变减反射膜的光学性能，必须是一层非常薄的膜层。

（二）工艺

抗污膜的材料以氟化物为主，可以采用浸泡法或者真空镀膜法。通常采用真空镀膜法，在完成减反射膜镀膜后，使用蒸发工艺将氟化物镀于减反射膜上。抗污膜可将多孔的减反射膜层覆盖起来，同时由于能够减少水、油与眼镜片的接触面积，故也称为防水膜（图 11-15）。

对于树脂眼镜片而言，理想的膜层是包括耐磨损膜、多层减反射膜和抗污膜的复合膜。通常耐磨损膜镀层最厚，约为 3～5μm，多层减反射膜的厚度约为 0.3μm，抗污膜镀层最薄，约为 0.005～0.01μm。复合膜的基本镀膜流程为：首先，在树脂眼镜片材料上镀含有机硅的耐磨损膜；然后，用离子轰击进行镀减反射膜前的预清洗，清洗后采用高硬

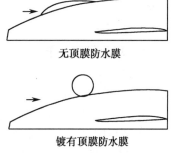

无顶膜防水膜

镀有顶膜防水膜

图 11-15　抗污膜（也称防水膜）

度的金属材料进行多层减反射膜层的真空镀制；最后，再镀上使油和水滴与眼镜片表面呈一定接触角度（105°～110°）的抗污膜。

第四节 眼镜片的染色及光致变色

染色眼镜片是具有固定透射等级的有色眼镜片。染色的目的在于减少可见光或不可见光的通过。染色眼镜片的应用广泛，可以吸收一定程度的可见光，使得强光下不刺眼；可以增加视物的对比度；可以增添配戴者的美观性。配戴者可以根据自己的喜好或者目的选择眼镜片的颜色及颜色浓度。光致变色镜片是指由光致变色材料制作，能在紫外线辐射下颜色变深，辐射消失后恢复无色状态的镜片。这种光致变色现象（photochromic phenomena）是一个可逆的过程，通过激活眼镜片材料中混合的光致变色材料分子来完成。光致变色镜片主要可用于室外强光环境、雪地、露天野外作业等，能起到防护紫外线、强光等造成的损伤与不适。

一、染色眼镜片

（一）染色性能

1. 光透过率（luminous transmittances） 颜色浓度可以改变眼镜片对可见光的透过率。ISO国际标准对眼镜片染色后的光透过率分为5级，即0～4级（表11-5）。

表11-5 染色等级

染色等级	可见光谱范围（光透过率范围）(%)
0	80～100
1	43～80
2	18～43
3	8～18
4	3～8

2. 颜色选择 染色眼镜片的颜色取决于红、黄、蓝三原色的搭配。一般最常用的染色眼镜片是灰色、棕色和绿色。选择什么颜色主要取决于配镜者的个人喜好。有时也与视物的对比度有关，例如淡黄色可以增加视物的对比度，适合于雾天行驶的驾驶员以及某些低视力病人；在雪地行走，灰色是理想的染色眼镜片，可以防止雪地反光，又可以增加视物的对比度。

3. 色度还原 在选择染色眼镜片的颜色时，必须要注意色度还原指数，也就是说，通过染色眼镜片看不同颜色的物体时，能保持物体原来颜色的色度。这就要求染色眼镜片对可见光谱的其他波段的光透过率比较均衡。一般情况下，灰绿色的色度还原指数较好，即在日光照明下对可见光各波段的光透过率比较均匀。但是有些颜色则不同，例如玫瑰色会使配戴者在日光下注视的物体色度偏"暖"，缺少绿色和蓝色。

（二）染色材料

1. 玻璃眼镜片染色 在玻璃材料中混合一些具有特殊吸收性质的金属氧化物后会呈现着色效果，例如，加镍和钴（紫色）、钴和铜（蓝色）、铬（绿色）等等。这些染色材料主要应用于大规模的平光太阳眼镜片或是防护眼镜片生产。一些具有特殊过滤性质的浅色材料（棕色、灰色、绿色或粉红色）也被用于生产屈光矫正镜片，但现在对染色玻璃材料的需求不多，主要原因是由于近视或远视眼镜片的中心厚度与边缘厚度不同，而使眼镜片的颜色深浅不一致，屈光力越高，颜色差异越明显。

笔记

2. 树脂眼镜片染色　　树脂材料的染色工艺是浸泡染色法，常用的染料有红、绿、黄、蓝、灰和棕色，根据需求可任意搭配，颜色深浅也可以控制。太阳眼镜片的加工基本上都是在聚合前加入染料的，适合大批量制造各色平光眼镜片，同时在材料中还可以添加可吸收紫外线的材质。有机材料的出现，解决了屈光不正者配戴太阳眼镜的需求。

（三）染色方法

玻璃眼镜片是通过在玻璃材料里添加不同的金属氧化物使得眼镜片着色。树脂眼镜片的染色方法主要采用热浸泡法，即将左右眼镜片安装在夹具上浸泡在溶有有机色素（染料）的热水中，待色素渗透入眼镜片的表层。

通常，用于染色的树脂眼镜片选择未经镀膜处理的眼镜片，因为膜层不易吸收色素。眼镜片染色后，色素通常渗入眼镜片表层 $6\sim10\mu m$，所以日常使用中不会褪色。长时间的紫外线辐射可能会使色素发生化学反应，但非常轻微。染色浓度取决于染料浓度、浸泡时间和眼镜片材料对色素的吸收速度。通常，浸泡时间越久，颜色越深，但所染颜色会因眼镜片屈光力及厚薄的差异而不同。对眼镜片的染色可以将整片眼镜片染色成一种颜色（单色），也可以染成逐渐变化的颜色，例如眼镜片上部深色，往下逐渐变浅，俗称双色或渐变色。

二、光致变色眼镜片

（一）光致变色现象

光致变色现象是通过激活眼镜片材料中混合的光致变色材料分子，改变眼镜片材料的光线吸收特性，使眼镜片的光线吸收率因密度改变而发生的一种化学反应。

早期的光致变色材料为卤化银，在紫外线辐射下，卤化银被分解成银原子及卤素；辐射消失后，银原子及卤素又会再度结合成卤化银。卤化银未被分解时几乎透明，而分解后卤素会使眼镜片着色。这分解与再合成的过程是可逆的化学循环。对于光致变色眼镜片制造时需考虑两个因素，色度变化和变色速率。

1. 色度变化　　色度变化是指眼镜片颜色变深及还原的程度。眼镜片变深的程度将直接影响配戴者的使用。在紫外线辐射下，光致变色材料将从一个很浅底色开始（透光率约90%），逐渐变深至不同的程度。入射眼镜片的辐射类型和温度是两个影响变深程度的因素。变深效果主要源于紫外线辐射，而不是可见光，但会随温度改变而表现不同。热度会引起光致变色材料漂白，因此在夏天，变深效果减弱。眼镜片制造商一直致力于解决这一问题，近年来出现的光致变色材料已经减少了对温度的依赖性，但影响依旧存在。

2. 变色速率

（1）变深速率：颜色变深的反应速率主要取决于光学密度（物体吸收光线的特性量度，即入射光量与反射光量或透射光量之比），通常从数秒至数分钟内就会从最大的透光率降至为最小透光率。

（2）还原速率：还原速率取决于眼镜片的组成成分以及在制造过程中的热处理，同样也需要花数秒至数分钟从最小的透光率升至最大透光率。

光致变色材料变深及还原的速度非常重要。通常，眼睛需要几秒钟的时间去完全适应光照条件的变化，眼镜片变深的速度与眼睛适应光照变化的速度接近是理想的配比。通常，光致变色眼镜片的变深速率快于还原速率。

影响光致变色眼镜片变色性能的外界因素主要是紫外线辐射和温度。紫外线辐射因配戴者居住地的纬度、季节、一天中的不同时间段、眼镜片的朝向（如抬头看天）不同而变化。温度影响眼镜片材料的光学密度以及变色速率。在颜色变深的循环中，较高温度的热处理下会有较高的透光率，较低温度的热处理下则会有较低的透光率。加速还原速率最简单的方法是提高眼镜片的温度。光致变色眼镜片通常在紫外线及紫光下透光率较低,而在红光及红外线下有较高的透光率。

(二)玻璃光致变色眼镜片

1962年诞生了第一代玻璃光致变色材料,光致变色材料为卤化银。在制造工艺上,玻璃光致变色眼镜片采用混合法,即将光致变色材料与玻璃眼镜片材料混合制造,因此产生的最大问题是变色不均匀。眼镜片的厚薄差异越大,变色效果的差异也越明显。变色后,凸透镜中央颜色深于周边区域(图11-16a),而凹透镜恰好相反,中间区域颜色浅,而周边色深(图11-16b)。色彩密度的不一致不仅影响了配戴者的外观,而且也给配戴者带来视觉问题。

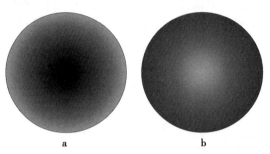

图11-16　光致变色眼镜片混合工艺的变色效果
a. 凸透镜(中央厚,边缘薄)　b. 凹透镜(中央薄,边缘厚)

(三)树脂光致变色眼镜片

第一代树脂光致变色材料大约出现在1986年,但是直到20世纪90年代才真正开始得以普及。在眼镜片材料中添加的感光混合物在紫外线辐射下,因结构发生变化而改变了眼镜片材料的吸收性能。树脂光致变色眼镜片通常采用几种光致变色材料,目的在于提高眼镜片变色速度的同时又减少受温度的影响。感光混合物与眼镜片材料的结合可以通过混合法、镀膜和表面渗透法行变色加工。混合法是在眼镜片材料聚合前,将感光混合物与液态单体混合;镀膜法是将感光混合物镀制在眼镜片表面;表面渗透法是在眼镜片材料聚合后,将感光混合物渗入眼镜片材料。目前树脂光致变色眼镜片的制造工艺上基本采用表面渗透法,在树脂眼镜片的前表面(凸面)渗透入一层光致变色材料。表面渗透法可以使眼镜片的变色效果一致,弥补了玻璃光致变色眼镜片变色不均匀的欠缺。

(四)玻璃和树脂光致变色材料的主要区别

目前,玻璃和树脂光致变色材料之间的主要区别在于制造工艺。玻璃光致变色眼镜片是将变色物质——银卤素,与玻璃材料一起混合溶解,通过镜片毛坯制造;而树脂光致变色眼镜片引入变色物质的方法,主要采用表面渗透法。树脂光致变色眼镜片制造过程中,光致变色材料可被精确控制渗透入眼镜片前表面100~150μm。渗透的均匀性将决定眼镜片的最终性能。"表层"渗透应用于任何一种屈光力眼镜片,都同样表现为均匀的变色效果。

树脂光致变色眼镜片可以进行染色处理,与相同材料的树脂眼镜片的染色工艺相似。染色不会破坏光致变色的性能,但是因为染色改变了眼镜片的底色,可能会改变变色颜色。

(五)光致变色眼镜片与减反射膜

光致变色眼镜片的透光率因眼镜片颜色变深后降低,但眼镜片表面的反射光依然存在,这样由眼镜片后表面产生的反光和眼镜片内反射产生的"鬼影"等依旧会干扰视觉,影响配戴者视物的清晰度和舒适性。例如,某人戴1.5折射率未镀减反射膜的光致变色眼镜片在户外看书,假设书的光亮度为100lx,阳光的光亮度为500lx,光致变色眼镜片颜色变深后透光率为33%。那么,配戴者所看书本的入眼光线约为30lx(=100lx×96%×33%×

笔记

96%≈30lx），配戴者身后 500lx 的阳光通过眼镜片后表面产生反射，约 4% 的光线会进入眼球，500lx×4%＝20lx。所以，光线对配戴者看书的清晰度产生的干扰程度为 20/30＝67%。

如果配戴者的光致变色眼镜片镀有减反射膜的情况又将如何呢？假定镀膜后眼镜片表面的反射率为 0.6%。此时，配戴者所看书本的入眼光线会略有增加，约为 33lx（≈ 100lx×99.4%×33%×99.4%），而镀膜后眼镜片后表面的反射率减少，阳光通过眼镜片后表面进入眼内的光线为 500lx×0.6%＝3lx。此时，干扰程度为 3/33＝9%。由此可见，镀膜后光致变色眼镜片的受干扰程度由 67% 下降到 9%，大大提高了配戴者的清晰度和舒适性。染色眼镜片与减反射膜的关系同样如此。

第五节　偏振眼镜片

偏振眼镜片（polarizing lenses），又称为偏光眼镜片，是指只允许自然光中某一特定偏振方向的光透过的眼镜片。偏振镜片技术应用始于 20 世纪 40 年代，逐渐在摄影器材、液晶电视机、汽车头灯、显微镜、眼镜片等诸多领域得到广泛应用。目前，偏振眼镜片主要是通过在镜片中加入偏振滤膜来实现。

由于干扰视觉的眩光主要是由水平面引起的反射眩光，因此偏振眼镜片的偏振滤膜设计是一层水平排列的滤膜分子（彩图 11-17）。水平振动的眩光，会被水平排列的滤膜分子所吸收，而垂直振动的有用光波可穿过滤膜分子，不被吸收。在偏振滤膜外层，还有紫外线阻断及抗冲击性膜层，因此偏振眼镜片既能有效防眩光，也能 100% 阻断紫外线辐射，同时有良好的韧性与抗冲击性。

路面、水面、雪地或车顶等水平面的反射光会引起不适眩光或失能眩光，配戴偏振眼镜片眼镜则能有效防眩光，能有效削减强光与反射，能最大限度地维持物体本身的色彩。因此，偏振眼镜片比较适宜于在这些环境里的使用（彩图 11-18）。

为了使偏振眼镜片的效果最大化，装配时必须注意方向与位置。偏振轴一定要在 180°轴位上，同时，镜片开槽时要避开偏振滤膜所在的位置。

识别偏振眼镜片，有相对简单方法。可以将偏振眼镜片放在手机、平板或电脑屏幕前，旋转一圈，会出现明显的光线明暗变化。也可以对着一个产生眩光的反射面，旋转镜片90°，会发现反射眩光明显减少。

第六节　眼镜的安全防护功能

环境中存在许多对眼睛产生损伤的因素，这些因素可以是直接的，如机械伤、化学伤等外伤；也可以是间接的或潜移默化的，如紫外线或其他辐射线对眼睛的损伤等。一些特殊职业或活动也会使人眼处于这些潜在危险中。因此，以眼镜片为主体的眼镜配戴在起到视觉功能矫正、美容或时尚的同时，还以其对光辐射损伤和某些机械性眼外伤的防护而起着保护眼睛的特殊作用。

二维码 11-1
动画 眼镜的安全防护功能

一、环境中的光辐射损伤和防护

（一）与眼睛有关的电磁辐射

波长在 380～760nm 的可见光（visible light，VIS）只是太阳辐射的电磁波谱的一小部分，并受到地球大气吸收和散射的影响。对眼睛产生影响的电磁波谱主要集中在可见光及其附近波段。眼睛屈光介质对可见光的透过率约为 90%。习惯上将波长在 100～380nm 的部分称为紫外线（ultraviolet，UV），根据不同波长分为 UVA（波长 315～380nm）、UVB（波长

笔记

280~315nm)和UVC(波长100~280nm),760nm~1mm的部分称为红外线(infrared, IR)。

（二）辐射损伤眼组织的机制

1. 光化学效应 和波长相关。波长较短的辐射光子能量较高,可能会使化学键断裂而破坏分子,所以短波长的辐射对于晶状体和视网膜的损害更加明显。一般对于眼组织而言,短波UV辐射的危害比长波IR辐射的危害更大。对人眼具有生物效应的紫外线主要是UVB和UVA两部分。UVB有很高的光化学效应,大部分UVB辐射被角膜表面吸收,而UVA辐射大部分被晶状体吸收,仅少量到达视网膜。

2. 热效应 波长较长的辐射光子能量较低,但暴露在该辐射下会因分子振动产生热效应。高强度的长波辐射,如一些高温职业环境下,IR会对眼睛造成损害。

3. Draper 定律（Draper's law） 眼组织吸收辐射后会造成损害。如果辐射直接透过或被反射而没有被组织分子吸收就不会产生影响。

（三）眼组织对辐射的吸收和通透

眼部组织对环境水平的微波和伽玛(γ)射线是通透的。眼前段组织对远紫外线和远红外线全部吸收,而近紫外波段被晶状体吸收。这些被吸收的辐射会对眼组织产生影响而改变形态和生理功能。能够到达眼底的是可见光和近红外线辐射(表11-6)。图11-19为眼组织对紫外线辐射的通透和吸收情况。800nm左右的辐射能够穿透角膜、房水和晶状体而到达视网膜。

表 11-6 眼屈光介质对辐射的通透

	紫外线（nm）	可见光（nm）	红外线（nm）
泪液层	290~380	380~760	760~3000
角膜	290~380*	380~760	760~3000*
房水	290~380*	380~760	760~3000*
晶状体（儿童）	310~380*	380~760	760~2500*
晶状体（老年）	375~380*	380~760	760~2500*
玻璃体	290~380*	380~760	760~1600*

*表示部分通透

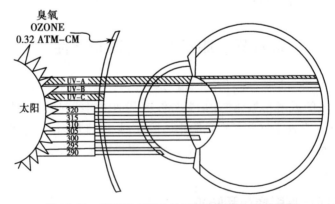

图 11-19 眼组织对紫外线辐射的通透和吸收情况

UVA大部分被晶状体吸收,仅有少量可穿透屈光介质到达视网膜;

UVB主要被角膜和晶状体所吸收,波长超过305nm者可能到达视网膜;

UVC绝大部分被大气臭氧层所阻断

笔记

（四）常见的眼辐射损害

对人眼造成伤害的辐射主要是近紫外线、过强的可见光和近红外线。这些辐射除来源于自然界,还有很多是来自于人造光源。

1. 紫外线对人眼的损害　紫外线辐射可对角膜、结膜、晶状体以及视网膜等造成损害。紫外线慢性辐射是导致翼状胬肉、睑裂斑、白内障和年龄相关性黄斑变性等的主要危险因素之一。紫外线急性辐射暴露易致人眼角膜上皮坏死、脱落,常于 24～48 小时内自愈。

2. 可见光对人眼的损害　角膜、房水、晶状体和玻璃体对大部分可见光辐射是通透的,由视网膜感光细胞吸收产生光化学反应和神经信号传导,最终产生视觉。由于进化过程中的适应,正常水平的可见光一般不损害人眼。

强度过高时间过长的可见光(来源于日光或人造光源)辐射聚焦在视网膜上,易导致视网膜光损伤。日光性视网膜病变(solar retinopathy),也叫日食盲(eclipse blindness),是因直接用肉眼注视太阳或日食而缺乏必要的眼睛防护所致。出现日光性视网膜病变后,患眼会出现致密的中心暗点、视力下降、色觉障碍、视物变形。

可见光的损害包括热效应和光化学损害。热效应的产生多集中在波长较长的红外线附近区域,能量被感光细胞、视网膜色素上皮细胞和脉络膜吸收。长波和短波辐射都会引起光化学反应,其中短波能量较高,如蓝光。一些研究表明,波长 415～455nm 范围的蓝紫光是引起视网膜光损伤的可能危险因素。有研究报道,植入对蓝光阻断作用的黄色型人工晶状体与透明人工晶状体两组在两年后的异常眼底自发荧光与年龄相关性黄斑变性的发病率存在差异。然而,绝大多数流行病学研究表明,环境光辐射与白内障手术并不是年龄相关性黄斑变性进展的主要危险因素。白内障术后植入蓝光阻断型人工晶状体防控年龄相关性黄斑变性目前缺乏足够循证医学证据。

蓝光阻断会影响明暗环境下的对比度和暗环境下对短波的敏感度,蓝光阻断也没有降低失能眩光的影响。波长在 455nm 以上的蓝绿光参与生理节律(控制睡眠/苏醒周期、平复情绪、改善记忆力及调节体温等)的调控。因此,在一般日常生活中,蓝光阻断型镜片是否适合长期配戴还有待进一步研究。而当长时间暴露于户外阳光下和过强蓝光的人工光源环境里,如长时间使用手机、平板电脑、计算机等时,考虑到可能的蓝紫光的慢性视网膜光损伤,可以尝试对 415～455nm 范围的蓝紫光辐射进行防护。

3. 红外线对人眼的损害　日光中的红外线辐射通常不会造成视网膜损害。但是人造红外线光源,如碳、钨、氙弧光灯、泛光灯,以及一些激光光源会产生远高于日光中的红外线辐射。在高强度红外线辐射下,会导致组织蛋白质变性及细胞死亡的热损害。红外线的热损害很快,引起角膜蛋白凝固,虹膜脱色素,晶状体囊膜上皮脱落、蛋白凝固、白内障以及视网膜灼伤。受红外线辐射损害较多的职业如玻璃工人和钢铁工人等。

(五)影响辐射损害的因素

1. 表面反射　反射的紫外线会对人眼造成损害,所以表面反射率是影响紫外线辐射的一个重要因素。常见的表面反射率如草地为 1%、沙地为 10%,水面为 20%,而雪地则高达80%。地理位置是另一个影响因素,近赤道地区的日光紫外线辐射更强,在这些地区白内障和翼状胬肉的发病率也要比其他地区高,老视发生也更早。

2. 季节和时辰　不同季节辐射不同。中午 12 点前后 4 小时内的 UV 辐射量占全天总量的 80%。

3. 视网膜光损伤的危险因素　包括无晶状体眼、强光、UV 或蓝光、眼底色素少、一些对光敏感的药物、营养不良、年老者。

4. 特别需要辐射防护的人群　暴露于 UV 的工作者(如电焊工人)、长时间在日光下活动的人、经常在户外活动的儿童(由于儿童晶状体对紫外线吸收较成人少,所以对视网膜损害的可能性较大,而且儿童时期对紫外线暴露的效应会在成年后逐渐显露出来)特别需要重视对紫外线眼损害的防护。

笔记

5. 眼视光医源性辐射损害 眼视光学诊疗过程中经常使用一些光学设备,可能会对眼睛产生辐射损害。一般来说,直接检眼镜不会损害眼睛,但是间接检眼镜光源所产生的单位光强度比较高,不宜照射视网膜上某一处持续超过 20 多秒,前置镜检查不宜持续超过 8 秒。在使用 78D 或 90D 裂隙灯前置镜时可以用黄色滤光片去除短波光线。

(六)光学辐射防护的主要形式

1. 对紫外线的防护 对紫外线辐射的光学防护主要采取吸收、反射、偏振、干涉滤光的原理来去除过量的光辐射。

(1)吸收式滤光片(absorptive filter):通常是在眼镜片材料中添加金属氧化物,例如在玻璃材料中添加氧化铁可以吸收 95% 的 UV 和 IR 辐射。添加金属氧化物通常会改变眼镜片的颜色,如氧化钴呈现蓝色、氧化铬呈现绿色、氧化铜呈现青色。在冕牌玻璃材料中添加铈可以吸收紫外线,但眼镜片仍保持透明无色。吸收式树脂眼镜片是在眼镜片生产过程中或表面加工及割边完成后将有机颜料渗入眼镜片中。

彩色吸收式滤光片可以用来改善视觉功能。滤光片实际上改变的是物体和背景之间的对比度。例如,视标是白色或者红色,而背景是蓝天,那么在眼前放置红色滤光片可以使天空变得稍暗,物体可见度更好。

仅凭眼镜片的颜色来判断其所能提供的辐射防护并不恰当。例如灰色玻璃眼镜片通常可以透过紫外线和红外线,不适宜用作职业 UV 和 IR 防护镜,但是可作为普通用太阳镜,因为不影响色觉。

(2)反射式滤光片(reflective filter):真空环境下,在眼镜片前表面镀一层金属膜层,可以透过可见光,反射红外线,但对紫外线吸收能力较差。

(3)偏振式滤光片(polarized filter):除了吸收过量辐射外,还可以吸收上述各反射面产生的平面偏振光(具体见本章第五节偏振眼镜片)。

(4)干涉式滤光片(interference filter):由多层电绝缘膜组成,使特定波长的光谱透过。通过控制膜层的材料(即控制折射率)可以改变所通过的光线波长。

2. 对红外线的防护 对红外线辐射的防护是在真空环境下镀反射镜式金属膜层。膜层最常用的材料是银、金、铝和铜。膜层厚度与相应的辐射波长相比要尽可能小,厚度过大会使反射减少。吸收式眼镜片会将 IR 以热能的形式再次辐射,很容易穿过眼组织到达视网膜。在考虑对红外线的防护时可结合对紫外线等其他辐射的防护。

3. 对可见光的防护 对过量可见光辐射的防护主要是配戴太阳镜(sunglasses)。$1370cd/m^2$($400ft / L$)是获得清晰、舒适及持久的视觉的理想亮度,这相当于是在充足阳光照耀的树阴下的光强度。太阳镜主要通过眼镜片材料的吸收或表面的反射来减少光辐射。

(1)吸收式玻璃镜片:这种材料属于整体材料,即在生产过程中将染色剂均匀分布在眼镜片材料中。在工业上还可以对这些玻璃镀吸收辐射膜,但是在眼镜片中很少如此操作。

(2)吸收式树脂镜片:吸收树脂是将树脂眼镜片浸泡在染料中,染料可以渗透到表面下 1mm。CR39 只能吸收紫外线和可见光,而红外线的吸收会使眼镜片变形。PC 材料则可以吸收红外线。和玻璃滤片不同,树脂滤片的颜色不能说明其透光特性。生产商通常在树脂材料单体中添加 UV 抑制剂。

(3)反射滤片:在眼镜片表面镀一层薄的金属膜来增加该表面的反射。通常在真空镀膜机中镀金属膜,可以选择各种透光率、各种颜色,其机械性能要求和减反射膜相同,必须达到一定的硬度、黏附度等。由于眼镜片后表面的金属膜会产生高比例的反射,因此会再镀一层氟化镁膜(即减反射膜),以减少过多的后表面反射光进入眼睛。

(4)梯度染色:染色的深度在眼镜片表面呈连续变化,通常应用于树脂眼镜片。

除偏振眼镜以外,太阳镜一般不能消除眩光,也不改变对比度。太阳镜只是把眩光减

笔记

少到眼睛可以耐受的强度水平。特殊用途的太阳镜可以以不同比例吸收物体和背景的光线，从而改变对比度。透光率在40%以下的眼镜片才能作为防护用的太阳镜。彩色太阳镜会影响眼睛对颜色的分辨能力，所以夜间驾驶一般不可以配戴太阳镜。一副眼镜的两片眼镜片的透光率存在差异会影响深度知觉。太阳镜的眼镜片表面加工质量不好会造成视觉畸变、眼疲劳、头痛等自觉症状。

通常，太阳镜更多地被认为具有时尚属性，但太阳镜最根本的作用是为眼睛提供光辐射防护。无论是否作为屈光矫正用眼镜片，太阳镜必须具备的基本性能包括：减少进入眼睛的环境光线强度，提供清晰、舒适及持久的功能性视觉；消除不需要的可能对眼睛有损害的辐射波段；维持理想的暗适应或夜间视觉；保持正常的色觉，体现在能迅速、准确地识别交通信号灯；抗冲击性能和耐磨损性能好。

（七）防辐射眼镜片材料

图11-20显示了冕牌玻璃、PC和CR39的光线透过率曲线。冕牌玻璃眼镜片可以阻断300nm以下的所有光线，但350nm以上的光线透过率却很高。PC与之相比则较好。CR39显然是最好的UV阻挡眼镜片，可完全阻断350nm以下的辐射，对可见光的透过率也很高。

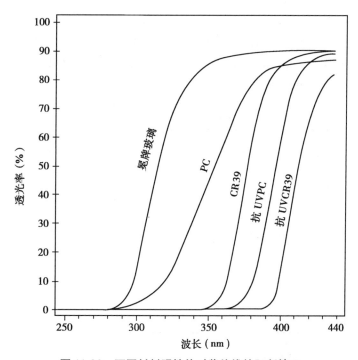

图11-20　不同材料眼镜片对紫外线的阻断情况

冕牌玻璃的紫外线防护能力最低。CR39能够阻挡全部的UVB和部分UVA。添加紫外线吸收剂以后的PC和CR39紫外线防护能力进一步提高。这里的镜片厚度均为2.5mm

大部分光学玻璃的紫外线阻断能力仅280nm，340nm的透光率可以达到90%。因此，除非在眼镜片材料中添加紫外线吸收剂，否则冕牌玻璃眼镜片不适合在需要紫外线防护的情况下配戴使用。

CR39的紫外线阻断能力为350nm，400nm的透光率开始达到最大。如果加入紫外线吸收剂，那么CR39就能完全吸收UVC、UVB和UVA。添加较多吸收剂虽然可以使阻断波长提升到450nm，但这种情况会使眼镜片呈现黄色或橙黄色，而且吸收蓝色可见光会影响色觉，所以除非在特殊环境中，一般需控制添加的吸收剂剂量。

PC 对抗紫外线辐射能力稍逊于 CR39。PC 在 290nm 开始通过紫外线,在 380nm 透光率即达到 86%。现在市场上的 PC 眼镜片中都添加了紫外线吸收剂,因此仅在 380～400nm 之间有少量的 UV 通过,和人眼晶状体阻断紫外线的曲线基本相近,一般不会对人眼造成辐射损害。

制造商也在角膜接触镜和人工晶状体中添加紫外线吸收剂以提高眼睛对紫外线的防护能力。对于因眩光而致视觉质量下降的白内障病人,配戴紫外线阻断能力好的眼镜片,可以减少晶状体内的光线散射而改善视觉质量,提高视觉舒适性。对于职业性或非职业性需要过量暴露于紫外线辐射的人们,紫外线防护更是需要重视。此外,还有一些眼镜片可以选择性阻断某一或某些特定波长的光线或降低其透过率。

二、机械运动对眼睛的伤害和抗冲击性眼镜片

（一）机械运动对眼睛的伤害

除了辐射损害之外,环境对眼睛造成的另一类损害来源于机械性损伤造成的眼外伤。表 11-7 中,我们可以发现大部分的眼外伤实际上发生在日常活动中,工业上的眼外伤多由慢速大粒子和高速小粒子引起。早在 1972 年,美国国家食品和药品监督管理局(FDA)规定:配发不符合抗冲击指标的眼镜片是非法的。此后,许多国家也陆续就眼镜片抗冲击性能的指标制定相应的标准。

配戴具有一定抗冲击性能的眼镜片制成的眼镜,可以减少或避免这种伤害。对于儿童、老人、独眼者、弱视者、工业用镜者及运动员等,极力推荐使用较 CR39 抗冲击性能力高 10 多倍以上的 PC 镜片和 Trivex 镜片。

表 11-7　发生眼外伤的环境

原因	比例（%）
运动 / 玩耍的儿童	38.8
交通事故	19.3
工业事故	15.4
日常环境	9.1
家居	6.8
被袭击	6.8
成人体育运动	4.8
农场	4.0

（二）眼镜的抗冲击性能

1. 安全防护眼镜的概念　安全防护眼镜分为两类:普通配戴用安全防护眼镜(dress safety spectacles)和特殊工作条件下使用的职业防护眼镜(industrial safety spectacles)。虽然 CR39 和 PC 等材料既可以作为普通眼镜片材料,也可作为安全防护眼镜片使用,但是,安全防护眼镜片有不同于普通眼镜片的特定测试标准和要求(表 11-8)。需要注意的是,安全防护眼镜是指眼镜或眼镜片能够提供符合特定要求的抗冲击防护,并非"绝对安全"。

2. 常用的镜片抗冲击性能测试　常用的镜片抗冲击性能测试方法包括动态试验和静态试验(见本章第一节抗冲击性)。落球试验和弹道测试是常用的测试眼镜片的抗冲击性能的动态试验。这两类动态试验都分成两种:重复测试和连贯测试。重复测试是不断改变冲击力度直至镜片破裂,但是难以确保每次着力点都相同。连贯测试则是改变冲击力,每次作用于一片眼镜片上,由此确定该种眼镜片所能承受的冲击力阈值。

笔记

表 11-8 冲击力测试标准（欧洲标准 EN166）

标准名称	测试标准	能量（J）	标记
大物体慢速冲击	22mm 钢球，43g，冲击镜片速度 5.1m/s*	0.56	S
低能量冲击	6mm 钢球，0.86g，冲击镜片速度 45m/s*	0.87	F
中等能量冲击	6mm 钢球，0.86g，冲击镜片速度 120m/s*	6.19	B
高能量冲击	6mm 钢球，0.86g，冲击镜片速度 190m/s*	15.52	A

*测试样片厚度为 3mm

3. 眼镜片破裂机制 眼镜片强度可以用使眼镜片破裂的最大张力值来表示。张力是材料在每单位面积所承受的作用力，该力使材料中的原子或分子分离。与其作用相反的是压缩力，即使每单位面积承受的材料中的原子或分子聚集的作用力。常见的导致眼镜片破裂的机制主要包括以下四类。

较公认的眼镜片破裂理论为"瑕疵理论"（flaw theory）（图 11-21a），认为当作用于眼镜片表面的张力在镜片表面某处的瑕疵点或缺陷点超过临界值时，随即眼镜片发生破裂。破裂自瑕疵点开始，随即贯穿整片眼镜片。所谓瑕疵，可以是眼镜片在磨片、抛光、表面加工过程中产生的小裂痕，或是割边不当、装配不佳（如倒角）引起。因表面瑕疵而发生的眼镜片破裂最多见于受高速小粒子的冲击。

第二种破裂机制是眼镜片弯曲时，张力自眼镜片前表面传递到后表面弯曲而产生破裂。多见于中等速度、中等大小的粒子冲击负透镜时，这种破裂可见于落球试验（图 11-21b）。

第三种机制是眼镜片边缘弯曲而引起的破裂，多见于慢速大粒子的作用（图 11-21c）。

第四种机制是弹性波反射引起的边缘破裂，比较少见，可能在高速小粒子作用时在冲击点发生，最后引起周边瑕疵点破裂（图 11-21d）。

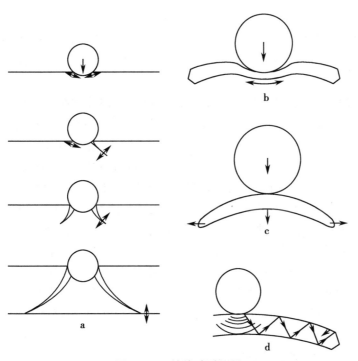

图 11-21 镜片破裂机制

在冲击力的作用下，玻璃、CR39 和 PC 镜片的表现各不相同。CR39 破裂的方式与玻璃眼镜片相似，但也可弯曲或变形。CR39 眼镜片的破裂通常从眼镜片边缘开始，说明其破裂机制是边缘弯曲造成的张力传递而致，与眼镜片倒角质量关系密切。

笔记

PC 眼镜片在破裂前往往先发生明显变形，正是这种变形能力使得 PC 材料具有卓越的抗冲击能力。CR39 和 PC 镜片的抗冲击性能有差别的原因在于 CR39 单体分子交联数量更多，使硬度增加，但弹性减低。

4. 抗冲击眼镜片的种类　抗冲击眼镜片有多种类型，性能较好的是 CR39 或 PC，也有以光学玻璃加工制成的，后者包括化学回火眼镜片和空气回火眼镜片等。由表 11-9 中可知，PC 是抗冲击性能最好的眼镜片材料，与塑料、纯钛或者记忆合金等镜架的组合无疑能够保证眼镜片受到冲击时有一定的移动余地。在安全要求更高的情况下，应该使用防风镜、侧罩。侧罩对于在尘土环境中工作特别有益。Trivex 材料具有和 PC 相当的抗冲击性能。美国 FDA 原先规定安全用眼镜片的最薄厚度为 3mm，但对于 PC 和 Trivex 这两种材料可放宽到 2mm。

表 11-9　各种眼镜片材料的抗冲击性能比较

镜片材料	6.5mm 落球速度（m/s）
玻璃	
热强化玻璃	18
未强化玻璃	12
层压玻璃	12
树脂	
CR39	49
PMMA	34
加膜 PC	152
未加膜 PC	244

（1）PC 眼镜片：PC 原先用于制作防弹材料和光盘等。该材料能被应用于眼镜片是因为 PC 具有极其优越的抗冲击性能，以 PC 材料制成的眼镜片是目前能够提供最大可能防护眼睛的安全防护眼镜片。随着技术和设计的改进，PC 材料在普通眼镜中应用的比例日益提高。

PC 材料不会因热变形，透光率好、化学稳定性强（高度化学绝缘）、韧度极高。由于 PC 是热塑性材料，可再加工。PC 材料的强度与钢铁媲美，但硬度很低。PC 材料受到冲击时会出现裂纹，通过观察光线的散射可以发现围绕冲击点的裂纹区。形成的裂纹程度跟所受负荷的作用时间和材料温度有关系。如果温度低，眼镜片在较低速度小粒子作用下就会出现高速小粒子作用时的裂纹。研究表明，PC 材料对大粒子的作用力有极大的承受极限。由于 PC 表面硬度很低，容易产生划痕，因此通常都要镀耐磨损膜。需要注意的是，无论 PC 还是 CR39 等其他树脂镜片，耐磨损膜或减反射膜都会降低其抗冲击性能。

当一个运动物体冲击眼镜片表面时会对眼镜片产生动能。如果交换完全，物体停止于眼镜片表面，则全部能力被眼镜片吸收。如果眼镜片不能运动或延展，则所有能量都由眼镜片本身接受。当能量过大时，眼镜片就会破裂。但是如果眼镜片材料具有弹性，则会产生运动，吸收能量的同时以弹跳的形式返还部分能量。PC 就是这样一种具备较好弹性的材料。

目前，眼镜片的设计通常为新月形，配戴时凸面朝外。物体作用于眼镜片时，产生的效果是冲击眼镜片的前表面，使之后移，使得眼镜片有伸展、直径变大的倾向。如果眼镜片被固定于镜架内，那么眼镜片就不能延展而分散部分能量，则更容易破裂。所以在割边装配过程中，有人建议将 PC 镜片装配得稍微偏松一些。不过目前尚缺乏量化的方法来确定松紧程度，而且偏松会带来新的安全隐患，就是装配不牢固。另一种弥补方法是增加眼镜架

笔记

的槽深,为眼镜片提供支撑。

(2) CR39 镜片:CR39 镜片也是一种安全程度较高的眼镜片。即使破裂,普通树脂镜片的碎片往往较大,且多存留在镜框内。而虽经化学处理的玻璃眼镜片能够承受和 CR39 等同的作用力,但其破裂时产生诸多碎片,并容易飞溅入眼内组织或伤及面部区域,而且这些碎片通常难以定位寻找和清除,特别是透明无色的眼镜片。

绝大多数的树脂眼镜片都具备良好的抗冲击性能,但是如果眼镜片镀膜(耐磨损膜、减反射膜等)之后,这些具有玻璃某些属性的膜层会削弱眼镜片的抗冲击性能。

高折射率材料使眼镜片的厚度显著减少,改善外观。如果中心厚度在 1.5mm 或更小时,大部分仍能通过检测眼镜片抗冲击性能的落球试验,若不能通过则需要镀抗冲击膜来消减冲击力。通常,中心厚度为 1mm 的高折射率眼镜片都应用抗冲击膜。

(3) 抗冲击玻璃眼镜片:主要有化学回火眼镜片(chemically tempered lenses)和热处理(heat-treated)眼镜片等类型。在应用抗冲击性镜片的眼睛安全防护方面,目前相对较少使用抗冲击性玻璃眼镜片。

化学回火是改善传统玻璃眼镜片抗冲击性能的最佳方法,已经有近 40 余年的历史。将事先预热的割边后的眼镜片在 440℃ 浸泡到熔化的硝酸钾中,通过玻璃中的钠离子和盐浴中的钾离子间的离子交换实现。玻璃中的钠离子被更大的钾离子替代,使得眼镜片基质发生挤压而增加表面压缩力。化学回火法是现在最好的大批量玻璃强化方法。化学回火眼镜片的光学性能好,是由于温度相对低,没有热处理眼镜片表面的皱褶。化学回火眼镜片的厚度可以做得比较薄,而仍能具备合格的抗冲击性能。试验表明,最小厚度在 1.3～1.5mm 的化学回火眼镜片的抗冲击力优于 2.2mm 的热处理眼镜片。

化学加强过程比热处理耗时长,最初要求将冕牌玻璃眼镜片放置于熔化的盐浴中 15～16 小时。割边完毕的眼镜片可在盐浴中浸泡过夜。但研究表明,因具体方法不同,整个回火过程可以缩短到 4 小时,且能通过落球试验。

热处理法是将玻璃眼镜片加热到接近熔点,然后通过气流快速冷却,这个过程导致玻璃表面收缩,在内、外分子层之间形成应力使硬度、强度增大,这种方法也叫空气回火法(air tempering)。在化学回火法出现之前,玻璃眼镜片通常通过热处理法加强。热处理眼镜片有比较明显的缺点。眼镜片必须事先割边完毕,否则事后割边会影响强化效果。热处理法的优点是简单、快速,但是如果处理不当,或表面出现裂痕,抗冲击性能比未经处理的玻璃反而差,并会出现自发破裂。热处理眼镜片破裂时有可能形成尖锐的碎片而造成伤害。因此在眼镜片加强处理中,越来越多的人建议不再使用热处理法,而改用更加安全的化学回火法或者采用树脂眼镜片。

三、职业和运动中的眼睛安全防护

(一)职业防护眼镜

很多国家对和职业有关的眼睛安全防护进行了相关规定,其中以美国职业安全和健康管理局(OSHA)的要求比较详尽,并通过美国国家标准委员会(ANSI)制成标准。职业防护除了前面讲述过的辐射防护之外,还要求在抗冲击性能上达到更高的标准。职业安全防护眼镜不仅各部件要达到一定标准,而且总体安全性能,如抗冲击性、耐腐蚀性、耐燃性等也要达到相应的标准。职业防护眼镜,要求眼镜片和眼镜架都要达到职业防护标准,将职业防护标准眼镜片装配到普通配戴用眼镜架上,或者将普通配戴用眼镜片装配到职业防护镜架上,都不属于职业防护安全眼镜。

因为 ANSI 关于职业防护安全眼镜的标准具有一定的代表性,所以以此为例对抗冲击性能方面的指标概述如下:

笔记

1. 职业防护安全镜片必须能够承受 1 英寸（1 英寸＝2.54cm）钢球自 50 英寸高度下落到眼镜片前表面所造成的冲击（职业安全落球试验），测试时眼镜片不能装配在眼镜架上。

2. 通常眼镜片的最小厚度不少于 3mm。

3. 测试达标的眼镜片应标注永久性安全标识。

4. 标准不禁止使用染色职业防护眼镜片或太阳镜，但是必须要参照配戴环境及其照明情况。例如，在室内不能配戴低透光率眼镜片（如太阳镜），浅色染色眼镜片仅允许在室内照明充足，并为防止眩光时使用。防护镜侧边染色时，驾驶员不宜再配戴太阳镜。夜间驾驶不能配戴太阳镜。老年人因为眼睛光学介质透光率下降，一般也不适宜配戴任何染色眼镜片。

5. 用于防护用途的染色眼镜片必须要符合可见光最大透过率，紫外线最小透过率和红外线最小透过率的标准。普通配戴用染色眼镜片一般不能达到这样的标准。在玻璃熔炉等周围工作者需要配戴染色眼镜片进行防护。

6. 光致变色眼镜片的使用一直存在争议，但是如果某工作环境下使用光致变色镜会导致危险的话，应该禁止使用。例如频繁进出隧道的司机可能会因眼镜片变色速度的不同步而引发危险。同时光致变色树脂或者玻璃眼镜片的抗冲击性能都不能达到 PC 的标准。虽然 ANSI 的标准中没有禁止光致变色眼镜片，只需在慎重条件下使用，但最近，OSHA 还是决定在职业防护眼镜中禁止使用光致变色眼镜片。

7. 职业防护眼镜架要满足多种条件，如能抵抗低速大粒子、高速小粒子的冲击，耐燃、抗腐蚀等。

8. PC 很适合作为职业防护眼镜片材料，虽然表面硬度较低，但除非情况特殊，一般不宜被玻璃等其他材料替代。在严寒多尘环境中，PC 材料由于表面静电会吸附尘埃颗粒。

（二）体育运动和眼睛防护

研究表明，因体育运动造成的眼外伤占眼外伤总数的 10% 左右，特别是足球、篮球、橄榄球、棒球、冰球、高尔夫球和壁球等（表 11-10）。对于运动防护来说，目前合适的眼镜片材料是 PC 和 Trivex，因为体育运动中产生的高速、高能量的冲击远远超过其他眼镜片材料所能承受的极限，PC 和 Trivex 能提供足够的防护。PC 和 Trivex 的防护包括大粒子，也包括高速小粒子。

表 11-10 不同体育项目所占的眼外伤比例

运动项目	百分比
篮球	17.2%
棒球	16.8%
游泳	10.3%
壁球	8.6%
橄榄球	4.4%
球类（泛指）	3.2%
足球	3.1%
高尔夫	2.7%
曲棍球	2.0%
排球	1.6%
其他	30.1%

眼镜架的选择和眼镜片同样重要，不是所有的眼镜架都合适。镜腿有铰链的眼镜架因为铰链容易破裂，会使镜框或铰链触及眼睛而导致损伤。不同的体育运动有不同的要求，

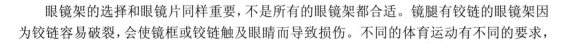

美国测试和材料学会（ASTM）和加拿大标准协会（CSA）已有详尽的规定。在冰球、拍类运动中已经通过配戴防护眼镜显著减少了这些运动中造成的眼外伤的数量。对此，眼镜架的基本要求是透明、注塑成型的 PC 材料。

（三）安全镜片验配的指导原则

对配戴安全防护眼镜者的解释、指导是保证安全性能充分实现的前提。对于眼视光临床验配专业人员来说，了解必要的眼睛防护知识，掌握基本临床原则是必需的。

首先要熟悉有关的眼睛防护需求和安全标准，如美国 ANSI 关于日常配戴用眼镜的安全标准（Z80.1）和关于职业防护眼镜的安全标准（Z87.1）、美国食品和药品管理局（FDA）和职业安全和健康管理局（OSHA）的有关要求。英国标准委员会（BS）也有类似的眼睛安全标准。中国目前关于眼镜安全标准的有关规定正在进一步细化和完善之中。

确认安全防护眼镜使用功能和目的明确；具有相应的安全标记；具有安全生产标识。尽管化学回火镜片的抗冲击性能几乎与普通树脂眼镜片相似，但是破裂时仍会产生碎片损伤眼球或面部组织。因此最好的选择还是树脂眼镜片，尤其是 PC 材料和 Trivex 材料。

通过询问病史了解配镜者特定的眼睛防护需求，选择合适的眼镜片材料和眼镜架类型。如果验配体育运动防护眼镜，最好参照与该类运动有关的规定。不要将职业安全防护眼镜片装配到普通镜架中，或将普通眼镜片装配到职业防护镜架中，这样都不能达到职业安全防护目的。

（倪海龙　瞿　佳　保金华）

11-2

二维码 11-2
扫一扫，测一测

笔记

第十二章

眼 镜 架

本章学习要点

● 掌握：眼镜架按类型的分类；眼镜架的相关参数及测量方法；眼镜架的校配与整形标准。
● 熟悉：眼镜架的选择和眼镜架校配与整形的原则及方法。
● 了解：眼镜架的材料分类和眼镜架整形的基本调整工具。

关键词 眼镜架 眼镜架测量 眼镜架整形 眼镜架校配

眼镜架发展到今天，其意义和作用已经远远超越了作为眼镜片载体的初衷，不仅在眼镜片参数与眼睛光学参数匹配方面起到重要作用，并且具有舒适、安全、美容等功能。本章将就眼镜架材料、类型、设计及其参数、科学选择和调校等方面进行阐述。

第一节 眼镜架的分类

按照 2003 年发布的国家眼镜架产品分类标准，眼镜架按材料可分为金属架、塑料架、天然材料架和混合架；按类型可分为全框架、半框架、无框架、组合架和折叠架。本节将镜架按材料和类型分别进行分类介绍。

一、按材料分类

眼镜架按材料一般可分为金属镜架、塑料镜架、天然材料镜架及混合镜架。

（一）金属镜架

金属镜架选用单金属或合金材料制成，具有坚固、美观、轻巧等特点。金属镜架使用的材料要求具有一定的硬度、弹性、柔软性、耐磨性、耐腐蚀性。用于镜架的金属材料主要有镍合金、铜合金、钛合金（titanium alloy）和贵金属四大类。

1. 镍合金 金属镜架采用镍合金材料较多。镍合金的耐腐蚀性、机械性能比较好。其缺点则为硬度较高也较重，不易调整。镍铬合金原作为义齿的材料，经改良后用于镜架，镍铬合金框本身为白色，不加电镀亦可直接使用。在金属镜架中常见镍合金材料有镍铜合金及镍铬合金。镍铜合金又称蒙乃尔合金，是一种以金属镍为基体，添加铜、铁、锰等其他元素而成的合金。蒙乃尔合金呈银白色，强度、弹性、焊接抗拉性及耐腐蚀性都很好，适合制作镜架。镍铬合金中含镍、铬、银、铜及其他微量元素，其强度、弹性和耐腐蚀性比蒙乃尔合金更好，用于生产中高档镜架。不锈钢也是含铁、铬、镍的合金材料，属于镍铬合金的一种，其主加元素是铬，含铬量一般为 12%~38% 之间，具有耐腐蚀性、高弹性，但强度、切削性、焊接性稍差，常用作边丝和螺丝。

笔记

2. 常用的铜合金眼镜材料 铜锌合金（黄铜）、铜锡合金（青铜）、铜镍合金（白铜）。

铜合金的特点：成本较低、易加工。经表面加工处理后，铜合金镜架弹性佳、易调整、制造加工容易、生产成本较低，但是铜合金易腐蚀、变形。在金属镜架中常见铜合金材料有铜锌合金、铜锡合金、铜镍锌合金、铜镍锌锡合金四种。铜锌合金又称黄铜，色泽呈黄色，是以铜为基体，以锌为主要加入元素的铜合金。切削加工容易，但易变色，可用作鼻托芯子。铜锡合金又称青铜，是一种以锡为主要添加元素的铜合金，含锡比例不同具有不同特性。优点是弹性极好、耐磨损；缺点是对酸类物质耐腐蚀性差，加工困难，且价格较贵，通常用于制作弹簧及边丝材料，黄铜及青铜则广泛被运用于外销的金属太阳眼镜。以铜为基体，以镍为主要添加元素的铜合金称为白铜，在此基础上添加入元素锌，则称为铜镍锌合金（又称锌白铜），是一种三元合金。铜镍锌合金材料因为呈银白色，也称镍银，具有良好的耐酸性能，弹性好，切削性能、电镀性能良好，易于表面处理，缺点是容易生锈，可用于制作低档镜架及镜架的各种零件，也是制作儿童镜架的优良材料。铜镍锌锡合金是一种四元合金，由于弹性、电镀性能、耐腐蚀性良好，多用于加工鼻梁、镜腿及边丝等。

3. 钛及钛合金

（1）钛金属（titanium）材料的发展：一位德国化学家于 1794 年发现了这个新的金属元素，并把它命名为 TITANIUM——钛。命名的来源自于古希腊神话中的泰坦神（TITAN），因为他认为钛的超强度与超高的耐熔度，正与泰坦神的伟大相辉映。虽然钛材质在二百多年前就被发现，但由于纯钛很容易与氧结合，其提炼的过程相当不容易，所以科学家一直无法将其提炼成有用的物质金属。直到 1938 年，杜邦公司研究出一种新的提炼方式——加镁还原法（把蕴藏在地下的金红矿石，经过氯化、加镁，让它还原，成为海绵钛）；至 1943 年，杜邦公司便开始大量生产钛金属产品。由于提炼过程不易，钛材质产量少且昂贵，故早期钛金属只运用于航空宇宙科学、航海科学及能源科学等高科技发展上，而日常生活用品是到 1965 年才开始运用钛材质。

最早的钛金属镜架是在 1980 年被人发明的铆钉式钛镜架，钛金属是一个非常不容易焊接的材质，早期没有较好的方式来做连接处理，就用铆钉式的方式把它钉在一起。到 1981 年，工厂就开始在钛材质外面包覆一层镍，以方便焊接。由于市场的竞争与制作方式的日益革新，1982 年日本 MARUMAM 公司率先推出全世界的第一副全纯钛金属镜架。1984 年也有工厂推出镀镍的钛镜架，而此种镜架价格与纯钛镜架价格就有很大的差别。

钛是一种化学金属元素，纯钛（pure titanium）是一种银白色的金属。钛金属的特性包括重量轻，约为铜与镍的一半重；强度高，比铝强 3 倍，比铁强 2 倍；抗腐蚀，抗腐蚀性媲美白金与黄金；物理性，抗过敏性；是唯一 800℃时能在氯气中燃烧的金属。钛表面经阳极处理可有绚丽色彩，对人体亲和性也非常好。现在用于镜架材料的钛合金有钛铝、钛钒和钛锆等，其弹性和抗腐蚀性更好。一般钛材镜架根据钛的种类及使用部位，用不同的缩写符号表示，如：Titan-P、Ti-P 或 PURE TITANIUM，表示除鼻托支架、铰链和螺丝外，其他部分由纯钛制作；Titan-C 或 Ti-C，表示除鼻托支架、铰链和螺丝外，其他部分由钛合金制作；Front-Titan-P 或 F-Ti-P 表示镜圈是由纯钛制作；Front-Titan-C 或 F-Ti-C 表示镜圈是由钛合金制作；Temple-Titan-P 或 T-Ti-P 表示镜腿是由纯钛制作；Temple-Titan-C 或 T-Ti-C 表示镜腿是由钛合金制作。纯钛材的焊接需在氩气环境中进行。日常钛架维修中的焊接则需首先实现焊点的合金状态。

（2）钛镜架的分类：纯钛（pure titanium）：镜架除了螺丝及塑料脚套外，金属部分全部由钛材质所制成。镍包钛（clad titanium）：框线为钛材质，表面使用包镍材质，而现在此种镜架已不复存在。拼装钛（partial titanium）：由于生产镍包钛成本较高而且需要更新设备，故在

笔记

未更新前,拼装钛镜架应势而生。然而此种产品很危险,因为每一种金属都有不同的熔点,硬是将其组合在一起便会非常脆弱。早期镍包钛镜架经过压平角度时,它的框线分布无法像工厂原先生产的那么平均,所以在使用后,镍和钛包覆的那一层会断裂掉而没办法再焊接修理,包括拼装钛也有此种情形。镀镍钛:为了降低成本,让生产上更方便,也有工厂研究出用钛金属镀上镍金属。如此便可用传统的焊接技术处理。

如何区别纯钛镜架,主要从以下方面检测,即检查重量、检查是否有磁性反应、检查铰链的结构、用化学试剂检查、用导电指数测试。可以将磁铁置于桌上,再将镜架靠过去,若有产生磁性反应的就不是纯钛镜架。亦可检查其铰链结构,纯钛眼镜会在铰链放置二个塑料或金属的衬垫,来避免开关时产生摩擦而卡死铰链,非纯钛镜架不会有铰链衬垫。另外,因不同的金属有不同的导电能力,所以用导电指数也可测出是否为纯钛金属。

现在的消费者除了在意美观之外,也很注重安全性,像欧美国家就有规定凡是与人体肌肤有接触的物品(如眼镜、手表、项链等),若含有镍成分都必须标示出来。因为镍有时会致使人的皮肤产生病变或皮肤癌,故生产厂商及店家都有告知的义务。

(3)钛金属材质结构:α钛:早期生产的材质,钛的结构密度相当高,较容易塑造成型且容易加工。在加温的过程中,若超过860℃,分子结构便会产生变化而变成β钛的结构,其晶体有时会无法恢复原状,故使用过后会发生框线断裂现象。β钛:密度结构较为松散,硬度较高,所以加工不易。αβ钛:介于α钛与β钛的中间,可解决α钛及β钛的缺点。同样为α钛,加上不同数量的金属可加强拉伸强度。现在纯钛眼镜最容易出现问题的部位是鼻托支架,因为它的结构很细,且每个人的鼻梁高度不一样,经过反复扳折调整后,可能会产生断折。

Ti-Ni 钛也就是所谓的记忆金属(memory metal),它是由49%~51%的镍或铜加上纯钛炼成的合金,其拉伸强度高过150MPa以上,是一种超弹性的金属材质;制造工厂可在400℃的环境下设定其形状;若镜框变形,经加温后可恢复原状。

(4)钛金属最常见的质量问题:经售后服务部门统计,钛金属最常见的质量问题有39%为鼻托支架断裂,8%为框线断裂,6%为螺丝断裂。我们若用α钛强度的鼻垫设计可解决此问题;用3.25钛可解决框线问题;用β钛可消除螺丝断裂问题,这些改变可处理掉多数消费者所抱怨的问题。

4. 贵金属

(1)金:是贵重金属之一,在大气中几乎不会被腐蚀氧化,延展性好。由于纯金太软且价格昂贵,所以用金制作镜架一般要添加其他金属以增加强度和韧性。由纯金与其他金属制成的合金称为开(karat,K)金,K是黄金的成色单位,24K为纯金,如18K指其中含18份的纯金,而6份为其他金属,其含金量为75%。现在,开金一般用作金属镜架的表面处理材料。此外还有加金架,分为包金和镀金两种。包金又称碾金或滚金,镜架上刻有"GF"字样,是用薄金片熔接在基材上,再轧制成各种款式的镜架,既降低造价,又具有金的性质,多被高档镜架所采用。包金架的基材一般使用白铜、黄铜、镍和金合金等。包金镜架通常用所用开金占镜架重量的比例及开金的开数来表示其品质,如1/10 12K GF:1/10 表示含金量1/10×12/24=1/20,12K表示12K的合金,GF表示包金符号。另一种方法是用所用纯金重量占镜架重量的比例表示,如:100/1000,表明所用的纯金占镜架重量的10%。另一种加金架是用化学电镀法将金镀在由其他金属制成的镜架表面,即镀金架。镜架表面刻有"GP"字样,镀金架既可改善基材金属的外观,又使其具有耐腐蚀的特点。

(2)铂:是一种稀有金属,价格昂贵。铂金元素有铂、钯、铱、锇、铑和钌等,统称铂金族。纯铂和纯金一样很柔软,一般要与其他铂金元素合成合金来制造镜架。

笔记

稀有金属钯很早就被用于镜架镀色,经常用于镜架镀色的还有贵金属钌。它是一种非常稀少并极不易从铂矿中提炼出来的材料,呈深灰色,象征着高贵、时尚和高品质,镜架在镀钌后抗腐蚀能力可以得到极大提高。珍贵的金属元素铑非常适合于高品质眼镜架的电镀,镀层厚度必须在 0.25～0.5nm 之间,含有铑的合金镜圈具有特殊的强度,耐酸腐蚀性极强,能抗海上空气及工业所产生的气体,同时铑还可以避免镍过敏。

（二）塑料镜架

塑料镜架为一类主要部分由塑料或类似性质的材料制成的镜架。它们主要以合成树脂为原材料。根据其性质可大致分为热塑性和热固性树脂两大类。热塑性树脂可反复加热,再成型,用此类材料制成的镜架易于对镜圈及镜腿进行整形;热固性树脂成形后不能再重新塑形,故常与热塑性塑料混合使用。人造材料镜架根据生产工艺可分为注塑架和板材架。注塑架是用树脂胶粒,经过烘干并加温后模铸成型的。缺点是易变形,拉、压强度低,镜片沟槽的宽窄不均匀。板材架是用树脂胶板,经过铣床进行内车、铣槽、外车、车铣花式定型等加工而成的,弯曲程度较好,不易变形,耐拉、压强度高,镜片槽沟宽窄均匀。

早期的塑料材料基本上可分为纤维素系及非纤维素系二大类。纤维素系:硝酸纤维（cellulose nitrate，CN）、醋酸纤维（cellulose acetate，CA）、丙酸纤维（cellulose propionate，CP）、丁基酸（cellulose acetate butylate，CB）。非纤维素系:聚碳酸酯（polycarbonate，PC）、环氧树脂（epoxy resin）、聚酰胺（polyamide）。

常用的纤维素系镜架材料代表又可分为硝酸纤维、醋酸纤维、丙酸纤维、丁基酸等几大类:

1. 硝酸纤维 简称 CN,又称赛璐珞,属热塑性材料。其密度高、吸水性低,是不易变形且坚固耐用的塑料材料;可塑性好、硬度大、易加工、可染成各种颜色、少有皮肤过敏。缺点是易受酸性物质侵蚀、易燃、易褪色、易老化发黄变脆,摩擦时发出樟脑气味,现在已很少采用。

2. 醋酸纤维 简称 CA,属热塑性材料。是使用最广泛也是至今仍在使用的塑料镜框材料,其质轻且富光泽,染色容易可作多种颜色变化;若添加荧光剂,可作变色板料;亦可做成双色或多色板料,透明性、尺寸稳定性、着色性、加工成形性和耐冲击性好,不易变色、不易燃烧;其制造方式,可用射出成型或板块加工完成。缺点是易受酮、高浓度酸碱侵蚀,复原性略小。既可用于加工板材架又可加工注塑架。

3. 丙酸纤维 简称 CP,又称亚克力,俗称有机玻璃,属热固性材料,是丙烯酸树脂衍生物中的一种。质轻、硬而脆,透明,尺寸稳定性、着色性、加工成形性和耐冲击性好,不易老化、不易变色、不易燃烧,缺点是软化点较高。

4. 丁基酸 简称 CB,虽可作为眼镜材料,但具有较刺鼻的材料味道,较不受消费者欢迎。

常用的非纤维素系镜架材料代表又可分为聚碳酸酯、环氧树脂、聚酰胺等几大类:

1. 聚碳酸酯 简称 PC,其抗撞性强、比重轻,常用于运动太阳眼镜或安全镜架。

2. 环氧树脂 在二十年多前环氧树脂为 Carrera Group 的专利材质,它由其子公司 Optyl Eyewear Fashion International 负责营销。亦有同业直接称此材料为 Optyl,其质轻且透明度高,比醋酸纤维更易于作颜色变化之处理;而其镜框脚架无需使用金属心;加热后可旋转 360° 以上,该材料可像记忆塑料一样,再加热后,又可回复原形,是相当特别的材质。它既具有热固性材料的稳定性,加热至一定温度又具有热塑性材料的可塑性,加工温度约 80℃时即可进行手工调整,予以冷却固定,其耐热性极佳;质轻,比醋酸纤维轻 20%～30%,硬度强,光泽性好,强度大,着色性及尺寸稳定性好,但镜圈成形后伸缩幅度有限,所以装片时眼镜片要稍大一些才能不掉片不露缝。常用于高档及名牌镜架。

笔记

在 1980 年初环氧树脂专利十年届满后，环氧树脂材质镜框因为价格低廉，开始成为当时市场的主力材质。当时塑料框在消费市场的占有率开始超过了金属框，并且打破了消费者一直所认为的金属较贵重、塑料框较便宜之传统印象。当时的碳纤维（carbon fiber）胶框，由于价廉物美，也曾获店家喜爱。但是碳纤维本身为短纤，碰撞断裂后会产生尖锐利角，较易发生意外伤害，因此不适合应用于运动眼镜。

3. 聚酰胺 又称尼龙，属热塑性材料。耐热性、耐冲击性、耐磨性优良，具有高度的可塑还原性，强度大，不易破裂。适合制作运动及儿童镜架。

经过改良出现了 TR90 材料全称是"Grilamid TR90"又称为记忆尼龙。TR90 原本是瑞士 EMS 公司研发的一种透明尼龙材料，由于其各种性能适合镜架生产，所以近几年被广泛运用于光学领域（其实 EMS 公司还有一种叫 TR55 的，但是其特性并不适合镜架产品）。TR90 即 EMS 公司的尼龙 12（PA12），具有以下特点：

（1）重量轻：密度 $1.14 \sim 1.15kg/m^3$，置于盐水中可飘浮，比塑料眼镜架轻，约为板材框重量的 50%，是尼龙材料的 85%，减少鼻梁、耳朵负担，使配戴更加轻便舒适。

（2）色彩鲜艳：比普通塑料框架色彩更鲜艳出色。

（3）耐撞击：是尼龙材料的 2 倍以上，ISO180/IC：$>125kg/m^2$ 弹性，因此 TR90 材料的眼镜架弹性大、韧性强，不易断（图 12-1）；强度大，不破裂，所以 TR90 具有运动安全性，可以有效防止在运动中因撞击而对眼睛产生伤害。但是由于其特点也带来了不易调整的弊端。

（4）耐高温：短时间内可耐 350℃的高温，ISO527：抗变形指数 $620kg/cm^2$；不易熔化和燃烧；镜架不易变形不易变色，配戴更长久。

（5）安全：抗化学性佳，化学残留物释放符合欧洲对食品级材料的要求。

目前市场上所谓的 TR100、TR120 材料基本还是由 TR90 的原材料 PA12 构成。

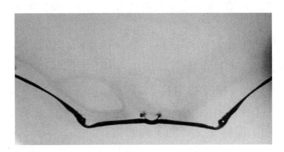

图 12-1 TR 眼镜架弹性演示

（三）天然材料镜架

用于制作眼镜架的天然材料有特殊木材、动物角质材料和玳瑁材料等，最具代表性的就是玳瑁材料。玳瑁材料是一种产于热带、亚热带沿海地区被称为玳瑁的海龟科动物的壳。由于原料稀缺，所以价格昂贵，属高档镜架，很受中年以上男性配戴者的欢迎。玳瑁具有独特的琥珀色光泽，其特点是质轻、经久耐用、具有保存的价值，易加工抛光、可热塑、对皮肤无刺激。其缺点是易断裂，但断裂后可粘合修理。由于玳瑁产量较少，加工时要求的技术性较高。玳瑁甲的品质一般以颜色而论，色彩越浅，价格越高。在柜台里陈列时需放置水以防干燥，在使用保养时，切不可用超声波清洗，否则会发白失去光泽。

（四）混合镜架

混合镜架指镜架的主要部分由非金属材料和金属材料混合制成的眼镜架。混合架种类繁多，有的是在不同的部位使用不同的材料，如：全部或部分框缘是用非金属材料切割而成，而鼻梁与铰链是用金属制造的；镜圈用金属制造，镜腿用非金属材料制作；镜腿用金属制造，镜圈用非金属材料制作。有的是在非金属材料中加入金属芯，既增加了非金属材料

笔记

的强度又体现金属色泽与美感。有的则是混合使用上述两种方式,如:眉毛及鼻梁使用非金属材料,镜圈使用金属材料,镜腿使用加金属芯的非金属材料制作。

新的塑料材料:塑钢(强化塑料纤维)、碳纤维+尼龙(carbon fiber+nylon)、短纤维+尼龙(whisker fiber+nylon)、长纤维+PU(aramid fiber+polyurethane)、合成纤维(synthetic resin)、聚甲基戊烷(poly methyl pentane,TPX)。现在,各塑料眼镜制造厂,也依不同市场的价格或安全诉求而推出质轻、耐撞击的长纤塑料眼镜材料,例如:聚乙酰胺、尼龙及F.R.P.等新的安全塑料材料。但塑料材料在今日似乎又循环回到往日的流行。由醋酸纤维特殊的变色料、双色料、多色料加上特殊的设计加工也正是今日胶架之主流产品。

二、按款式分类

按款式可以大致分为全框架、半框架、无框架、组合架及折叠架。

(一)全框架

有完整框缘的镜架即为全框架。其中在金属框缘的上端镶塑料帽及其他非金属材料的眼镜架称眉毛镜架(图12-2)。

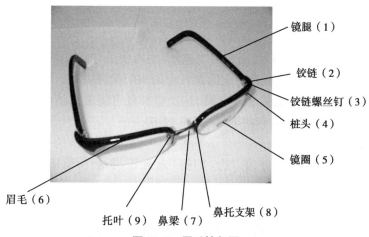

镜腿(1)
铰链(2)
铰链螺丝钉(3)
桩头(4)
镜圈(5)
眉毛(6)
托叶(9) 鼻梁(7) 鼻托支架(8)

图12-2 眉毛镜架图

(二)半框架

多数镜架使用一根很细的尼龙丝固定部分框缘,另一类虽然是全框款式但是为内嵌式固定镜片,制作此类眼镜需在磨平后的眼镜片边缘上开槽,将镜架的尼龙丝线或镜圈镶入镜片槽内用以固定眼镜片(图12-3)。

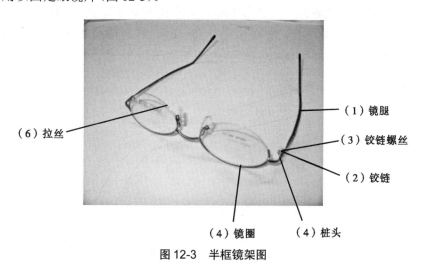

(6)拉丝
(1)镜腿
(3)铰链螺丝
(2)铰链
(4)镜圈 (4)桩头

图12-3 半框镜架图

笔记

（三）无框架

这类镜架分为一体式和零件式。一体式有横梁连接鼻梁和镜腿成为一体。磨边成形后在镜边两侧边缘打通孔,用螺丝固定在镜架上;零件式的没有横梁,只有鼻梁和镜腿。加工时在眼镜片的相关位置上打孔,用螺丝或其他方式将眼镜片与鼻梁及镜腿固定在一起(图12-4)。

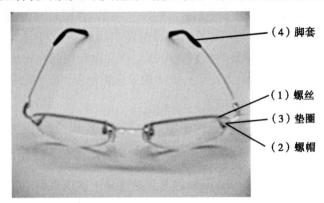

　（4）脚套

　（1）螺丝
　（3）垫圈
　（2）螺帽

图 12-4　无框镜架图

（四）组合架

此类镜架分两大类,传统类型为前后两组镜圈,前组配装染色眼镜片,后组配装用于矫正屈光不正的眼镜片。室外配戴使用两组眼镜片,室内使用时前组眼镜片可以上翻或卸下。此类镜架为通过框架眼镜矫正屈光不正的患者配戴太阳镜提供了一定的方便(彩图12-5)。另一类新型组合镜架为镜圈镜腿分离镜架,这类镜架采用镜圈镜腿卡扣方式链接,镜腿可替换,提供了多种款式个性化组合的选择(彩图12-6)。

（五）折叠架

这类镜架按照折叠次数可分为二折、四折、六折等,折叠镜架可以极大的缩小所占空间,便于存放携带(彩图12-7)。

第二节　眼镜架的测量和标记

一、眼镜架的规格尺寸

通常眼镜架一只镜腿的内侧会注明各项尺寸、型号和颜色,而另一只镜腿的内侧则注明产地、品名和材料。眼镜架的规格尺寸是由镜圈、鼻梁和镜腿三部分组成(图12-8),52代表镜圈尺寸为52mm,18代表鼻梁尺寸为18mm,140代表镜腿尺寸为140mm。镜架每部分的规格尺寸又分单数和双数两种。镜圈尺寸为33～60mm;鼻梁尺寸为13～22mm;镜腿尺寸为125～156mm。

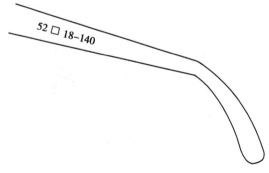

52 □ 18–140

图 12-8　眼镜架规格尺寸标记

笔记

二、眼镜架规格尺寸的测量

（一）镜圈规格尺寸的测量

一般，镜圈规格尺寸的表示方法采用方框法或基准线法两种形式。

1. 方框法　在左右镜圈的内缘或左右眼镜片的外缘，分别做两个外切矩形。用每一侧的外切矩形的长代表镜圈尺寸；左右两外切矩形间的距离代表鼻梁尺寸，这种表示方法称为方框法。外切矩形的宽叫镜架高度，两外切矩形几何中心的距离叫镜架中心距离，等于镜圈尺寸与鼻梁尺寸的代数和（图 12-9）。

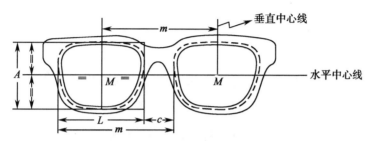

图 12-9　方框法测量示意图

L- 镜圈尺寸　*A*- 镜架高度　*m*- 镜架中心距离　*c*- 鼻梁尺寸　*M*- 镜圈几何中心

一般大部分镜架采用方框法来表示。根据镜圈尺寸、鼻梁尺寸及瞳孔距离可以计算配装眼镜片的移心量及所需眼镜片的最小直径，相关内容将在第十三章眼镜装配及检测中详细介绍。

2. 基准线法　左右镜圈内缘或左右眼镜片外缘的最高点和最低点做水平切线及其平分线，这条水平切线平分线就是此镜圈的基准线。镜圈内缘鼻侧与颞侧间基准线的长度代表镜圈尺寸，左右镜圈鼻侧内缘间基准线的长度代表鼻梁尺寸，这种表示方法称为基准线法（图 12-10）。

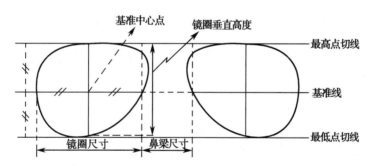

图 12-10　基准线法测量示意图

（二）其他镜架尺寸的测量（图 12-11）

1. 镜架宽度　镜腿上与耳朵顶点接触的部位称为耳上点，两侧镜腿耳上点之间的距离称为镜架宽度。

2. 颞距　镜圈平面后 25mm 处镜腿间的距离。

3. 镜眼距离　眼镜片的后顶点与角膜前顶点间的距离，即眼镜片的后顶点距离，应为 10～15mm，其中以 12mm 较为常见。

4. 镜面角　左右眼镜片平面所夹的角，一般为 170°～180°。弧形眼镜片以弧面的顶点和切面作为平面。

5. 外张角　镜腿完全外展时，两铰链轴线连接线与镜腿之间的夹角，一般约为 80°～95°。

6. 前倾角　镜圈平面与水平面的垂线之间的夹角，也称倾斜角，一般约为 8°～15°。

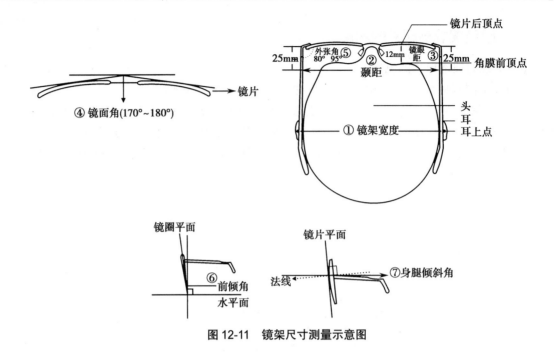

图 12-11 镜架尺寸测量示意图

7. 身腿倾斜角 每侧镜腿与眼镜片平面的法线的夹角,也称接头角。弧面眼镜片的法线为眼镜片顶点切面的法线。

前倾角是视线与光学中心重合的保证,一般不变动,且左右眼镜片前倾角需一致。身腿倾斜角则是前倾角恒定的保证,然而当耳位过高、过低时则需加以调整,左右耳位高度不等时左右身腿倾斜角也不相等。

8. 镜腿弯点长 镜腿铰链中心到耳上点的距离。

(1)垂长:耳上点至镜腿尾端的距离。

(2)垂俯角:从侧面观察,垂长部的镜腿与镜腿延长线之间的夹角(图 12-12)。

(3)垂内角:经过垂长部镜腿的垂面与经过镜腿延长线的垂面所成的夹角(图 12-13)。

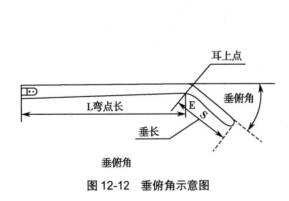

图 12-12 垂俯角示意图

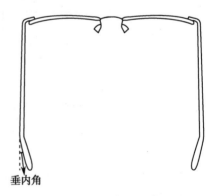

图 12-13 垂内角示意图

9. 鼻托的前角、斜角、顶角。

(1)前角:正视时,鼻托长轴与水平面的垂线的夹角,一般为 20°～35°(图 12-14)。

(2)斜角:俯视时,鼻托平面与镜圈平面法线的夹角,一般为 25°～35°(图 12-15)。

(3)顶角:侧视时,鼻托长轴与镜圈背平面的夹角,一般为 10°～15°(图 12-16)。

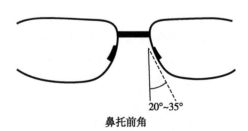

鼻托前角

图 12-14 鼻托前角示意图

笔记

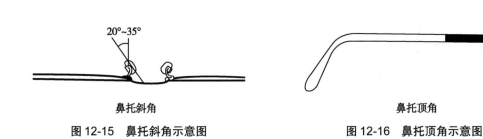

图 12-15　鼻托斜角示意图　　　　　　　　　　图 12-16　鼻托顶角示意图

第三节　眼镜架的选择

随着科学的不断发展,现代人们对眼镜的选择标准与传统的眼镜选择标准相比有了进一步的升华,人们在选择眼镜时,将更加考虑人体工程学、眼保健、眼镜美学等因素,即人们在选择眼镜时已不仅要满足配镜者的物理和生理需求,还要从满足其心理需求等诸多方面进行考虑。下面我们就从功能性、配戴舒适度以及美观性三方面来讲述如何选择眼镜架。

一、眼镜架的功能性

从功能性角度选择眼镜架时需要考虑瞳距、眼镜片视野与眼镜片边缘厚度等因素。首先所选眼镜架大小要以配戴者瞳距为依据,即所选镜架的几何中心距要尽量与配戴者的瞳距相一致,以缩小眼镜片移心量。另外,镜圈的高度应符合配戴者的视野需求,不宜过小。第三,镜圈尺寸越大,所需镜片毛坯直径越大,割边后相应越厚重。

眼镜架选择时也要考虑到鼻托,鼻托的作用是支撑镜架及眼镜片的重量,使重量沿鼻梁均匀分布。眼镜架鼻托的选择没有严格要求,但要避免戴镜后眼镜片后表面碰到睫毛,在笑的时候镜圈下缘也不能接触面颊。配装双光镜、渐变多焦点镜及儿童镜,尽可能避免使用固定鼻托的镜架,以免给眼镜调整带来困难。下面我们就详细地讲解下从功能性角度如何选择合适的眼镜架。

(一)特殊屈光不正者的眼镜架选择

高度近视者选择眼镜架时,需要考虑的因素包括:镜圈的形状、大小、特殊部位的结构等。

1. 尽量选择较宽的镜圈,使镜片边缘镜圈包含的厚度尽量大,以减少镜片前后面探出的量,使镜片看上去厚度不明显,比如可以选择非金属眼镜架。

2. 尽可能选择尺寸小的镜圈,以降低镜片边缘的厚度和眼镜的重量。

3. 选择镜圈的几何中心距离接近瞳距的镜架,从而减小移心量,降低镜片边缘的厚度和眼镜重量。

4. 选择面积大且具有防滑表面的鼻托,以分散眼镜对配戴者鼻梁的压力并避免压力造成的眼镜下滑。

5. 鼻托支架等特殊部位,离镜圈平面要有一定的空间距离或者鼻托支架易调整,确保一定边缘厚度的镜片能顺利安装。

6. 选择结构坚固、不易变形的镜腿和桩头,以支撑厚重的眼镜并满足经常扶正的需要。

高度远视者选择眼镜架时最好选择全框眼镜架;镜圈的几何中心距离接近瞳距的眼镜架,从而减小移心量;若选择无框眼镜架,还应注意选择桩头和鼻梁在眼镜片后表面的镜架,否则镜面角弯度过大,影响镜腿张开的角度,严重时影响眼镜的使用。

散光者选择眼镜架时,若近视散光轴向为 180°(或远视散光轴向为 90°),那么镜片 90°

笔记

方向（180°方向）上的屈光力较大，所以眼镜架选择时镜圈应适当扁些，配后美观效果较好（彩图12-17）；若近视散光轴向为90°（或远视散光轴向为180°），镜片180°方向（90°方向）上的屈光力较大，所以眼镜架选择时镜圈应适当窄些，配后美观效果较好（彩图12-18）。

双眼屈光参差者选择眼镜架时，由于两眼镜片边缘厚度差异明显，除参考以上屈光不正者眼镜架选择的几方面要素外，还应注意桩头和鼻梁的位置，选择桩头和鼻梁在眼镜片前表面的镜架，避免眼镜片厚度突出而影响了美观。

（二）特殊镜片的眼镜架选择

选择合适的眼镜架，对渐变多焦点镜片眼镜、抗疲劳镜片眼镜及双光镜片眼镜的配发成功非常重要，其选择标准为：

1. 镜圈的鼻侧区域要足够大，可容纳渐变带，确保近用区域视野充分，避免选择飞机架。

2. 镜圈的高度及瞳孔中心至镜圈下缘的高度不低于相应产品的要求，保证远用及近用光学区充分。

3. 选择可调整鼻托眼镜架，调整后的镜眼距离不超过12mm，以得到最宽阔的视野。调整后前倾角在10°～12°左右，且在笑的时候眼镜下缘不接触面部，避免使用不适。

4. 镜腿 最好选择能自由调整、有充分长度的镜腿。镜架材质应该坚固不易变形。

选择有色眼镜片的镜架时（屈光不正者选配太阳镜）应注意：镜圈尺寸不能太大，这点不同于购买普通太阳镜所具有的超大镜圈，而且眼镜架的面弯角尽量与光学眼镜架的面弯角接近，否则会影响配戴者的视觉质量。

（三）特殊人群眼镜架选择

喜欢运动的人群眼镜架选择时，要求眼镜架柔软有弹性，耐撞击，运动时安全保护脸部不受到损伤；眼镜架的贴面设计使脸部紧贴镜圈边缘，防止快速运动中强风对眼睛的刺激。

儿童选择眼镜架时要注意以下几点：

1. **材质** 质地以非金属材料为宜。因为首先金属眼镜架比较重；其次金属眼镜架安全性较非金属眼镜架差，特别是打孔架和半框架这两种眼镜架很容易损坏；第三金属眼镜架还极易造成歪扭变形，影响使用效果和外观；非金属眼镜架则没有这些担忧，它非常轻便，而且不易损坏，材料柔软，可根据孩子的脸形胖瘦进行调整，不会损伤孩子幼嫩的皮肤。

2. **重量** 儿童眼镜架选择时要选择重量较轻的，儿童的身体处于发育期，他们五官的发育也时刻在进行，因而在选配眼镜时要考虑到眼镜重量对于儿童面部鼻梁的压力。孩子面部鼻梁非常脆弱，过重的眼镜不利于儿童面部鼻梁的正常发育。

3. **视野** 要有足够的视野，儿童的视力活动范围非常大，在挑选眼镜架时尽量不要选择两边会产生阴影和视线死角的眼镜架，眼镜架要选择比较纤细的，保证宽敞的视野。

4. **特殊部位要求** 鼻托要高，选择眼镜架时，除了观察儿童的脸形胖瘦外，也要观察儿童面部鼻梁的高低。由于儿童处于发育期，儿童的面部鼻梁大多数较低，如果鼻托再低，戴上眼镜后，镜圈就会贴在脸上，甚至睫毛会碰到镜片，造成眼镜无法正常使用。所以选择眼镜架时应选择鼻托高的，或选择鼻托支架可以调整的，使儿童舒适地配戴。

5. **色彩** 色彩要鲜艳，眼镜在孩子面前不仅仅是工具，还是玩具。儿童在自主选择时，往往喜欢选择色彩鲜艳的眼镜。色彩鲜艳的眼镜对于儿童更像是玩具，他们也乐于配戴。

6. **配件** 配件供应需充足，儿童由于活泼好动的天性，其眼镜更易于损坏，所以在选择眼镜架时最好选择有配件供应的眼镜架，以利于维护。

二、眼镜架的舒适性

选择合适的眼镜还需要考虑配戴舒适度。配戴舒适度受眼镜架材料、眼镜片材料、眼

笔记

镜片尺寸、眼镜架配适情况等诸多因素的影响，只有正确选择眼镜架及眼镜片，严格调整眼镜架配适，才能实现眼镜的舒适配戴。

例如：青少年活泼好动，戴镜后眼镜容易滑落，导致双眼不能通过镜片光学中心视物，影响配戴效果及舒适度。可以考虑在镜腿处附加耳钩或松紧橡皮筋固定。中青年，尤其是男士，在长期配戴眼镜后，镜腿易被汗液腐蚀，使配戴舒适度下降。为缓解这一不适感，可在镜腿上加上防汗套或防腐蚀膜加以保护。中老年病人在配戴老花镜时，可在镜腿上加一条镜绳或镜链，在不使用眼镜时，将眼镜挂于胸前，方便使用。配戴渐变多焦点眼镜的中老年人，可使用可调节式鼻托，增加配戴及使用的舒适度。

三、眼镜架的美观性

（一）不同性别、年龄的人眼镜架的选择

不同性别人群眼镜架选择时，男性与女性比较，男性脸部线条一般比较粗犷挺拔，皮肤粗糙，性格坦率，所以选择眼镜架时，应考虑镜型要挺拔庄重，线条要粗壮饱满，镜架鼻梁部分让人感到厚实庄重（图 12-19）；女性考虑选择的镜型是秀美圆润，线条要丰满流畅，一般不要硬弯角，鼻梁要俏，要有流畅感（图 12-20）。

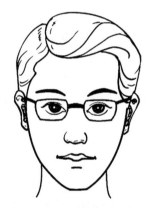 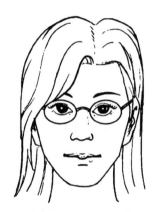

图 12-19　男性眼镜架图　　　　　　图 12-20　女性眼镜架图

不同年龄人群镜架选择时，老年人与青年人最大的区别是气质和肤质；老年人一般饱经风霜，老练谨慎，皮肤松弛，皱褶较多，面部结构突出，最好选浓重厚实或较深颜色材料做的眉毛架，也可选金色或银白色镜架，但鼻梁要厚实些，这样看起来稳重。老年女性所选镜架与青年女性相比颜色不宜太鲜艳，可以在镜腿处设一些装饰物，或镜腿带有花纹，要美观、大方的镜架。青年人皮肤细嫩，线条结构柔和，所选眼镜架范围较广泛，需根据其职业、场合着装等搭配不同的镜架。

（二）不同脸型、五官的人眼镜架的选择

根据人脸部的几何形状可以大致将脸型分为六类：正方形、长方形、圆形、心形、倒心形和卵圆形。镜架选择的美学原则是根据脸型，突出优点、掩饰缺点，体现对称和平衡的外观。根据美学中黄金分割原理，人的眉毛相当于面孔的分割线，如果眉毛恰好位于面部上 2/3 处，会使脸型产生了一种均衡的美。所以根据眉毛的高低，可以把面孔分为均衡型、长型、短型三种。对于均衡型面孔的人大部分镜架式样都适用；长型面孔则需要深色的镜圈来"降低"眉线；而短型面孔则需透明的镜圈底边来"提高"眉线。

一般中国人标准的脸型配戴各个款式的眼镜都比较合适，根据不同的眼镜选择，可以反映不同的个性（图 12-21）。

笔记

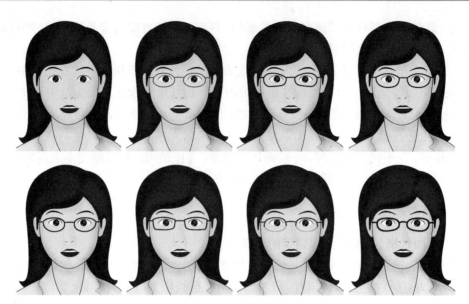

图 12-21 标准脸型的眼镜搭配

下面是一些特殊脸型的镜架选择原则：

1. 正方形脸 正方形的脸比较短，下颌突出并有棱角。

一般眼镜选择时：选用圆形镜架特别是底部是圆形的镜架可以在视觉上减弱明显的棱角，同时选择镜圈高度较小、镜脚位置比较高、镜圈底边透明的镜架可以使脸型有拉长的感觉（图 12-22）。

太阳镜选择时：如果脸型是方形脸一定回避方形镜架，方形镜架会更加突出方形脸的缺点，给人更加生硬的印象。但方形镜架的边角经过圆形过渡处理的，设计简洁干练又不失柔和，非常适合方形脸配戴。另外，上沿为圆滑曲线形的蝶翼形镜架或大尺寸椭圆形镜架也较为适合。被称为"雷朋太阳镜"的蝇眼款式太阳镜，连接眼镜片的鼻梁部位使用双重梁架，男性特征强烈，眼镜片整体为弧形设计的防风镜，不仅能够遮盖突出的颧骨，还能起到柔和方形下颌的作用。与颧骨前侧突出的西方人不同，东方人的颧骨侧面比较发达，所以选择球面弧度较大的设计较为合适。

大镜架会使脸部看起来变小。高镜腿设计和过圆的镜架会突出方形脸的形状，尽量回避。镜腿过于华丽的设计会使视线向两侧分散，显得下颌线条更加宽阔，要特别注意。

2. 长方形脸 长方形的脸比较长，下颌突出也有棱角。

一般眼镜选择时：选用圆形镜架可以在视觉上减弱明显的棱角，同时选择镜圈高度较大、镜脚位置在中间、深色镜圈的镜架来缩短脸形（图 12-23）。

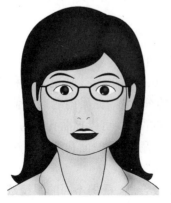

图 12-22 正方形脸

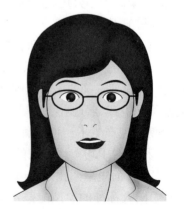

图 12-23 长方形脸

笔记

　　太阳镜选择时：长方形脸很容易显得过于成熟和严厉。看起来总是没有亲切的感觉，但是不管怎样都可以选择合适的太阳镜来遮盖那些先天不足的缺点。长方脸形要回避方形太阳镜。棱角鲜明的轮廓使脸型看起来更长，整个人显得非常冷酷严厉。镜面整体弧形设计的太阳镜虽然非常适合方形脸使用，但长方脸形的人戴起来会显得脸颊更加细长，要特别注意。选择一些在镜架上有别致装饰的太阳镜，可以转移视线的焦点，这样视觉焦点就不会在脸形上了。镜架厚重的太阳镜能够向两侧分散视线，有效遮盖长方脸形的缺点。其中蝴蝶形太阳镜对长方脸形的视线分散效果特别突出。另外，具有装饰效果，设计华丽的镜腿或者强调上沿的镜架设计，能使脸部看起来较为宽阔。简洁可爱的圆形、大尺寸的方形镜架也非常适合长方脸形配戴。

　　鼻梁处连接眼镜片的梁架形态也是影响整个脸形的关键部位，要特别留心。梁架较低的镜架能使鼻子看起来较短，对整个脸形的调节效果较好。另外，长梁架的设计也适合长方脸形使用，它能使脸部看起来较宽。

　　3. 圆形脸　圆形脸比较短而且缺乏棱角，需要用棱角鲜明的镜架改善面部轮廓。

　　一般眼镜选择时：镜圈高度较小、镜脚位置比较高、镜圈底边透明的镜架拉长脸形。圆形脸的女孩会让人看起来很可爱，也会被夸奖看起来显得很年轻，但是多少显得没有个性缺少特点，比较难演绎出时尚干练的气质。

　　太阳镜选择时：圆形脸看起来很可爱，并充满孩童气息，所以要尽量避免配戴正圆形的太阳镜，镜架与脸部轮廓形似的太阳镜非常适合圆形脸配戴。有些直线形或方形款式的镜架对调整脸部整体线条的均衡感很有帮助。

　　圆形脸尽量避免选用过于纤细的镜架会突出颧骨和脸颊部位。镜架宽幅要以脸颊最宽的部位为基准，选择与脸颊宽度相似或稍宽一些的镜架，会使整个脸部看起来更为协调。尽量不要选择设计简单的款式，华丽的设计能够使整体感觉更加成熟干练。蝇眼、方形框款式都非常适合圆形脸配戴。如果想使脸颊看起来细长一些，可以选择镜腿高度超过太阳穴的款式（图12-24），方形镜架虽然较为合适，但是如果边角过于明显反倒会更加突出圆形脸的缺点，这点要特别注意。

　　4. 心形脸　心形脸也被称为倒三角脸形，前额较宽，颧骨突出，下颌尖且窄。这种脸形上下不平衡，需要配戴外观正好相反的镜架以增加下半部脸的宽度。

　　一般眼镜选择时：选用上窄下宽，镜脚位置较低的镜架（图12-25）。

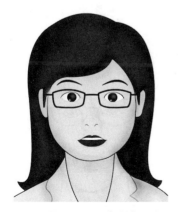

图12-24　圆形脸

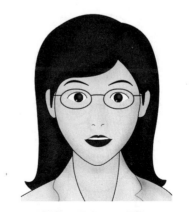

图12-25　心形脸

　　粗镜框或镜框下部有额外装饰的设计能使纤细的下颌看起来宽厚饱满一些。扁的椭圆形镜架能够改变冰冷的印象，眼镜片下缘拉长式样的设计也非常不错。

　　太阳镜选择时：选择一些单一色调的太阳镜能调节脸型上的视觉关注点。蝇眼款式太

笔记

阳镜、镜架横幅过宽的设计都会更加突显尖细下巴的缺点，让人看起来非常刻薄。

　　蝶翼型会突出倒三角脸形的特点，要尽量避免。总体来说眼镜框架宽幅超过脸颊宽幅的样式都不太合适，因为镜架越宽越会突出宽阔额头与细下巴之间的对比。与镜架形状一样重要的是材质。倒三角脸形给人的感觉非常冷酷严厉，所以与金属镜架相比，圆形的塑料镜架能够很好地弥补倒三角脸形的缺点，可以放心地选用。

　　5. 倒心形脸　倒心形脸前额较窄，下颌宽且突出。这种脸型其镜架选择原则需要与心形脸正好相反。所以选择一般眼镜和太阳镜时，适合选用上宽下窄，镜脚位置较高的镜架。

　　镜架的选择除了考虑对脸型的修饰外，还要考虑对五官的修饰。从美学角度来看，梁架低或没有鼻托的镜架，会使配戴者的鼻子显得短些（图 12-26），而镜架的梁架高一些，视觉上可使配戴者鼻子显得长些（图 12-27）。

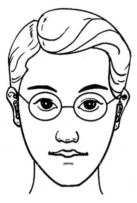

图 12-26　鼻子显短图

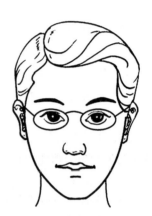

图 12-27　鼻子显长图

　　瞳距偏大的配戴者，应选用鼻梁颜色较深的眼镜架，同时，镜圈外缘不要有明显的装饰物，这样可以突出鼻托部分，给人一种瞳距缩小的视觉感（图 12-28）。瞳距较小的人则相反，不宜选择太大的眼镜架，要选用镜架鼻梁颜色较浅的镜架，镜圈外缘有明显装饰的眼镜架可以让人产生瞳距拉大的视觉效果，不要选择颜色深重的鼻梁，否则很容易给人一种瞳距更小的感觉（图 12-29）。眼部状态不佳或双眼不对称的人，无论瞳距偏大还是偏小，建议选择较大眼镜架及有色镜片，起到修饰、增强美观性的效果。

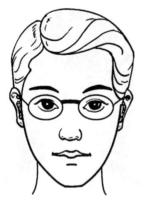

图 12-28　大瞳距者镜架图

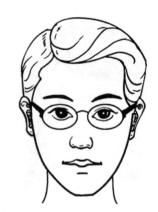

图 12-29　小瞳距者镜架图

　　此外，嘴巴大的人选择眼镜架时，应选择镜圈大一些的眼镜架（图 12-30），嘴巴小的人反之（图 12-31），总之让嘴巴大小与镜圈大小成比例，从而起到掩饰嘴巴过大或过小的效果。

笔记

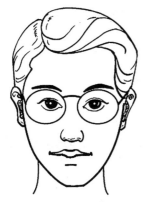

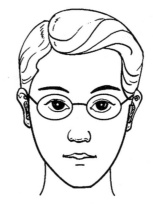

图 12-30　大嘴巴者镜架选择　　　　　　　图 12-31　小嘴巴者镜架选择

（三）不同肤色的人眼镜架的选择

皮肤偏黄的人要避免任何带黄色的镜架，否则会发现自己肤色变得更"黄"，显得气色会很差。这类人群应选择粉色、棕色、银色、白色等浅亮色系为主的镜架，这样可以有效综合脸部整体颜色，提升配戴者本身的气色甚至是气质。

皮肤偏白皙的人适合的颜色比较多，宜选择淡雅色彩的镜架，比如柔和的粉色系、金银色系等，但如果是肤色过于白皙的人群则不建议用黑色的镜架，这样会让配戴者看起来白得不健康。建议选用咖啡色、酒红色、粉红色等镜架，可以让你散发出健康色彩的魅力。

皮肤偏黑、小麦色的人建议使用酒红色、蓝色等镜架，配戴起来都会有比较好的效果，会让整个人散发出一种低调的魅力。还有的人皮肤有些偏红，这就要以减轻红色为主，最好的搭配选择是灰色、浅绿色、蓝色等镜架。

（四）不同服饰、场合眼镜架的选择

眼镜架与服饰的搭配，可以根据自身气质选择适合的风格。一般分为三种类型：协调型，眼镜与服饰的颜色应选接近同色调的，互相搭配；对比型，眼镜与服饰颜色应选冷暖色调进行衬托；点缀型，用醒目的眼镜颜色点缀服装，起到点睛的效果。

选择一副适合自己个性、符合当时场合的眼镜是非常重要的。正式场合适宜配戴镜架较小、款式精致的眼镜，既典雅又干练；休闲、聚会等场合，则适宜选择时下流行的眼镜，既青春又时尚；当然，也可根据自身喜爱，选择不规则形状镜片的眼镜，出入一些个性化派对场合。

（五）不同职业的人眼镜架的选择

领导者，一般气质比较庄严、深沉、举止大度果断，所以这些人配戴的眼镜形状要庄重、大方，材质贵重、精致，给人一种庄重美。

知识分子一般比较内向、稳重、举止比较谨慎，谈吐讲究分寸，广博而无华，因此所配的眼镜应该是沉稳、庄重、镜型不要太多的装饰，但材质应精致、考究，给人一种有教养的稳重美。

文艺工作者性格大气、豪放、善言、浪漫、自信、气质潇洒、文气。配戴的镜型要大方、多变，猎奇而富有浪漫性，要充分体现文艺工作者的洒脱美。

学生特点是天真、活泼好动。从心理状态看，学生求知欲高，接受能力强，可塑性大，外界环境对其成长影响很大，所以不需过多地装饰外表，应选择坚实耐用，朴素大方的镜架，能表现出学生的纯洁和朴素美。

商业及经济工作者，他们的身份应彰显出富有，因此所选的镜型要显出富贵、华丽，要精工制作，选择名牌，充分表现出豪华美。

在综合考虑眼镜架功能性、配戴舒适度及美观性等眼镜架选择标准时，常会出现矛盾，

笔记

这时需要根据个体需要对相应标准进行取舍,有时需要通过多副眼镜来解决不同的矛盾,所以"一人多镜"的理念正在被人们广泛接受。

第四节　眼镜的调整

一副合格眼镜至少包括三个要素:专业的验光、精确的加工、科学的调整,三要素缺一不可,即使眼镜的验光、加工没问题,不经过科学调整的眼镜也不能起到良好的视觉效果和舒适的配戴效果。那么眼镜调整又涉及眼镜整形与眼镜校配两部分,通过本节的学习将对眼镜整形的标准、原则、方法和眼镜校配的标准、原则、方法进行全面掌握。

镜架出厂时除需符合标准尺寸以外,眼镜的形状也需要符合标准,这就涉及眼镜的调整,眼镜调整分为两部分,一是眼镜整形,二是眼镜校配。

一、眼镜整形

眼镜整形:眼镜架在出厂前,需要按照国家标准的要求进行调整;配装眼镜在加工完成后也需要进行调整,以恢复由于配装过程产生的变形,使其符合标准要求的尺寸和角度,这类调整我们称之为整形。

（一）整形标准

1. 眼镜前脸整形标准　两镜面在同一水平面;正视眼镜时鼻梁两点连线,与桩头两点连线平行;俯视眼镜时鼻梁两点连线,与桩头两点连线平行;镜面角170°~180°之间(外弯形式)。

2. 鼻托整形标准　两鼻托基本对称;前角:正视时,鼻托长轴与水平面的垂线的夹角,一般为20°~35°;斜角:俯视时,鼻托平面与镜圈平面法线的夹角,一般为25°~35°;顶角:侧视时,鼻托长轴与镜圈背平面的夹角,一般为10°~15°。

3. 镜腿整形标准　铰链螺丝松紧度适中,既可以保持镜腿顺利开合,又有微小的阻力感;镜腿与桩头保持一条直线;眼镜倒状与正状四点着地;合上镜腿两镜腿形成一条直线或对称交叉;外张角80°~95°并对称;身腿倾斜角应为8°~12°,左右身腿倾斜角互差不大于2.5°。

（二）整形原则

1. 调整时遵循"由前往后"原则,即从镜圈向镜腿的顺序,因为对镜架前部所作的调整会直接影响镜架后部形态。

2. 调整时按照镜架材质选择适当工具。

3. 需调整至符合标准要求。

4. 保证外观质量。

从外观质量角度看,眼镜装配主要是要保证:①镜圈、眼镜片间无隙缝,左右鼻托美观对称,关节螺丝无松动;②镜框平整、不翘曲,对称,框边缘粗细均匀,无翻边、磨毛或钳痕;③两镜腿铰链平行,两腿无高低。

5. 避免镜架损伤,调整钳金属部分加镜布或热缩膜,对镜架形成保护。

（三）整形方法

1. 眼镜前脸调整方法

（1）"X"形曲面(图12-32)的调整方法:出现"X"形曲面分为两种情况:①鼻梁变形,②镜圈变形。

鼻梁变形,不分框型调整方法一致,两把调整钳夹住鼻梁两端旋转至镜圈在同一平面即可。调整钳可选择多功能调整钳、平圆钳或尖嘴钳依据实际情况而定。镜圈变形的调整

二维码12-1
视频 眼镜
前脸调整方
法

笔记

方法需根据框型而定,金属全框镜架只需用手握住两镜圈,旋转至两镜圈在同一水平面即可(注意事项:玻璃片、水晶片须卸下镜片调整)。非金属镜架调整前需进行均匀的加热,然后再用手调整,不可使用调整钳。金属半框镜架"X"曲面的调整,需用两把多功能调整钳夹住鼻梁两端的镜圈部分旋转,至两镜圈在同一水平面即可。

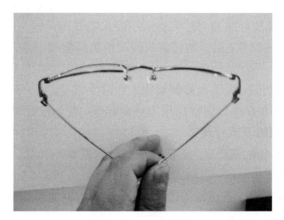

图 12-32 X形曲面

(2)正视镜架"S"形曲面的调整方法:正视镜架"S"形曲面(图 12-33),只需用手将桩头低的一端向上调整,或将桩头高的一端向下调整。直至鼻梁两点连线与桩头两点连线平行,或重合。也可用万能调整钳夹住鼻梁部位,辅助调整。半框和无框眼镜需要将镜片卸下后进行调整,非金属镜架需加热再用手调整,不可使用调整钳(注意事项:玻璃片、水晶片须卸下镜片调整)。

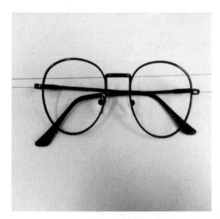

图 12-33 正视 S 型曲面

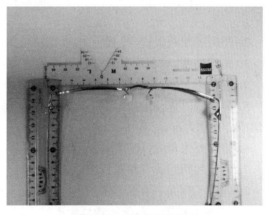

图 12-34 俯视 S 型曲面

(3)俯视镜架"S"形曲面的调整方法:俯视镜架"S"形曲面(图 12-34),只需用手将桩头翘角大的一端向前调或将桩头翘角小的一端向后调。直至两端对称,且镜面角保持在170°~180°之间。也可用万能调整钳夹住鼻梁部位,辅助调整。半框和无框眼镜需要将镜片卸下后进行调整,非金属镜架需加热再用手调整,不可使用调整钳(注意事项:玻璃片、水晶片须卸下镜片调整)。

2. 眼镜鼻托的调整 主要使用鼻托钳,夹住鼻托的烟斗部位,使两鼻托向内靠拢或向外张开。向内靠拢可加大镜眼距,反之缩小镜眼距。也可以用圆嘴钳调直支架加大鼻托到镜圈的距离,或调弯支架减小鼻托到镜圈的距离,从而获得增大或减小镜眼距的效果。但无论怎样调整,都必须保证两鼻托对称,且符合前角一般为 20°~35°,斜角一般为 25°~35°,顶角一般为 10°~15°的标准要求。

笔记

3. 眼镜镜腿的调整

（1）外张角调整：金属镜架用平圆钳夹住眼镜的桩头部位，钳子金属夹在镜架的内侧，有保护的一端夹住眼镜外侧，旋转调整钳直至两端眼镜腿外张角对称。也可用平圆钳和铰链固定钳配合完成。非金属镜架调整前先将镜片卸下，然后用加热器加热镜架镜圈及桩头部位，待镜架软化后，取出镜架，装入镜片，单手握住镜圈，大拇指用力推桩头部位，对侧用同样方法，直至两端眼镜腿外张角对称。然后用冷水定型。

（2）镜腿与桩头对齐调整：用手即可将镜腿与桩头调整成一条直线，且保证镜腿的开合需借助外力。

（3）镜架四点着地调整：需用万能调整钳夹住桩头部位，另一只手握住同侧镜圈，旋转调整钳，握镜圈的手用力方向与调整钳用力方向相反，直至镜架倒置时四点着地（注意事项：玻璃片、水晶片必须卸下镜片调整）。

在调平倒置四点着地的基础上，正放四点着地只需加热脚套，改变镜腿与垂长部分的角度，直至四点着地即可。

（4）镜腿闭合两镜腿成一条直线的调整方法：只需用万能调整钳，夹住铰链与桩头的焊接点部位，沿着桩头长轴方向旋转即可。

二、眼镜校配

眼镜校配：装配完毕的眼镜需要根据配戴者的脸部特征，加以适当调整，使之配戴舒适、美观大方，这一过程称为眼镜的校配。

（一）校配标准

配戴者校配标准也是遵循从前到后的顺序。

1. 配戴者配戴眼镜，两镜圈上缘到配戴者上眼睑缘的距离相等。保证配戴者配戴眼镜水平。

2. 配戴者配戴眼镜，平视前方时，眼镜的前倾角应为8°～15°之间。

3. 配戴高度，确保配戴者通过眼镜光学中心视物。

4. 镜眼距为12mm，实际情况应以镜片不被配戴者睫毛刮到为准，且不宜太远。

5. 鼻托应对称，托叶面贴附在鼻梁两侧，鼻托宽窄、高低应以配戴者瞳孔刚好通过镜片光学中心视物为准。

6. 镜腿外张角应以配戴者摘下眼镜，两鬓不留下很深的镜腿压痕为准。

7. 两镜片距配戴者角膜顶点距离相等。

8. 镜腿长度是在配戴者鼻托调整后，测量配戴者耳上点，由耳上点的位置向下向内弯曲脚套，使垂长的前部与配戴者耳廓形状一致，中部与耳后乳突部形状一致。

（二）校配原则

1. 保证眼镜的使用效果 从眼镜的使用效果看，眼镜装配要保证：眼镜片的光学中心距与瞳距相匹配；两眼镜片光心的连线应与镜架的基线相平行，两光心的垂直方向偏差要控制在一定的范围内；若是散光眼镜片，其轴位要安装正确。

2. 校配完毕的眼镜需要根据配戴者的脸部特征 加以适当的调整使之配戴舒适、美观大方。

眼镜的校配既是一门科学，也是一门艺术，因为人们对它的要求不但是要使配镜人戴上眼镜后看得清楚、看得舒适，无压痛感；而且还要为配镜者的面部增添光彩。

影响眼镜外观美感从校配角度看主要有：

（1）眼镜的倾斜角、弯角要合适，镜圈的弯曲要正确。

（2）左右眼镜片的水平度、平衡度要正确。

笔记

（3）镜架无锈蚀、无磨毛、无钳痕。

3. 保证视力矫正的最佳效果　为了保证视力矫正的最佳效果,眼镜的校配应从以下几方面入手:

（1）镜眼距:应控制在 10～15mm 之间,左右眼镜片的镜眼距离要相等。

（2）外张角:即镜腿与镜框面之间的夹角,应控制在 80°～95°的范围。

（3）镜面角:即两镜框面之间的夹角,应恰当,一般选择弯角等于 180°或稍小于 180°（170°～180°）（外弯形式）。

4. 配戴感觉良好

（1）眼镜与耳、头侧部的接触恰当、压力合适。

（2）鼻托与鼻侧接触均匀。

（3）眼镜的重心处在正确位置,配戴时有稳定感。

（4）耳、鼻、头侧部等与眼镜接触的部位,以刚装好与长时间使用后不产生疼痛和显著的压迫感为准。

（5）长时间使用后眼镜不错位。

5. 避免镜架损伤。

（三）校配方法

1. 配戴者配戴眼镜一高一低的调整方法　主要是镜腿不平所致,调整方法:将配戴者眼镜取下,锁紧全部螺丝,配戴者配戴眼镜低的一侧,镜腿向下调。相反,配戴者配戴眼镜高的一侧,镜腿向上调,并保证配戴高度,使配戴者瞳孔与镜片光学中心基本一致。

2. 配戴者配戴眼镜一远一近的调整方法　主要是镜腿外张角不一致所致,调整方法:将配戴者眼镜取下,锁紧全部螺丝,配戴者配戴眼镜离眼睛近的一侧,镜腿外张角向内调。相反,配戴者配戴眼镜离眼睛远的一侧,镜腿外张角向外调整。并保证镜眼距保持 10～15mm。

3. 配戴者配戴眼镜向下滑落的调整方法　主要是镜腿过长导致,让配戴者配戴眼镜观察配戴者耳上点的位置,在耳上点的位置用加热器加热,由耳上点的位置向下向内弯曲脚套,使垂长的前部与配戴者耳廓形状一致,中部与耳后乳突部形状一致。

4. 配戴者配戴眼镜视物变形的调整方法　主要考虑配戴者眼镜的前倾角,调整方法,用多功能调整钳夹住眼镜桩头部分旋转,使接头角变小。然后让配戴者试戴,直至症状减轻或完全消失。

5. 配戴者配戴眼镜视物不清的调整方法　主要考虑配戴者眼镜的前倾角和镜眼距的问题,近视镜片视物不清应减小前倾角和镜眼距。调整方法:用多功能调整钳夹住眼镜桩头部位旋转,使接头角变小。同时,加大两鼻托水平距离或减小鼻托与镜圈的距离,然后让配戴者试戴,直至症状减轻或完全消失。当已经是很小的前倾角时,可缩小镜眼距使症状消除。

6. 渐变多焦点眼镜的调整

（1）由于在割边时镜架可能会有一些变形,因此在让配戴者戴上之前,先进行校配,主要是前镜面鼻梁、托叶和镜腿。此时渐变多焦点镜片上的标记应该保留。

（2）让配戴者配戴上,检查者与配戴者面对面,相距 40cm 左右,并保持双眼高度相同。检查者闭上右眼,要求配戴者双眼注视检查者的左眼,注意此时检查者的左眼与配戴者的右眼视线应该齐平。检查者用左眼看配戴者的右眼,注意渐变多焦点镜片上的十字线与配戴者的瞳孔中心是否对准。用同样的方法再检查配戴者的左眼的瞳孔中心是否与渐变多焦点镜片的十字线对准。

（3）如果镜片的十字线与瞳孔中心的位置有偏离,在水平方向很难调整,在垂直方向可以通过托叶稍作调整。

笔记

（4）擦去标记，让配戴者配戴上。

（5）注意眼镜戴上后的前镜面的倾斜度不能太小，应该达到10°～14°，镜片后顶点到角膜的距离不能太大，应该在12mm左右。

（6）调整好镜架的位置后，应指导配戴者如何使用渐变镜，先让配戴者平视看远，然后让配戴者垂下眼睛看近，将近用视力表移到80cm左右让配戴者看中间距离，此时配戴者可能看不清楚，可以告诉配戴者将头部作上下移动，在镜片的过渡槽中寻找最佳的视力点，一般配戴者可以很快地找到。

（7）配戴者学会看远中近的方法后，应该告诉配戴者镜片的不足之处：将视力表放在左侧，要求配戴者转动眼睛看左侧，配戴者可能会说看不清楚，此时可以告诉配戴者，这是预料中的，可以通过将头部转向左侧，重新看清。并告诉配戴者，随着戴镜时间的增加，不舒适的情况会减少，大多数人会在几天内适应这种新的视野范围，而小部分人则可能需要1～2个星期的时间适应。如果适应的时间超过2周，则需要作一次系统的检查。还应该告诉配戴者，在戴上新的镜片时有任何问题，都需要回配镜机构进行咨询。

（四）特殊材质镜架的调整

特殊材料的镜架整形时，必须使用专用工具，加金架、钛材架在使用调整钳校正时，应垫有保护垫，以免钳伤表面或镀层。玳瑁架调整难度比较大。因玳瑁材质容易干裂，所以不能硬性操作，要用热水加温，或用烤灯慢慢加热，然后进行校正，整形之后最好抹上龟油，防止玳瑁材料干裂。特殊材料的镜架通常价格较贵，不可硬性操作。校正难度大时，最好将眼镜片取下，以免眼镜片破裂或崩边。

三、调整工具介绍

1. 基本调整工具

（1）工具架（图12-35）。

（2）平圆钳及使用方法（图12-36）。

（3）鼻托调整钳及使用方法（图12-37）。

（4）弯嘴钳及使用方法（图12-38）。

（5）尼龙嘴多功能调整钳及使用方法（图12-39）。

（6）基弯钳及使用方法（图12-40）。

（7）鼻梁镜面弧度钳及使用方法（图12-41）。

（8）铰链固定钳及使用方法（彩图12-42）。

（9）无框螺丝固定钳及使用方法（彩图12-43）。

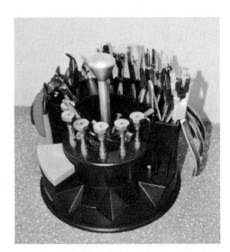

图12-35 工具架

2. 调整眼镜的其他辅助工具

（1）加热器（彩图12-44）

用途：用来加热非金属镜架（不包括天然材料），及金属镜架塑料腿。

优点：受热均匀，不易造成镜架焦损。也可对镜架进行局部加热。

注意事项：①使用前先查明设备电压要求，按要求插上电源。②出风口避免有水滴入。③进风口处保持清洁，避免使用时有灰尘纸屑吸入加热器。

（2）螺丝刀

（3）镜布

用途：在调整时，起到隔离镜架本身与调整钳金属部位的保护作用。

（4）冷水槽

用途：用作非金属镜架加热调整后的冷却定型。

笔记

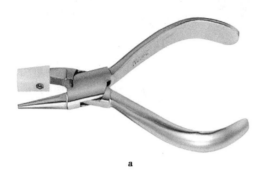
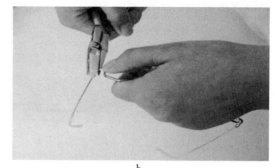

a   b

图 12-36　平圆钳及使用方法
a. 平圆钳　b. 使用方法

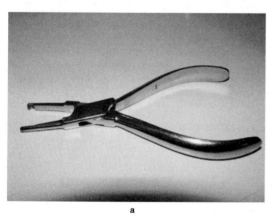
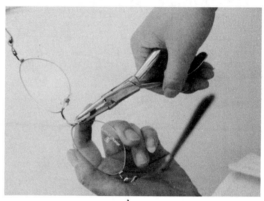

a   b

图 12-37　鼻托调整钳及使用方法
a. 鼻托调整钳　b. 使用方法

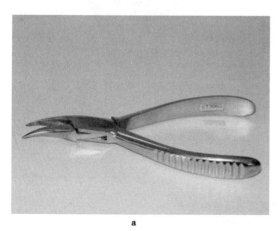
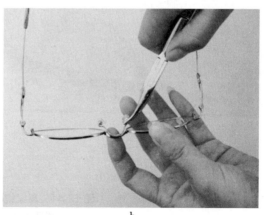

a   b

图 12-38　弯嘴钳及使用方法
a. 弯嘴钳　b. 使用方法

笔记

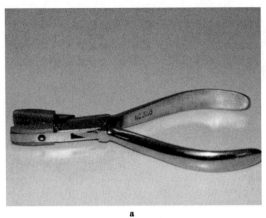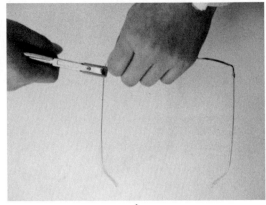

a   b

图 12-39 尼龙嘴多功能调整钳及使用方法
a. 尼龙嘴多功能调整钳 b. 使用方法

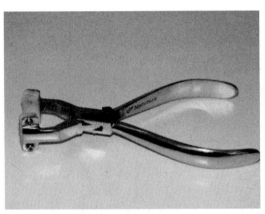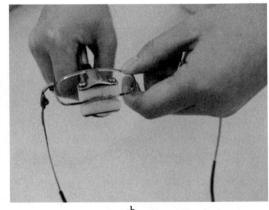

a   b

图 12-40 基弯钳及使用方法
a. 基弯钳 b. 使用方法

二维码 12-2
扫一扫,测一
测

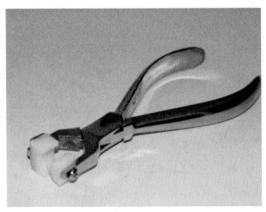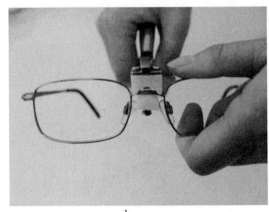

a   b

图 12-41 鼻梁镜面弧度钳及使用方法
a. 鼻梁镜面弧度钳 b. 使用方法

（何　伟）

笔记

第十三章

眼镜配装及检测

本章学习要点

- 掌握：眼镜割边技术及配装技术。
- 熟悉：眼镜相关质量指标及检测方法。
- 了解：眼镜的日常保养。

关键词　眼镜配装技术　眼镜质量指标　眼镜检测方法　眼镜日常保养

本章主要对眼镜的配装技术、质量检测及眼镜保养进行了阐述。对于一副符合验光处方的眼镜来说，配装技术尤为重要。在眼镜的组成元素中，眼镜架与眼镜片是主要元件，所以眼镜架与眼镜片的质量指标及检测方法也是不容忽视的。一副眼镜还要注意到它的保养，科学规范的保养才能确保眼镜的参数与眼睛的光学参数相匹配，达到最佳配适。

第一节　眼镜的配装

把符合验光处方的定配眼镜片磨成与眼镜圈几何形状相同的一种加工工艺称为割边。根据割边加工的手段不同可分为：手工割边和自动磨边。

一、手工割边

手工割边是凭经验以手工磨出眼镜片边缘形状的一种磨边方法。手工割边的特点：设备简单（彩图 13-1）；加工成本低廉；要求操作者有较高的技能，但磨出的眼镜片的光心位置、柱镜轴位等不够精确。手工割边按操作过程分为三步：第一步进行制作模板，第二步进行划片与钳边，第三步进行割边（磨平边、磨尖边、倒棱）。

二、自动磨边

随着模板机及自动磨边机的出现，模板制作、眼镜片磨边实现了机械化、自动化，手工磨边已逐步被自动磨边所替代。自动磨边操作简便，磨边质量好，尺寸精度高，光学中心位置、柱镜轴位、棱镜基底的设定精确。自动磨边按模板的存在形式分为半自动磨边和全自动磨边两种。半自动磨边是自动磨边机按实物形式的模板进行自动仿型磨削（彩图 13-2）。全自动磨边是自动磨边机按电脑扫描的镜圈或撑片形状、尺寸的三维数据即无形模板进行自动磨削（彩图 13-3）。下面我们以半自动磨边机为例加以介绍。

半自动磨边按操作过程可分为三步：制作模板、确定加工中心、磨边。每个加工步骤均有相关的专用设备，习惯上称为半自动磨边三件套，即模板机、中心仪、自动磨片机。

笔记

（一）模板制作

模板制作分为样板机制作模板和手工制作模板。

1. 样板机制作模板　这种方法的优点是精确度和准确度相对较高,缺点是无法制作特殊形状的模板。样板机的结构如彩图 13-4 所示,模板机上部为眼镜架工作座,由连体夹子、前后定位板、坐标面板、夹紧螺丝等组成。模板机中间部由模板工作座、切割装置、操纵机构三大部分组成。模板机内有两个电动机,一个电动机通过传动带带动曲柄滑块结构连接的刀具作高速上下往复运动进行模板的切割,另一个电动机通过齿轮传动机构同时带动眼镜架工作座和模板工作座作逆时针旋转,由于两个工作座的齿轮传动比一致,所以能同步旋转,保证了模板与镜圈的一致性。

2. 手工制作模板　这种方法的优点是简单实用,经济实惠,可以根据顾客的要求做出各种各样的模板,满足不同消费者对眼镜的需求。

直接用原眼镜架撑片制作模板:眼镜架撑片起保护眼镜架镜圈不变形作用。由于其几何形状与镜圈相同,所以是最理想的模板。在未卸下撑片情况下,在两镜圈纵向最大高度 1/2 处,划出水平线,横向最大宽度 1/2 处划出垂直线。水平线与垂直线的交点就是撑片的几何中心。光学中心（optical center）的偏移量以此为基准。

为了在磨边加工时分清左右眼镜片及眼镜片的上下,在模板上应标记鼻侧方向和左右眼。在模板上还应标明眼镜架型号、规格及品牌,便于以后相同眼镜架的眼镜制作。

无撑片的模板制作:部分低档眼镜架没有安装撑片,我们可用塑料板或硬纸板制作模板。模板制作时,要遵循宁大勿小的原则。

（二）确定加工中心

1. 用定中心板定心　定中心板是用来确定眼镜片的加工中心的图板。利用该图板能点出眼镜片的光学中心、画散光轴线、找出眼镜片水平和垂直移心量以及确定眼镜片加工中心等。焦度计测量眼镜片顶点屈光力并打印光心后,在眼镜片凸面上端用细油性笔分别标有右眼（R）和左眼（L）的记号。将眼镜片凸面朝上放在图板的上面,使眼镜片上的三个印点与图板的水平中心线重合。分别画出眼镜片的水平和垂直基准线,并标明鼻侧的方向。根据公式计算出水平移心量,将眼镜片的光心沿图板的水平中心线平行移心,然后在眼镜片的水平基准线上作短垂线。根据公式计算出垂直移心量,将眼镜片的光心沿图板的垂直中心线作垂直移心,其结果即为加工中心点。

将眼镜片沿轴位的水平基准线逆时针 0° 开始旋转至处方所需的散光轴位后,这时平行于图板水平中心线在眼镜片上再画一条新的水平基准线,即为处方上的散光轴线（眼镜片加工基准线）。

2. 中心仪定心　中心仪是用来确定眼镜片加工中心的专用设备如彩图 13-5 所示。

应用焦度计测量眼镜片的顶点屈光度、光学中心和柱镜轴位,并打印光心。将制模机做好的标准模板正面朝上,标记朝前装入定中心仪上刻度面板的两只定位销中,以备用来确定左眼镜片的加工中心。当确定右眼镜片加工中心时,将标准模板正面朝下放置。打开中心仪电源开关,点亮照明灯,将眼镜片凸面朝上放置在载镜台上,并且使眼镜片的光学中心水平基准线与模板水平中心线相重合。通过刻度面板进行观察,根据配镜处方瞳距（pupillary distance）要求进行水平及垂直移心,即得到加工中心。将吸盘装入吸盘座,转动吸盘架至眼镜片光心位置,按下压杆即将吸盘附着在眼镜片的加工光心上。

（三）自动磨边

目前使用的自动磨边机,型号众多,外形相差很大,但它们的机械结构、工作原理基本相同,差异不大。

为了提高磨边效率,自动磨边机砂轮采用粗磨、精磨、倒角等组合砂轮。金刚石砂轮的

笔记

表面就按眼镜架框槽沟形状 110°角制作好,所以倒角匀称磨边质量好。部分自动磨边机除了磨削压力发生变化外,还有玻璃、塑料的不同专用砂轮,来提高加工效率和磨削质量。根据眼镜架的种类不同,眼镜片磨边尺寸可通过尺寸调节装置微量调节,而且可以根据眼镜架种类选择倒角种类及位置。自动磨边机的磨边量由机器保证,将中心仪确定的安装有吸盘的眼镜片嵌按在眼镜片轴的键槽内,用手动或机动的方式,使眼镜片夹紧轴上的橡皮顶块,夹紧被加工眼镜片的凹面,即可设定各项操作。

自动磨边结束后,卸下眼镜片,并在手磨砂轮机上对眼镜片的凸凹两边缘上倒出宽约0.5mm,角度为 30°的安全倒角后即完成了磨边工作。

三、开槽机

开槽机是用于树脂眼镜片或玻璃眼镜片经磨边后在眼镜片边缘表面上开挖一定宽度和深度的沟槽,以备配装半框眼镜之用(彩图 13-6)。

眼镜片槽型有三种类型。在开槽之前,首先要确定槽的类型,按照槽的类型设定调节台后面的弹簧挂钩:①中心槽:适用于边缘厚度相同的薄眼镜片,远视眼镜片或轻度近视眼镜片。设置时将弹簧挂钩插入最下面的标有"C"记号的两个连接点,将中心销插入两个导向臂的中间,将定位器旋到中心位置。②前弧槽:适用于高度近视眼镜片,高度近视含高度散光眼镜片。设置时将弹簧挂钩插入"F"点和"C"点的孔中。移开中心销,使其悬空。夹紧眼镜片慢慢放到下面的眼镜片放置台上,转动眼镜片至寻找到眼镜片的两点,靠拢两导向臂,转动定位器,使眼镜片移到需开槽的位置上,但槽的位置与眼镜片前表面的距离不可小于 1.0mm,一般取眼镜片最薄边厚度的 1/2。③后弧槽:适用于高度远视眼镜片,双光眼镜片。设置时将弹簧挂钩插入"R"点和对侧"C"点的孔中。移开中心销,使其悬空。夹紧眼镜片慢慢放到下面的眼镜片放置台上,转动眼镜片至寻找到眼镜片的两点,靠拢两导向臂,转动定位器,使眼镜片移到需开槽的位置上。

开槽机的操作步骤:①深度刻度盘须调到"0"位,两个开关都在"OFF"位置。用水充分地润湿冷却海绵块。②夹紧眼镜片,将机头降低到操作位置。③打开导向臂,使眼镜片落到两尼龙导轮之间,切割轮之上。打开眼镜片开关,使眼镜片转动 1/4 转,检查眼镜片上留下的浅槽痕迹,确定其位置是否恰当。然后再打开切割轮开关,并调节槽的深度刻度盘确定槽的深度。④大约 40 秒后,切割的声音发生变化时,表明开槽完成。

四、打孔机

无框架的固定眼镜片的方法很简单,在眼镜片适当的位置上打孔,用螺丝将眼镜片与鼻梁架和镜腿连接在一起。所以,无框架又被称为打孔架。无框架的加工过程中,打孔工具必不可少。其中包括台钻、手电钻、手碾。使用率最高的是台钻,即打孔机(彩图 13-7)。

将磨好边的眼镜片与撑片重叠,在眼镜片上作打孔标记。确定打孔位置时,通常按照撑片或旧眼镜片孔位作印点。印点一定要以垂直投影的位置来确定。桩头和鼻梁在眼镜片前表面的眼镜架,打孔位置选择在眼镜片前表面,钻头垂直于镜面打孔。桩头和鼻梁架在眼镜片后表面的眼镜架,则从眼镜片后表面开始打孔,钻头垂直于镜面。

打孔机操作步骤:①将眼镜架上的打孔位置用水笔在完成磨边的眼镜片上标出准确的位置。②将定位钻头对准标记点,操作控制手柄,在标记点偏内处钻出定位孔,控制钻头的钻入深度不使眼镜片击穿。③将眼镜片放在铰刀位置,校正钻孔位置的角度正确后,用铰刀将眼镜片上的定位孔打通。④退回铰刀,翻转眼镜片从反面少许扩孔。⑤将眼镜架与眼镜片试装,要求桩头处无缝隙,眼镜片上的钻孔与眼镜架上的螺孔在靠近眼镜片光学中心处内切。

笔记

五、眼镜配装

（一）全框眼镜（full spectacles）的配装（mounting）

1. 塑料眼镜架的配装

（1）启动烘热器，将塑料眼镜架的欲软化部分置于烘热器上，保持一定的距离，同时以较慢的速度转动眼镜架，使其均匀受热，逐渐软化。

（2）把眼镜片的上半部分尖边从眼镜架的正面对准镜圈上半部的槽沟嵌入。以食指和中指拉镜圈的下半部框边，拇指将眼镜片外露尖边逐渐推入镜圈的槽内。

（3）趁眼镜架尚处于软化状态，整理镜圈的弯度，并注意使圈形与眼镜片边贴合平整。

（4）整理眼镜，把眼镜反置在平板上，检查架形是否扭曲；两眼镜片是否对称并在同一平面上；镜腿的外张角是否理想；镜腿与前镜面所形成的倾斜度是否理想；鼻托叶是否对称等。

2. 金属眼镜架的配装

（1）卸下镜圈锁紧块螺钉，放开镜圈。

（2）将眼镜片嵌入镜圈槽沟内，注意眼镜片上的水平标记与眼镜架水平基准线平行。

（3）用调整钳夹住两片锁紧块螺孔，稍用力使其合拢。

（4）捏紧镜圈，放入螺钉并旋紧。检查眼镜片与镜圈的吻合程度（眼镜片周边与镜圈的吻合是否密切；镜圈面弯度与眼镜片的基弯是否适合；镜圈是否有扭曲等）。

（5）将装好的眼镜架放在应力仪上检查应力。

（6）用同样方法安装另一片眼镜片。

（7）整理眼镜，把眼镜反置在平板上，检查架形是否扭曲；两眼镜片是否在同一平面上；镜腿的外张角是否理想；镜腿与前镜面所形成的倾斜度是否理想；从侧面看，两镜脚是否对称平行；鼻托叶是否对称等。调整时有时要用两把钳子。

（二）半框眼镜（semi-rimless spectacles）的配装

1. 装上尼龙丝，安装方法为将尼龙丝的一端穿入镜圈鼻侧的两个孔内，使尼龙丝的一头嵌入镜圈的槽沟内；将眼镜片的上缘嵌入框架眉梁的槽沟内，把尼龙丝嵌入眼镜片的U形槽内，沿着眼镜片拉到镜圈的另一端；在两孔的中间位置，用墨水在尼龙丝上标记，在标记处剪断尼龙丝；将尼龙丝穿入镜圈颞侧的两个孔内，并使尼龙丝的另一头嵌入镜圈的槽沟内。

2. 将眼镜片的上缘嵌入半框架眉梁的槽沟内，另用一根细线穿过尼龙丝。拿住眼镜架与眼镜片。拉住细线的两头沿眼镜片边缘移动，使尼龙丝渐渐全部嵌入眼镜片的U形槽内，抽出细线。

3. 用同样的方法配装另一眼镜片。

4. 调整眼镜，把眼镜反置在平板上，检查架形有否扭曲；两眼镜片是否在同一平面上；镜腿的外张角是否理想；镜腿与前镜面所形成的倾斜度是否理想；鼻托叶是否对称等。调整时要用两把钳子。

（三）无框眼镜（rimeless spectacles）的配装

1. 检查眼镜片的磨边质量与尺寸式样，检查眼镜片上的钻孔是否与眼镜架上的螺孔在靠近眼镜片光学中心处内切。

2. 将眼镜片放置在眼镜架上，旋上螺钉，垫片，螺母。

3. 调整眼镜，把眼镜反置在平板上，检查架形有否扭曲；两眼镜片是否在同一平面上；面弯角度是否合适；镜腿的外张角、镜腿与前镜面所形成的倾斜度是否理想；鼻托叶是否对称等。如无法调整，则需将眼镜片拆下，调整后再装上眼镜片。因为眼镜片上的钻孔所能

笔记

承受的力极小,受力过大会引起眼镜片钻孔处破裂,在操作时不可用力过猛。

4.在配装时,注意螺丝长度应与眼镜片厚度相配合。如螺丝过长,可用螺丝切断钳将螺丝剪短。

六、特殊眼镜的加工

随着人们对眼镜功能要求的提高,特别是对于老年人出现的老视现象,近视力和远视力的需求,出现双光眼镜片、渐变多焦点镜片。双光眼镜片和渐变多焦点镜片由于眼镜片的设计较复杂,与单光眼镜片相比,对测量和配装有更多的要求,特别是在使用半自动磨边机时要求就更加的严格,如何规范地测量和使用半自动磨边机加工双光眼镜片、渐变多焦点镜片就成为广大加工工作者的一个难题,下面我们讲一下割边方法。

(一)双光眼镜片的割边

双光眼镜片割边的特点是:确定加工基准线水平;根据处方中子眼镜片顶点高度确定眼镜片垂直方向的位置;根据子眼镜片顶点距离和近用瞳距一致来确定眼镜片水平方向的位置。所以双光眼镜片加工首先要确定加工基准线,然后确定子眼镜片顶点位置。具体操作如下:

1.平顶双光眼镜片割边基准线和子眼镜片顶点的确定方法:平顶双光眼镜片的子眼镜片上方是平的,这条水平的边就是加工基准线,平顶的中点就是子眼镜片顶点。

2.圆顶双光眼镜片割边基准线和子眼镜片顶点的确定方法比平顶双光眼镜片复杂,又根据远用屈光度是否有散光分为两种情况:

(1)远用处方含有散光时,首先使用焦度计点出远用的光学中心和远用加工基准线,操作方法和普通散光眼镜片确定方法相同,就是打印出三个点,将此远用加工基准线水平向下平移,当和子眼镜片相切时停下来,此切点就是子眼镜片顶点,切线就是子眼镜片加工基准线。

(2)远用处方没有散光时,首先确定远用光学中心位置,如果远用区为平光时,以眼镜片几何中心点代替此位置,然后将子眼镜片放在远用光学中心正下方,根据左右眼镜片分别向左和右旋转子眼镜片,一般需要旋转 10° 左右,旋转时以远用光学中心为旋转点,会发现子眼镜片最高点在变化,当远用光学中心和子眼镜片最高点在水平方向的距离为远用和近用瞳距差值的一半时停下来,此时最高点就是子眼镜片顶点,做一条水平切线就是子眼镜片水平基准线。例如远用瞳距为 64mm,近用瞳距为 60mm,则旋转后远用光学中心和子眼镜片最高点在水平方向的距离应为 2mm。

3.制作一个模板,使用制模坯料或者使用镜架撑片,与镜框形状、大小一样,必须保证模板上的刻度水平线与镜框水平线平行。全框眼镜要刚好能装到镜圈内,半框和无框眼镜用撑片和模板相比相同即可,测量模板圆孔中心到镜架鼻梁中心的水平和镜圈内缘最低点的垂直距离。

4.根据处方中的近用瞳距和子眼镜片顶点高度确定子眼镜片顶点的水平和垂直移心量,例如近用瞳距为 60mm,子眼镜片顶点高度为 15mm,模板圆孔中心到镜架鼻梁中心的水平距离和镜圈内缘最低点的垂直距离分别为 35mm 和 18mm,那么子眼镜片顶点水平移心量就是 $35-(60/2)=5mm$ 内移,垂直移心量是 $18-15=3mm$ 下移。

5.在定中心仪上按照计算的移心量将子眼镜片顶点移到所需的位置,上例就是移到内 5mm,下 3mm 处,将子眼镜片加工基准线水平放置,上吸盘后进行磨边就可以了。注意模板与眼镜片的方向一致,否则加工出来的双光眼镜片是废品。

(二)渐变多焦点镜片的割边

渐变多焦点镜片的割边特点是:保证眼镜片配装后眼镜片上的水平线与镜框水平线平

笔记

行,配装后单眼瞳距、单眼瞳高与处方上相同,渐变多焦点镜片出厂时都有临时标记,所以配装时的操作方法比双光眼镜片更加方便,只是需要加工精度更高而已。

1．取出渐变多焦点镜片观察临时标记,找到配镜十字和加工水平线,眼镜片上会有标明。

2．制作一个模板,与前述双光眼镜片制作模板过程相同。

3．根据处方中单眼的瞳距和瞳高,来确定配镜十字的水平和垂直移心量,例如右眼瞳距为31mm,右眼瞳高为22mm,模板圆孔中心到镜架鼻梁中心的水平和镜圈内缘最低点的垂直距离分别为35mm和18mm,那么配镜十字水平移心量就是35－31＝4mm内移,垂直移心量是22－18＝4mm上移。

4．在定中心仪上按照计算的移心量将配镜十字移到所需的位置,上例就是移到内4mm,上4mm处,加工基准线水平放置。上吸盘后进行磨边就可以了。注意模板与眼镜片的方向一致,否则加工出来的渐变多焦点镜片就是废品。

（三）偏光镜片的割边

偏光眼镜割边不同于普通眼镜割边,主要表现在偏光片的方向定位,该定位决定了镜片光学矫正效果和眩光消除效果。

偏光镜片的定位标志,常见为圆弧形缺口偏光膜标志。找到定位标志,将镜片按照常规割边流程进行水平安装即可,加工方法与一般普通镜架相同。偏光镜片的定位标志应放在水平位置上,偏光镜片的水平记号之间画一条直线即为该偏光镜片的水平线,以此为标准水平线将镜片装入眼镜架。

偏光镜片配装应遵循宁松勿紧的原则,配装完毕后,手持眼镜,若发现镜片边缘出现小条或小黑块儿、小黑斑说明配装过紧,必须把镜片适当磨小些,直到上述情况消失为止,保证偏光镜片配装时内应力最小。

第二节　眼镜的检测

一、眼镜质量的初步检测

眼镜架及眼镜片是眼镜的主要元件,它们的质量直接影响着眼镜的质量,所以在加工制作之前我们要掌握有关眼镜架及眼镜片的质量指标及其检验方法,在配装前首先对眼镜架和眼镜片进行检测,确保配装使用的眼镜架和眼镜片是合格的。

（一）眼镜架的加工前检测

眼镜架检测目前国际市场常常以ISO12870为基础标准,结合不同国家或地区的行业标准来判断眼镜架质量是否合格,我国已颁布《眼镜架》标准(GB/T 14214-2003)。国家检测机构如果严格做一次完整的眼镜架测试,测试时间将长达200多个小时。其主要的测试内容有:

1. 镜架的使用材料　应选用与皮肤接触后无不良刺激反应的材料。

2. 外观质量　目测检查镜架外观,表面层光滑、色泽均匀、没有直径≥0.5mm的麻点、颗粒和明显擦伤。

3. 眼镜架尺寸　检查眼镜架的尺寸是否符合设计要求,各部位尺寸偏差是否在允许公差之内等。

4. 眼镜架耐用性测试　模拟眼镜架在正常使用时所承受的磨损、扭曲,以防止眼镜架加工中出现轻易变形、断裂等现象。

5. 鞍桥屈曲测试和眼镜片夹持力测试　这两个测试所需的测试设备及测试方法都基

笔记

本相同,故往往一同完成。鞍桥屈曲测试主要是检测鞍桥的材质及焊接,眼镜片夹持力测试则是为了观察眼镜框是否有足够的夹持力保持眼镜片不脱落。

6. 高温尺寸稳定性测试　检查眼镜架的耐高温(室温~+60℃)性能,以免因受热而轻易变形。

7. 镀层性能测试　检查眼镜架表面喷漆、镀膜的附着力,可采用多种测试方式,例如:将镜腿弯曲120°±2°,观察是否存在镀膜破裂、脱落等现象。

8. 抗汗腐蚀测试　模拟眼镜在正常使用时因受人体汗水腐蚀而可能出现的状况。

9. 阻燃性测试　主要是检测眼镜架各部位的材质,防止其轻易燃烧,伤害使用者。

10. 镍释放测试　检查眼镜架是否含镍元素或者眼镜架中镍的释放是否过量。

以上是各个标准中经常要做的测试项目,此外还有很多测试项目,比如:铰链耐用性测试、前圈抗弯测试、鞍桥扭拧测试等等。

消费者在选购眼镜架时可做一些简单的检查:观察眼镜架表面是否存在划痕、麻点、色差、瑕疵等;观察眼镜架左右两边是否对称,例如:左右镜框的大小、高低是否一致;左右焊接点是否水平等等;用手轻摸眼镜架表面,看是否存在刮手的现象;用指甲轻轻刮一下眼镜架上的油漆、移印和装饰物,看是否被刮掉等常规检查。

眼镜加工中心在配装眼镜前要对眼镜架进行初检,主要检查眼镜架各个部位是否存在质量隐患。其表面镀层是否光滑;色泽是否均匀;有无直径≥0.5mm的麻点、颗粒和明显擦伤;焊接部位是否牢固;镀层是否有脱落、划痕;螺丝是否齐全;铰链(hinge)松紧度是否合适;观察眼镜架是否左右对称,并进行初步调整。

(二)眼镜片外观加工前的检测

1. 检查内容

(1)色泽:标准上规定两片眼镜片的镜色、膜色应该均匀一致或接近;有色眼镜镜片配对不得有明显色差,一般用肉眼进行判别;对于光致变色玻璃眼镜片,标准规定:其必须基色一致,变色后色泽一致,检验是在光照前和光照后分别进行目测判别。

(2)表面质量:主要指表面的光洁度、气泡;研磨加工的质量如霍光、螺旋形瑕疵及由于抛光不良造成的表面粗糙,橘皮或点状、条状痕迹及抛光后贮存不当造成的霉斑等。

(3)内在瑕疵:主要指材质内部的各种点状或条状夹杂物等。标准规定:在以基准点为中心,直径为30mm的区域内及对于子眼镜片尺寸小于30mm的全部子眼镜片的区域内,眼镜片的表面或内部都不应出现可能影响视觉的各类疵病。若子眼镜片的直径大于30mm,鉴别区域仍以近用基准点为中心,直径为30mm的区域。在此鉴别区域之外,可允许孤立微小的内在或表面缺陷。

2. 检验环境要求　检验时照明光源要有足够的亮度,一般可以使用带有灯罩的40W的无色白炽灯或15W的荧光灯,背景为一不反光的黑背景,如吸光的黑绒布等,并有一可调整的挡光板,主要是保证所测眼镜片被充分照明但又不使眼睛直接看到光源,使检验在一明亮的视场、暗背景条件下进行的。不借助光学放大装置。

3. 检验方法　检验时,眼镜片直接置于明视距离处,移动眼镜片,通过眼镜片的透射及反射,用肉眼观察眼镜片是否有瑕疵。

(三)眼镜片光学性能加工前的检测

国家质量监督检验检疫总局对眼镜片的指标、光学性能等有严格的要求,并发布系列标准来规范,主要的标准为《眼镜镜片》(GB10810),其中GB 10810.1—2005针对单光和多焦点镜片,GB 10810.2—2006针对渐变焦镜片。

1. 眼镜片厚度的检验　有效厚度应在眼镜片前表面的基准点上,且与该表面垂直地进行测定,测定值不应偏离标称值±0.3mm;镜片的标称厚度应由制造者加标定或由使用者与

笔记

供片商双方协定决定。

2. 眼镜片顶焦度允许偏差　国家标准中标注的眼镜片顶焦度,即眼镜片顶点屈光力。顶焦度允许偏差也适用于非球面的眼镜片。球镜与柱镜眼镜片,应符合球镜顶焦度允许偏差 a 和柱镜顶焦度允许偏差 b(表13-1)。渐变焦镜片允差详见相应的国家标准(GB 10810.2—2006)。

表13-1　眼镜片顶焦度允许偏差(单位为屈光度,D)

顶焦度绝对值最大的子午面上的顶焦度值	每主子午面顶焦度允差,a	柱镜顶焦度允差,b			
		≥0.00和≤0.75	>0.75和≤4.00	>4.00和≤6.00	>6.00
≥0.00和≤3.00	±0.12	±0.09	±0.12	±0.18	±0.25
>3.00和≤6.00	±0.12	±0.12	±0.12	±0.18	±0.25
>6.00和≤9.00	±0.12	±0.12	±0.18	±0.18	±0.25
>9.00和≤12.00	±0.18	±0.18	±0.18	±0.25	±0.25
>12.00和≤20.00	±0.25	±0.18	±0.25	±0.25	±0.25
>20.00	±0.37	±0.25	±0.25	±0.37	±0.37

3. 柱镜轴位方向的允许偏差(表13-2)　适用于多焦点镜片以及附有预定方位的单光眼镜片,如棱镜基底取向设定,梯度染色等眼镜片。

表13-2　柱镜轴位方向允许偏差

柱镜顶焦度值(D)	≤0.50	>0.50和≤0.75	>0.75和≤1.50	>1.50
轴位允许偏差(°)	±7	±5	±3	±2

4. 多焦点镜片的子眼镜片顶焦度的允许偏差(表13-3)

表13-3　多焦点镜片的附加顶焦度允差

附加顶焦度值(D)	≤4.00	>4.00
允许偏差(D)	±0.12	±0.18

5. 眼镜片的棱镜效应的允许偏差(表13-4)

(1)具有设计棱镜度的眼镜片,都应由生产者指明设计基准点的位置,我们可以按照标准要求在其指定的区域内测量其棱镜度。对于单光眼镜片,测量区域是一半径为 1mm 的圆,对于多焦点镜片,测量区域为一上下各 0.5mm,左右各为 1mm 的矩形。

(2)对于无设计棱镜度的眼镜片,我们要在焦度计上打印出光学中心点,再在坐标图上找出光学中心与设计基准点之间的偏差。按照光学中心允差进行考核。

表13-4　光学中心和棱镜度的允差

标称棱镜度(△)	水平棱镜度允差(△)	垂直棱镜允差(△)
0.00～2.00	$\pm(0.25+0.1\times S_{max})$	$\pm(0.25+0.05\times S_{max})$
>2.00～10.00	$\pm(0.37+0.1\times S_{max})$	$\pm(0.37+0.05\times S_{max})$
>10.00	$\pm(0.50+0.1\times S_{max})$	$\pm(0.50+0.05\times S_{max})$

注:S_{max} 表示绝对值最大的子午面上的顶焦度值

6. 眼镜片规格尺寸的允差眼镜片尺寸分为下列几类:

(1)标称尺寸(d_n):由制造厂标定的规格尺寸(以 mm 为单位);

(2)有效尺寸(d_e, effective size):眼镜片的实际规格尺寸(mm);

(3)使用尺寸(d_u):光学使用区的规格尺寸(mm)。

笔记

标明直径的镜片，尺寸的允差应符合下列要求：

（1）有效尺寸（d_e）：① $d_e \geq d_n - 1mm$；② $d_e \leq d_n + 2mm$。

（2）使用尺寸（d_u）：$d_u \geq d_n - 2mm$。

注：

（1）使用尺寸允许偏差不适用于特殊曲面眼镜片，例如缩径眼镜片等。

（2）作为处方配制特殊眼镜片的尺寸和厚度，由于要符合所配装眼镜架的尺寸和形状的需要，允差可以由处方者和供片商协议决定。

二、眼镜质量的最终检测

眼镜配装完成后，我们要对眼镜质量进行最终检测，确保每一副交给顾客的眼镜都是合格产品。国家质量监督检验检疫总局对眼镜产品质量有明确的标准，现行的针对眼镜配装质量的检验标准是《配装眼镜》（GB 13511），其中 GB 13511.1—2011 针对单光和多焦点部分，GB 13511.2—2011 针对渐变焦部分。

（一）配装眼镜的光学质量要求

核对配装眼镜参数与加工单是否符合，保证眼镜片度数、柱镜轴位、光学中心水平互差、光学中心垂直互差、瞳距等关键光学参数与验光处方单一致，并且符合国家标准。镜片屈光度及质量应符合 GB 10810.1—2005 单光和多焦点镜片部分及 GB 10810.2—2006 渐变焦镜片部分的要求，配装质量符合以下标准。

1. 光学中心水平偏差　光学中心水平偏差是光学中心水平距离的实测值与标称值（如瞳距、光学中心距离）的差值，定配眼镜的两镜片光学中心水平偏差应符合表 13-5 的规定。

表 13-5　定配眼镜两镜片光学中心水平距离偏差

顶焦度绝对值最大的子午面上的顶焦度值（D）	0.00～0.50	0.75～1.00	1.25～2.00	2.25～4.00	≥4.25
光学中心水平距离允差	$0.67^{\triangle}$	±6.0mm	±4.0mm	±3.0mm	±2.0mm

注：定配眼镜的水平光学中心与瞳距的单侧偏差均不应大于表 13-5 中光学中心水平距离允差的二分之一

2. 光学中心垂直互差　光学中心垂直互差是指两镜片光学中心高度的差值，定配眼镜的光学中心垂直互差应符合表 13-6 中的规定。

表 13-6　定配眼镜的光学中心垂直互差

顶焦度绝对值最大的子午面上的顶焦度值（D）	0.00～0.50	0.75～1.00	1.25～2.50	>2.50
光学中心垂直互差	$\leq 0.50^{\triangle}$	≤3.0mm	≤2.0mm	≤1.0mm

3. 柱镜轴位方向偏差　是指定配眼镜实测的柱镜轴位值与标称值（配镜处方中要求值）之间的差值，定配眼镜的柱镜轴位方向偏差应符合表 13-7 中的规定。

表 13-7　定配眼镜的柱镜轴位方向偏差

柱镜顶焦度值（D）	0.25～≤0.50	>0.50～≤0.75	>0.75～≤1.50	>1.50～≤2.50	>2.50
轴位允差（°）	±9	±6	±4	±3	±2

4. 定配眼镜的处方棱镜度偏差　是将标称棱镜度按其基底取向分解为水平和垂直方向的分量，各分量实测值的偏差应符合表 13-8 中的规定。

笔记

表 13-8　定配眼镜的处方棱镜度偏差

棱镜度(△)	水平棱镜允许偏差(△)	垂直棱镜允许偏差(△)
≥0.00 且≤2.00	对于顶焦度≥0.00 且≤3.25D: 0.67△ 对于顶焦度>3.25D: 偏心 2.0mm 所产生的棱镜效应	对于顶焦度≥0.00 且≤5.00D: 0.50△ 对于顶焦度>5.00D: 偏心 1.0mm 所产生的棱镜效应
>2.00 且≤10.00	对于顶焦度≥0.00 且≤3.25D: 1.00△ 对于顶焦度>3.25D: 0.33△+偏心 2.0mm 所产生的棱镜效应	对于顶焦度≥0.00 且≤5.00D: 0.75△ 对于顶焦度>5.00D: 0.25△+偏心 1.0mm 所产生的棱镜效应
>10.00	对于顶焦度≥0.00 且≤3.25D: 1.25△ 对于顶焦度>3.25D: 0.58△+偏心 2.0mm 所产生的棱镜效应	对于顶焦度≥0.00 且≤5.00D: 0.75△ 对于顶焦度>5.00D: 0.25△+偏心 1.0mm 所产生的棱镜效应

例如:镜片的棱镜度为 3.00△,顶焦度为 4.00D,其棱镜度的水平方向允差为:
$0.33^{△}+(4.00D\times0.2cm)=1.13^{△}$

(二)配装眼镜的外观要求

1. 成品眼镜(finished glasses)的眼镜片外缘与眼镜架镜圈几何形状一致、左右对称、不松动、无明显间隙。

2. 镜片边缘镶嵌入镜圈内的尖边角 110°±10°,并需倒棱处理,表面无明显砂轮痕迹。

3. 成品眼镜架的外观无扭曲变形、钳痕、翻边、焦损、镀层剥落及明显划痕,眼镜片无崩边、划伤、疵点气泡等明显问题。

4. 金属全框眼镜架锁接管间隙不大于 0.5mm,用塞尺或游标卡尺测量。

5. 成品眼镜周边无割边引起的严重不均匀的应力存在,用应力仪检查。

6. 成品眼镜螺丝不允许有滑牙及缺损。

(三)配装眼镜的整形要求

1. 配装眼镜左、右镜面应保持相对平整。

2. 配装眼镜左、右鼻托托叶角度对称或按配戴者鼻形做适当调整。

3. 配装眼镜左、右两镜腿外张角 80°～95°,并左右对称。

4. 两镜腿张开平放或倒伏均保持平整,眼镜架不扭曲变形。

5. 左右身腿倾斜度互差不大于 2.5°。

具体整形要求根据配戴者实际情况做适当调整。

三、常见眼镜质量问题的投诉处理方法

眼镜产品质量和眼镜的验配及销售过程分别受《中华人民共和国产品质量法》及《中华人民共和国消费者权益保护法》的监督与管理,因此当遇到眼镜质量问题的投诉时,应根据相应法律依据,按照配镜质量承诺规定给予处理。

(一)眼镜架质量问题处理方法

1. 常见的眼镜架质量投诉原因

(1)托叶变形、大小不一致

(2)电镀层脱落、褪色

(3)螺丝滑牙

(4)铰链疲劳

(5)脱焊、断焊

笔记

（6）腐蚀

2. 处理方法 区分造成质量问题的原因，如正常磨损、人为因素（如跌撞、接触化学物品或试剂、自行拆装等）、产品质量问题、不良使用环境等，然后根据原因选择修复或调换。

（二）眼镜片质量问题处理方法

1. 常见的眼镜片质量投诉原因

（1）顶点屈光力误差：即眼镜片的顶点屈光力（俗称度数）与戴镜者的配镜处方不一致。

（2）表面及内在质量问题：如眼镜片表面有瑕疵、疵点、划痕，眼镜片变形、老化变黄等。

（3）脱膜：眼镜片表面的镀膜因其附着力欠佳而造成的膜层分离现象。

（4）光学中心偏差：通常两眼镜片光学中心之间的距离应与双眼瞳孔之间的距离相同，这就要求配镜后双眼瞳孔应正对着眼镜片的光学中心。如果光学中心偏离瞳孔，则存在光学中心偏差，会产生三棱镜作用，发生头痛甚至复视（diplopia）等症状，光学中心偏离瞳孔越远，则这种视觉症状越容易出现且越严重。

（5）太阳镜防紫外线能力不足：防紫外线眼镜片阻隔的光的波段一般在280～400nm，会标注为UV400，也有部分只有280～380nm，标注为UV380。"UV指数"也就是滤除紫外线的效果。一般来说100%的UV指数是不可能的，绝大多数太阳镜的UV指数在96%～98%之间。

2. 处理方法 对上述质量问题进行分类，如验光问题、配装问题、眼镜片质量问题、人为因素等，然后对眼镜进行重新检测、验光复核、调换等。

（三）投诉处理流程

通常在机构中设有客服中心或投诉电话，负责对顾客（或病人）有戴镜不适或眼镜架、眼镜片质量问题反馈投诉时进行接待。接待应先耐心询问、细心解答、倾听所抱怨的意见，再对问题进行分类。处理问题时可根据具体情况进行，如修复、调换、重新验光等，对戴镜不适者应根据具体情况进行适当调试以提高舒适度。

第三节 眼镜的保养

选择一款合适的眼镜很重要，同时眼镜的科学保养也不可忽视。

一、眼镜的日常保养

（一）眼镜架的日常保养

保持眼镜架不发生变形是眼镜保养很重要的一点，这是眼镜片光学中心与瞳距相符的基础。眼镜的日常摘戴要求双手操作，如果长期单手摘戴，眼镜圈两边受力不均会造成眼镜架变形，导致光学中心移位，出现棱镜效应，对视力健康造成影响。非金属镜架要避免接触高温环境，以防变形。TR90切忌与化学试剂接触。记忆材料眼镜架不要经常做变形演示，以免在连接或焊接处断裂；特别注意在－10℃以下的环境中记忆材料会失去记忆功能，这时过于弯曲会产生断裂或难以恢复的变形。

（二）眼镜片的日常保养

镜片清洁擦拭前，应用清水将镜片冲洗干净后，用柔软的面巾纸将水擦拭干（避免水渍侵蚀镜片）。如镜片表面附有油污的情况下，可用中性洗涤剂，涂抹镜片，然后用清水冲净，用柔软的面巾纸将水擦拭干。擦拭镜片时，一只手把住眼镜架的鼻梁处，另一只手用面巾纸擦拭镜片。

镜片避免接触高温或潮湿的环境。如汽车挡风玻璃下、桑拿浴室等。冬季使用专业防雾擦巾或防雾液，减少镜片擦拭次数，延长镜片使用寿命。

笔记

学习了眼镜架及眼镜片的日常保养后，我们还需要了解：眼镜不使用收纳时先收左腿，再收右腿，放在硬质眼镜盒中，镜面向下放置在镜布上或用镜布包裹镜面，避免挤压。摆放眼镜时应使眼镜片前表面朝上或竖直摆放，以免磨损眼镜片表面。眼镜应放置在小孩接触不到的地方，避免眼镜被损坏或对小孩造成伤害。老花镜不要放置在阳光直射的地方，以防由于镜片的聚光作用而引起火灾。参加剧烈运动时配戴护目镜或不配戴眼镜，以免受到碰撞导致眼镜变形直至结构破坏、眼镜片破碎等。

二、眼镜的专业保养

（一）眼镜需定期到专业眼镜机构进行超声波清洗保养

超声波清洗，能够使日常清洗不到的位置清洗干净（例如，镜圈与镜片之间的缝隙）。如一定时期内不使用的眼镜，收纳前一定要到专业眼镜机构清洗，彻底去除眼镜架残留的油渍、化妆品等，更好地保护镜架的漆面，减少污渍的腐蚀。

（二）镜腿漆面专业保养

合金眼镜可以到专业机构加防腐蚀膜，对镜腿漆面进行养护。

（三）眼镜定期整形专业保养

眼镜在使用过程中应每月到专业机构进行镜架整形保养，确保眼镜参数保持在合格范围内，保证良好的视觉效果。

（四）螺丝的专业保养

眼镜螺丝经常松动，可以到专业机构加螺丝固定油进行加固，降低眼镜配件丢失的概率。

（五）板材镜架的抛光专业保养

板材镜架在使用一段时间后，由于油渍、化妆品的腐蚀，使镜架表面老化，需到专业机构进行抛光保养。

（何　伟　丁冬冬）

二维码 13-1
扫一扫，测一测

笔记

第十四章

眼镜品牌与营销

本章学习要点

- 掌握：品牌与品牌定位；营销概念及营销策略。
- 熟悉：服务特性；整合营销。
- 了解：我国眼镜行业现状；眼镜品牌及营销发展的新趋势。

关键词 品牌 营销 服务

作为眼视光专业人员，学习眼镜光学、眼镜片材料、眼镜加工及配装以及常用屈光矫正类镜片，其目的是更好地服务于有视觉质量改善需求的人，因此首先要建立眼镜是医疗器具的观点，其次也要了解眼镜的商品属性。只有将这两种观点融合统一，才能为消费者服务，做好眼镜品牌与营销，促进验配机构的可持续发展。本章主要介绍了品牌与营销的相关概念，围绕如何做好眼镜商品品牌、眼镜服务品牌与营销以及眼镜营销新趋势进行阐述。

第一节 眼镜品牌与营销的市场环境

一、品牌与营销相关概念

（一）与品牌相关的概念

1. 品牌（brand） 是用来识别一个或一组销售者的产品，并使之与竞争者的产品相区别的名称、标记、符号及其组合。

品牌是一种基于被认可而形成的资产，传达质量保证。能表达出属性、利益、价值、文化、个性、使用者六层意思。

2. 品牌定位（brand positioning） 在相关目标群体的感知空间内，规划、实施、监督和发展一个以消费者理想状态为导向，与竞争者区分开来并能体现自身资源专长与品牌身份一致的位置。

（1）品牌定位的目的：将产品转化为品牌，以利于潜在消费者的正确认识，是建立一个与目标市场有关的品牌形象的过程和结果。

（2）品牌定位的意义：是品牌传播的客观基础。如果不能有效地对品牌进行定位，品牌缺乏自身特点，与其他产品雷同，品牌传播受到限制。

（3）成功品牌的特征：以一种始终如一的形式将品牌的功能与消费者的心理需要连接起来，通过这种方式将品牌定位信息准确传达给消费者。

3. 品牌管理（brand management） 指针对企业产品和服务的品牌，综合地运用企业

笔记

资源,通过计划、组织、实施、控制来实现企业品牌战略目标的经营管理过程。

(1)品牌管理决策:主要包括品牌定位、品牌命名选择、品牌持有和品牌开发。

(2)品牌管理的四个重点要素:建立卓越的信誉、争取广泛的支持、建立亲密的关系、增加亲身体验的机会。

(二)与营销相关的概念

1. 销售(sale) 一般从两个层面来理解。

(1)从狭义上讲:销售是将某种物品价值的相关信息传递给某个人,从而激发起购买、拥有或者认同的行为。

(2)从广义上讲:销售就是任何旨在实现交换的沟通和(或)互动的过程。

2. 营销(marketing) 指计划和执行关于商品、服务和创意的观念、定价、促销和分销,以创造符合个人和组织目标的交换的一种过程。

(1)销售与营销的区别:销售是营销的组成部分,是卖家和买家之间的信息沟通,推荐产品满足需求,并提供售后服务以保证长期满意的行为。而营销是关于企业如何发现、创造和交付价值以满足一定目标市场的需求,同时获取利润的行为。

(2)营销的主要过程:包括机会的辨识、新产品的开发、客户吸引、保留客户以及培养忠诚度、订单执行。

二、眼镜的属性

(一)眼镜的医疗属性(medical property)

1. 从验配过程来看 一个完整的眼镜验配过程,应包含:问诊、眼部健康检查、屈光检查(少年儿童睫状肌麻痹验光)、双眼视觉功能评估、眼镜试戴、视觉健康解决方案(眼镜处方)、镜片与镜架选择、加工配装、检测交付、建立档案、定期回访。这个过程具有极强的专业性,因涉及眼部及屈光检查,需要医疗技术、医疗器械以及医疗化的个性诊断与服务。

2. 从屈光不正矫正来看 屈光不正属于医学领域中眼科学的一个独立范畴,矫正屈光不正的眼镜就是一种光学药物。

3. 从视光师(optometrist)培养来看 在我国,专业的视光师需要经过至少 3 年的专业学习,目前有 20 多所高等院校开设 4 年制理学或 5 年制医学的眼视光专业,学习内容涵盖眼科学等医学专业课程。既往因我国国情而存在的未接受正规系统教育的验光师,也在接受各层级的继续教育而提高专业能力。在发达国家如美国,验光是标准的医学行为,视光师需经过大学 4 年本科学习后进入视光学院进行 4 年的专业学习,再通过资格考试获得执照,才能从业。

(二)眼镜的商品属性(commercial property)

商品的基本属性包含价值和使用价值。眼镜配装过程中的镜架、镜片挑选等购买行为体现了眼镜的商品属性。眼镜的使用价值在于它能满足人们对视觉质量改善的需要;眼镜的价值就体现在消费者感知的价值,可以被看作是质量、服务和价格的组合。所以,眼镜是一种"光学药物"处方,眼镜验配过程具有医疗属性,而眼镜产品本身以及交付过程具有商品属性。

三、我国眼镜行业现状

我国是眼镜制造大国,眼镜产量占到世界眼镜总产量的 70%,但利润却只占世界眼镜市场的 15% 左右。我国眼镜生产企业基本集中在低附加值的产品制造领域,在世界眼镜产业分工中处于产业链的低端。自主创新能力不足,关键的镜片、镜架和零部件原材料自主

笔记

研发明显滞后,基础原料的核心技术与世界先进水平尚有一定差距。

我国的眼镜行业特点是产品与服务并重,商品品牌和服务品牌处于同一位置。有医疗资质背景的验配机构业务持续增长。眼镜的产品品种众多,但款式设计多有雷同;眼镜品牌众多,但许多品牌定位不明确,没有展示品牌的核心价值,消费者根本不知道其眼镜的个性特色;另外由于创新能力不足,知名品牌等方面与发达国家有明显差距。自主品牌设计跟不上市场变化需求,设计理念和创新思维与国际流行趋势有一定差距。

四、眼镜市场前景分析

据世界卫生组织提供的数据显示,全球因视力损害(impairment of vision)尤其是未矫正的屈光不正(uncorrected refractive error)等问题导致的生产力丧失带来的社会经济损害高达 2020 亿美元。Brien A. Holden 等 2016 年对全球近视的研究结果显示:到 2050 年全球近视人口将达到 49.8%。从中可以看到视力矫正的重要性,眼镜是视力矫正的主要工具。

随着社会经济发展,人民生活水平提高,国家对全民健康的重视、消费者对视觉健康的关注,使得眼镜零售业得以快速发展。眼镜不仅是视力矫正的工具,同时也在时尚性和功能性方面得到体现。消费者的购买行为以及购买方式正在发生变化。从单纯视力矫正到美化面容掩盖缺点,从只有一副眼镜到拥有搭配不同服饰的多副眼镜,从单一化的产品功能到多样化的功能,以及服务的片面化到全方位的视光服务体验,体现了眼镜品牌与营销的重要性。

近几年,有医疗资质的视光中心的崛起,推动了眼镜验配的发展,体现了眼镜的医疗属性。专业化的发展使众多企业开始重视眼镜品牌与营销。

第二节　眼镜商品品牌与营销

中国是全球最大的眼镜消费市场和眼镜制造大国,但在零售终端获得消费者认同的仍然是国际品牌,中国眼镜企业产品品牌的打造仍需一定的时间。如何从中国制造到中国设计与中国创造,打造自主品牌以及准确定位品牌,使品牌具有自己的特点和属性,需要眼镜从业人员做好品牌定位和品牌营销。

一、品牌定位

任何一家眼镜企业无论其规模大小,都不能满足市场上所有消费者的需求,这就要求企业必须对自己的眼镜产品进行定位,针对某些自己拥有竞争优势的目标市场进行营销。

(一)品牌定位的基本原则

1. 执行品牌识别(brand identity)　当一个品牌定位清晰时,该品牌识别的核心价值才能得到体现和延伸。品牌具有的识别特点应该与竞争者区分开来。例如:眼镜架耐用、镜片防紫外线就不能作为品牌定位。

2. 切中目标消费者　品牌定位必须有特定的传播对象,能最大限度满足这些传播对象的需求。例如:渐变多焦点镜片的特定传播对象就是具有老视的中老年人。

3. 传播品牌形象(brand image)　品牌定位是品牌识别和品牌形象之间的桥梁,应通过传播等途径加以实现。品牌形象是企业在市场竞争中的有力武器,一般由两方面构成:一方面是有形的内容,即品牌的功能性,指与品牌产品或服务相联系的特征;另一方面是无形的内容,指品牌的独特魅力,由企业赋予品牌的,并为消费者感知且接受的个性特征。

4. 创造品牌差异化优势 通过向消费者传达差异化信息而使该品牌引起消费者的注意和认同,即相对竞争对手的优势。中国眼镜目前处于模仿阶段,创新性不足,这也导致了大量眼镜款式雷同,造成品牌差异化优势不明显。

(二)品牌定位的策略

眼镜品牌定位策略选择应贯穿整个定位过程中,而品牌定位策略是多种多样的,常见以下几种:

1. 属性定位 根据产品的主次特色进行定位。例如:某企业生产的 PC 镜片宣称是最抗冲击的镜片;某企业的纯钛镜架是最轻的镜架。

2. 利益定位 根据产品为消费者带来的一项特殊利益定位。例如:某企业的周边离焦控制镜片的作用是减缓近视发展,达到青少年近视控制目的;某企业推出的抗疲劳镜片宣称减轻视近疲劳感,是早期老视消费者的最佳选择。

3. 使用者定位 把产品和用户联系起来,试图让消费者产生对产品的一种独特知觉。例如:某品牌的儿童镜架,旨在宣传重量轻,配戴舒适,不会造成儿童颜面部负担,影响鼻骨等发育;某品牌的运动镜,专为喜爱运动人士设计生产,重点强调眼镜的结实度和对眼睛的安全防护。

具体采用哪种品牌定位策略,企业应该对目标市场进行分析,根据消费者的需求、自身资源能力、竞争情况,确定品牌定位,区别竞争对手。

二、眼镜商品营销策略

(一)相关知识

1. 营销策略(marketing strategy) 是指企业以消费者需要为出发点,根据经验获得消费者需求量以及购买力的信息、商业界的期望值,有计划地组织各项经营活动,通过相互协调一致的产品策略、价格策略、渠道策略和促销策略,为消费者提供满意的商品和服务而实现企业目标的过程。

2. 品牌营销 是指企业通过利用消费者的品牌需求,创造品牌价值,最终形成品牌效益的营销策略和过程。

3. 品牌营销策略的核心 从消费者角度出发,将品牌在消费者心智中进行差异化定位,通过打造以品牌价值为核心的营销动作和资源配称,达到持续的提升销量和利润的营销目的。

(二)眼镜市场营销策略流程

眼镜市场营销策略流程与其他商品市场的营销策略流程一样,一般分为五个步骤(图 14-1):

1. 分析市场机会 眼镜企业计划推出新产品时,应该分析消费者行为,从消费者需求出发,而不是先生产镜架或镜片,然后再进行销售。

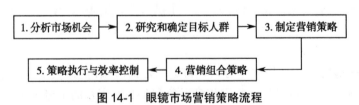

图 14-1 眼镜市场营销策略流程

2. 研究和确定目标 市场企业不应试图满足所有人的需要,而是应先确定目标市场,满足目标市场消费者的需要。

3. 制定营销策略 确定目标人群后,获得消费者需求量、购买力水平、以及其他相关信息,有计划地组织经营活动,结合品牌定位,制定营销策略。

笔记

4. 营销组合策略　为在目标市场实现既定的企业盈利目标,结合产品策略、价格策略、渠道策略和促销策略(4P)等一整套营销工具,为消费者提供满意的商品和服务。

5. 策略执行与效率控制　制定好市场营销策略后,营销部门必须连续不断地监督和控制各项营销活动,寻找增加销售队伍、广告、销售促进和分销的效率的途径,使企业实现销售、利润目标。

案例:某眼镜生产企业欲生产新防护眼镜,其市场营销策略见图14-2。

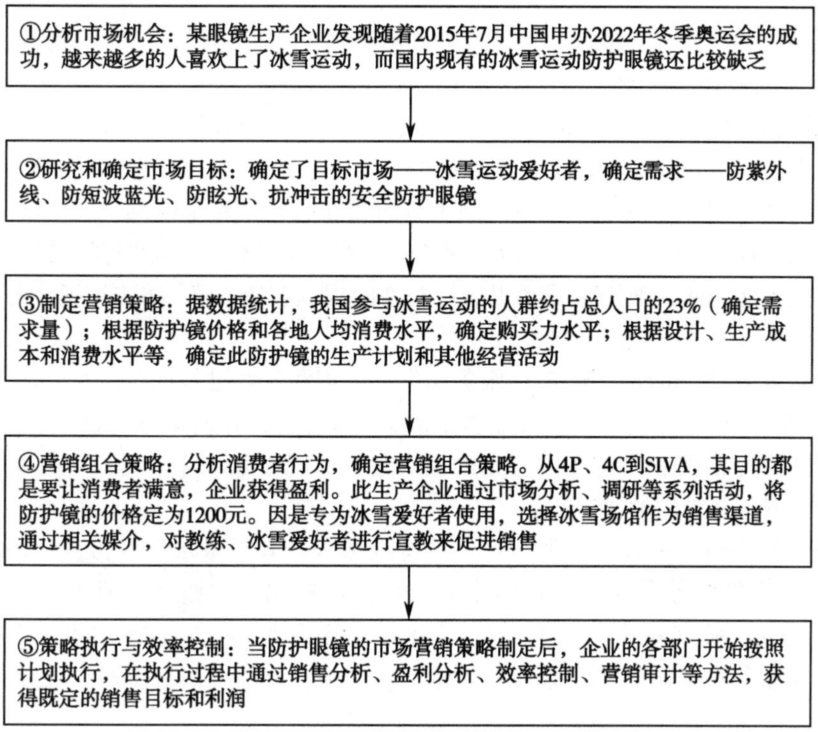

①分析市场机会:某眼镜生产企业发现随着2015年7月中国申办2022年冬季奥运会的成功,越来越多的人喜欢上了冰雪运动,而国内现有的冰雪运动防护眼镜还比较缺乏

②研究和确定市场目标:确定了目标市场——冰雪运动爱好者,确定需求——防紫外线、防短波蓝光、防眩光、抗冲击的安全防护眼镜

③制定营销策略:据数据统计,我国参与冰雪运动的人群约占总人口的23%(确定需求量);根据防护镜价格和各地人均消费水平,确定购买力水平;根据设计、生产成本和消费水平等,确定此防护镜的生产计划和其他经营活动

④营销组合策略:分析消费者行为,确定营销组合策略。从4P、4C到SIVA,其目的都是要让消费者满意,企业获得盈利。此生产企业通过市场分析、调研等系列活动,将防护镜的价格定为1200元。因是专为冰雪爱好者使用,选择冰雪场馆作为销售渠道,通过相关媒介,对教练、冰雪爱好者进行宣教来促进销售

⑤策略执行与效率控制:当防护眼镜的市场营销策略制定后,企业的各部门开始按照计划执行,在执行过程中通过销售分析、盈利分析、效率控制、营销审计等方法,获得既定的销售目标和利润

备注:
4P(产品 Product、价格 Price、地点 Place、促销 Promotion);
4C(消费者需求 Consumer's need、成本 Cost、沟通 Communication、便利性 Convenience);
SIVA(解决方案 Solution、信息 Information、价值 Value 和可获得性 Access)。

图 14-2　某眼镜生产企业的市场营销策略

第三节　眼镜服务品牌与营销

移动互联网的快速发展,让品牌的建设和传播有了更广阔的空间,但巨大的信息量,也增加了选择的机会,品牌竞争愈加激烈,品牌建设与维护更加重要。眼镜行业除应打造商品品牌外,还应打造服务品牌,即眼镜架、眼镜片的生产企业,要打造产品的品牌和公司品牌,眼镜验配机构也应该打造自己的服务品牌,让消费者记住并持续购买。

一、服务的特点

从 17 世纪中期开始,各国经济学家对服务(service)有不同的定义,但都缺乏统一的、权威的标准,直到国际标准化组织(ISO)于 1993 年正式公布世界上第一套服务业开展质量管理,建立质量管理体系的国家标准,为服务定义的确定和服务业的划分提供了最权威的标准。

1. 服务的定义　为满足消费者的需要,供方与消费者接触的活动和供方内部活动所产

笔记

生的结果。

2. 对服务定义的理解

（1）服务的目的：满足消费者的需要。这里的消费者可以是指接受服务产品的组织或个人。

（2）服务的条件：与消费者接触。这种供方与消费者之间的接触，可以是人与人的接触，也可以是人与物（设备）的接触即提供服务的员工（或设备）与消费者的设备（或本人）的接触。

（3）服务的内容：供方的活动和供方内部活动所产生的结果。这里的活动是指为消费者提供服务后的效果和反映。

3. 服务的特性　对服务质量控制和营销方案选择来说，服务具有以下特性：

（1）无形性（intangibility）：服务的无形性是服务产品区别于有形产品的第一个特征，购买服务只能从感觉上知其后果；服务产品本身的存在有些时候是借助一些实体产品作为载体而表现出来的。例如：眼镜验配服务好不好，只有消费者使用一段时间眼镜，主观感觉清晰、舒适持久才能判断。而为消费者提供针对性的视觉解决方案，如防治视疲劳，也同样需要视觉检查、训练服务与相应品种镜片商品的组合。

（2）不可分离性（inseparability）：服务的生产过程和消费过程同时进行。服务人员提供服务于消费者时，也正是消费者消费服务的时刻，即消费者必须参与到服务过程中。例如：眼镜验配过程中，消费者只有在向验光师说明视物情况及配镜需求时，验光师才能做出判断，提供验光服务并制定解决方案。

（3）可变性（variability）：指服务产品的构成成分及其质量水平经常变化，很难统一界定。一方面是提供服务的员工水平或服务内容有区别，另一方面由于消费者的自身素质或需求不同，造成服务有差异。例如：同一家眼镜连锁企业，消费者在不同门店进行验光配镜，会有一家服务水平好而另一家较差的感觉。这种差异性使消费者对企业及其提供的服务产生质疑，影响服务产品的推广。

（4）易消失性（perishability）：由于服务的无形性和不可分离性，使得使服务产品不可能像有形的消费品一样被贮存起来，以备未来出售，所以服务产品具有易消失且不可贮存的特性。

二、眼镜验配机构的服务品牌定位

随着改革开放的深入，眼镜外资品牌进入国内，品牌融合的兴起，促使眼镜验配机构要有明确的品牌定位。眼镜验配机构的服务品牌是指其提供的服务在消费者心目中的定位，通过消费者和公众认可，形成肯定性评价，建立自己的品牌，实现可持续发展。无论哪一种品牌定位，都应该给消费者在同品类中选择的理由。例如有些眼镜验配机构的品牌定位在专业，而有些定位在时尚，还有一些定位在经济实惠或者定位在单一功能。

1. 视光中心的品牌定位　近年来，一些医院开设的视光中心，由于依托医院品牌本身的专业属性，其品牌也定位于专业和质量保证，是儿童青少年屈光不正患者家长的首选。由于树立专业的形象，医院视光中心从验配流程、工作规范要求、标准化专业化管理、人员培养等方面，与其他类型的眼镜店区别开来。消费者在验配过程中就能直观感知视光中心提供服务的专业性。

2. 眼镜连锁门店的品牌定位　受国外先进经营理念和管理模式的影响，一些企业利用品牌效应开设连锁店，争取更大的发展空间。这些连锁眼镜店有些定位在时尚，它的目标市场就是追求时尚的人士，它的产品和服务都与流行挂钩，从店面装修装饰、眼镜架的款式甚至店员的着装都流露出时尚的感觉。有些老字号定位在文化传承，那么它的目标市

笔记

场就是注重品牌内涵、质量安全保障的人士，相应地，它的产品与服务应该围绕这个概念展开。

3. 眼镜专卖店的品牌定位　随着市场竞争的加剧，一些眼镜店开始转型，眼镜专卖店由此产生。国内市场上可以见到专卖某种产品的眼镜店，例如太阳镜专卖店、渐进多焦点眼镜专卖店。这种眼镜专卖店对于消费者来说，在同类产品中具有较大的挑选余地，且购买导向明确。

三、眼镜服务品牌的营销策略

当今，市场竞争已经由以"产品"为导向的时代转变为以"客户"为导向的时代，客户是企业利润的最终决定者，他们的选择决定了企业的命运。因此，眼镜服务品牌营销策略与眼镜商品品牌营销一样，都要围绕目标消费群体展开。

（一）服务营销（service marketing）

1. 与产品营销的区别　产品营销销售的是产品，当消费者购买了产品，意味着交易的完成，虽然它也有产品的售后服务，但只是一种解决产品售后维修的职能。服务营销是一种营销理念，营销的是服务。消费者购买了产品仅仅意味着销售工作的开始而不是结束，企业关心的不仅是产品的成功售出，更关注的是消费者在享受服务过程中的感受。

2. 眼镜服务营销　传统眼镜验配机构采用广告或坐等消费者上门的方式，靠的是口碑的传递。现在眼镜服务营销通过安排专业的检查流程、眼保健的咨询服务，提高了售前服务质量，且在眼镜配出后，消费者使用期间，定期回访消费者，询问其使用情况及效果，提醒相关注意事项，提供全面全程服务，将单纯的产品转化成以服务为核心的产品。

（二）整合营销（integrated marketing）

服务品牌的营销策略制订，在传统的4P营销方法基础上，更加注重员工能力和过程质量，应树立纵贯整个营销过程的整合营销观念。

1. 整合营销　为建立、维护和传播品牌，以及加强客户关系，而对品牌进行计划、实施和监督的一系列营销工作。

2. 眼镜服务品牌的整合营销　应包括人才培养体系、市场推广与传播、接待环境和服务风格的统一、检查流程的规范化以及标准化、眼镜验配的全面质量管理、严格的供应商评价系统、完善的消费者建议和投诉系统。

（三）差别化竞争（competitive differentiation）

眼镜验配机构欲在竞争中占据优势，一定要做好品牌定位与服务营销，与竞争对手展开差别化竞争。例如：验光技术好、更快更好地交付眼镜、质优价廉的眼镜、明星钟情的眼镜或太阳镜等。

第四节　眼镜品牌与营销新趋势

21世纪是信息时代，是知识更新、传播速度加快的时代。眼镜企业想要与时俱进，其组织、业务、管理等商业模式需要发生改变，采用新的战略、新的管理模式，才能推动企业的发展。

一、科技促进服务

信息时代最主要的特征就是信息化。信息化是从有形的物质产品创造价值的社会向无形的信息创造价值的新阶段的转化，也就是以物质生产和物质消费为主，向以精神生产和

笔记

精神消费为主的阶段的转变。眼镜行业的信息化与工业化融合正在加快,商业模式和业态不断创新,推动传统服务业转型升级。

(一)数据库营销

大数据概念的出现给眼镜行业带来了一次革命。通过收集积累消费者大量信息,利用信息进行准确市场细分、定位,有针对性地进行营销,从而促进眼镜行业的转型和发展。

1. 促进生产销售 眼镜生产商与销售商通过对消费者信息的数据分析,使产品结构更加优化,品牌定位更加准确。

2. 促进与消费者的连接 通过信息化手段,眼镜验配机构通过建立视光档案,留存消费者的就诊检查信息,可为消费者进行个性化服务,满足消费者定制化需求;通过体验式营销,注重大数据分析,有利于经营管理。

3. 基于大数据的智能眼镜产品 目前,有企业推出基于云服务的智能眼镜,通过消费者配戴眼镜获取其用眼信息和用眼环境,有利于对戴镜者的用眼健康进行指导和对青少年近视进行防控。

(二)3D 打印眼镜

3D 打印技术在工业产品设计,特别是数字产品模型制造领域的应用正在成为一种时尚。眼镜生产商采用 3D 打印技术生产,可以实行快速个性化定制,不断创作新款式,获取更高的产品附加值。通过 3D 打印可以大幅度缩短中间环节,减少库存。随着眼镜 3D 打印技术的不断突破,新材料的日益改善,3D 打印的速度不断提高,未来会在市场占据一定的份额。

(三)虚拟现实眼镜

VR(virtual reality)即虚拟现实,VR 眼镜是利用头戴式显示设备在多维信息空间上创建一个虚拟信息环境,使用户具有身临其境感,具有与环境完善的交互作用能力(彩图 14-4)。VR 眼镜用途比较多,下面主要列举以下五类用途:

1. 观看电影 可阻止各种背景光或其他因素干扰,获得良好的观看体验。

2. 游戏 智能手机与虚拟现实头盔相连打游戏即将实现,使用者有身临其境,自己就是游戏中人物的感觉(彩图 14-5)。

3. 旅游 虚拟现实可被用于演示各地博物馆、热门旅游景点等,使消费者足不出户,就可了解世界各地旅游景点。

4. 医疗 医生可通过虚拟现实技术观看 CT 扫描更多的细节,并可在 3D 空间操作,使诊断更快、更精确;还可通过 VR 技术实现手术培训等。

5. 虚拟现实购物 一些大型零售连锁店正在试验虚拟购物,使消费者仿佛进入实体店去挑选、试穿等,从而购买产品。

二、互联网营销

数字时代,互联网营销(Internet marketing)成为营销的重要组成部分。面对互联网、大数据、云计算等新技术带来的新的市场环境,作为传统产业的眼镜企业,应客观看到这种变化对企业发展的影响:即可以轻松与消费者互动、接受订单;能够在远程运作大量的新信息和销售渠道;可以对产品进行促销;可以与对手比较商品和服务能力等。同时也应通过不断创新和实践,努力增强运用互联网思维的能力,提高企业在互联网时代的竞争力。

(一)互联网对眼镜行业营销方式的影响

互联网是信息沟通和交流的平台。随着电子商务的发展,也成为品牌营销的渠道和工具。

1. 互联网影响消费者的购买方式 以前,消费者去实体店购买眼镜,由于信息不对称,

笔记

让消费者觉得自己的选择受到限制。互联网的出现，使消费者能更多获取信息，增加选择范围和机会，对中间环节依赖降低，直接从网上购买眼镜，传统实体门店经销受到冲击。

2. 互联网让眼镜企业更加关注消费者　在互联网时代，消费者使用产品和服务的感觉，可通过互联网传播出去，影响到其他消费者的选择。所以，消费者是企业最重要的资源之一，掌控消费者是企业的核心工作。

3. 眼镜销售渠道更加扁平化　眼镜经销商的角色定位向服务商转变，用以弥补由于眼镜企业的销售网络不足、销售人员欠缺所不能照顾到的客户服务，通过为企业和消费者提供服务来获取利润。

（二）"互联网＋"眼镜电子商务模式

眼镜行业应推进基于互联网的营销模式、服务模式、管理模式及供应链、物流链等各类创新。"互联网＋"是指以互联网为主的一整套信息技术（包括移动互联网、云计算、大数据技术等）在经济、社会各个部门的扩散，本质在于传统行业的在线化和数据化。

1. 眼镜电子商务的 B2B 模式　指以眼镜企业为主体，在企业之间进行的电子商务活动。优点是为企业省去了诸多流通环节，搭建了企业之间的合作交流、开放式的平台；对于发展品牌和创造价值有不可替代的作用。缺点是运作时间长、投资巨大，短期很难见效果。

2. 眼镜电子商务的 B2C 模式　指企业直接面对消费者的电子商务活动。优点是与传统眼镜店相比具有更加灵活的经营方式和更加优势的产品服务；缺点是眼镜有医疗属性，尤其是光学眼镜，是个性化产品，在验配任何环节出现细小问题都会对眼睛带来影响。

3. 眼镜电子商务的 O2O 模式　指将线下的商务机会与互联网结合，让互联网成为线下交易的前台。因为眼镜验配属于服务行为，无法在线上直接完成，需要到线下去体验。O2O 模式是目前眼镜服务企业最常采用的模式。

三、如何做好眼镜营销新模式

互联网的诞生，使国内眼镜企业面临了新机遇与新挑战，如何去结合互联网、把握市场机会，正确制定企业发展战略，是每家眼镜企业应关注的问题。

1. 关注客户　围绕客户进行营销方式的创新客户是企业重要的资源，通过互联网改变市场开发模式，获取更多的客户，并对客户进行细分，利用互联网缩短开发流程，加快信息传递，掌握客户资源和市场开发的主导权。

2. 做好传播推广　注重客户体验通过网络传播的方式，利用客户对眼镜产品或在门店体验的经历分享，创造客户关注点。通过大数据的应用，创新品牌传播，组织有针对性的体验活动，吸引目标人群的关注。

3. 利用社交媒体　做好信息沟通通过社交媒体，定期发布新产品信息、企业动态等，专业知识，与客户保持互动，吸引客户关注，树立品牌形象。

4. 做好眼镜质量管理　树立正确的经营价值观眼镜企业欲在互联网上取得良好业绩，需赢得客户的信任，而信任的基石就是品牌和质量。

（唐　萍　陈　浩）

14-1

二维码 14-1
扫一扫，测一测

笔记

参考文献

1. 瞿佳. 眼镜学. 北京：人民卫生出版社，2004.

2. 瞿佳. 眼科学. 北京：高等教育出版社，2009.

3. 瞿佳. 眼镜技术. 北京：高等教育出版社，2005.

4. 周翔天，吕帆. 光学基础和教学. 上海：上海科技教育出版社，2001.

5. 高祥璐. 眼应用光学. 天津：天津科技出版社，2010.

6. Jalie M.The Principle of Ophthalmic Lens.4th ed.London: Association of Dispensing Opticians，1984.

7. Leonard Levin，Siv Nilsson，James Ver Hoeve，et al.Adler's Physiology of the Eye，Eleventh Edition.Philadelphia：Saunders，2011.

8. Nancy Carlson，Daniel Kurtz.Clinical Procedures for Ocular Examination，4th ed.New York: McGraw-Hill Education，2015.

9. Bennett，Rabbett.Clinical Visual Optics. Boston：Butterworth-Heinemann.1998.

10. Troy E.Clinical Optics.2nd ed.Boston：Butterworth-Heinemann，1996.

11. 瞿佳. 眼镜学. 北京：中国标准出版社，1993.

12. 王莉茹. 眼镜基础知识. 北京：中国计量出版社，2001.

13. 瞿佳，王勤美，高潮. 眼镜学. 北京：中国标准出版社，1993.

14. Michael P. Keating.Geometric，Physical and Visual Optics.Boston：Butterworth-Heinemann，1988.

15. M.H.Freeman.Optics.10th Edition.Boston：Butterworth Heinemann，1990.

16. Colin Fowler，Keziah，Latham Petre.Spectacle Lenses: Theory and Practice.Boston：Butterworth Heinemann，2001.

17. Jalie M.Ophthalmic Lenses & Dispensing.3rd ed.Boston：Butterworth-Heinemann，2008.

18. 吴燮灿. 实用眼镜光学. 北京：北京科技出版社，2007.

19. 沈行健. 眼镜光学. 天津：天津科技出版社，1997.

20. Clifford W.System for Ophthalmic Dispensing.3rd ed.Boston：Butterworth-Heinemann，2006.

21. Michel Millodot，Dictionnery of Optometry and Visual Science. 4th ed. Boston：Butterworth-Heinemann.1997.

22. 朱世忠. 眼镜光学技术. 北京：人民卫生出版社，2012.

23. 孟建国. 视光学 - 眼镜光学. 上海：东华大学出版社，2004.

24. 莱金(美)，光学系统设计. 周海宪，程云芳，译. 北京：机械工业出版社，2012.

25. 李晓彤，岑兆丰. 几何光学•像差•光学设计(高等院校光电类专业系列规划教材). 第 3 版. 杭州：浙江大学出版社，2014.

26. 徐庆. 眼的光学成像原理. 上海：上海科技教育出版社，2012.

27. 余红. 镜片度数标称值与屈光力的关系. 中国眼镜科技杂志，2015(1)：153-154.

28. 刘晨. 焦度计综述. 应用光学，2004，25(1)：55-57.

29. 朱林泉. 投影式数字焦度计. 测试技术学报，2000，14(2)：131-135.

30. 日本尼德克公司. 焦度计的技术革新. 中国眼镜科技杂志, 2006, (3): 114-115.

31. Gondld B, Rabbetts.Clinical Visual Optics. Oxford: Butterworth-Heinemann Elsevier Ltd, 2009.

32. William J, Benjamin.Borish's Clinical Refraction. Oxford: Butterworth-Heinemann Elsevier Ltd, 2006.

33. Marvin L, Kwitko, Donald L, et al.Pseudophakia: Current Trends and Concepts. Baltimore: the Williams & Wilkins, 1980.

34. P Leonard, J Rommel.Lens implantation. The Hague: Belgian Society of Ophthalmology, 1982.

35. 胡诞宁. 近视眼学. 北京: 人民卫生出版社, 2009.

36. 王海英. 屈光参差的研究进展. 国际眼科纵览, 2006, 30(3): 187-190.

37. 吕帆. 隐形眼镜学. 北京: 人民卫生出版社, 2004.

38. 贾晓航. 人工晶状体行业标准解析. 眼视光学杂志, 2006, 8(4): 260-262.

39. 郭海科. 白内障超声乳化与人工晶状体植入术. 郑州: 河南医科大学出版社, 2000.

40. Troy E, Fannin, Theodore Grosvenor.Clinic Optics.Oxford: Butterworth-Heinemann, 1996.

41. Ronald B, Rabbetts.Bennett and Rabbett's Clinical Visual Optics.4th ed.Boston: Butterworth-Heinemann, 2007.

42. Mainster MA, Turner PL.Blue-blocking IOLs decrease photoreception without providing significant photoprotection. Surv Ophthalmol, 2010, 55(3): 272-289.

43. Arnault E, Barrau C, Nanteau C, et al.Phototoxic action spectrum on a retinal pigment epithelium model of age-related macular degeneration exposed to sunlight normalized conditions.PLoS One.2013, 8(8): e71398.

44. Nagai H, Hirano Y, Yasukawa T, et al.Prevention of increased abnormal fundus autofluorescence with blue light-filtering intraocular lenses.J Cataract Refract Surg.2015, 41(9): 1855-1859.

45. GB/T 14214-2003.眼镜架 通用要求和试验方法 [S].

46. 刘康, 眼镜定配工(基础知识). 北京: 中国劳动社会保障出版社, 2010.

47. 何向东, 镜架个性化选择及标准调校. 北京: 中华医学电子音像出版社, 2015.

48. 钟世镇. 系统解剖学. 第2版. 北京: 高等教育出版社, 2007.

49. 廖宜水. 眼镜定配基本技能. 中国劳动社会保障出版社, 2015.

50. 刘鸿文. 材料力学. 高等教育出版社, 2015.

51. 张敏. 眼镜定配技术. 中国轻工业出版社, 2015.

52. 易际磐. 眼镜定配技术. 中国轻工业出版社, 2015.

53. 闫伟. 眼镜定配技术. 人民卫生出版社, 2012.

54. 武红. 眼镜维修检测技术. 北京: 人民卫生出版社, 2012.

55. 张俊平. 金属架眼镜加工工艺. 杭州: 浙江大学出版社, 2008.

56. GB 10810.1—2005眼镜镜片第1部分: 单光和多焦点镜片 [S].

57. GB 10810.2—2006眼镜镜片第2部分: 渐变焦镜片 [S].

58. GB 13511.1—2011 配装眼镜第1部分: 单光和多焦点 [S].

59. GB 13511.2—2011 配装眼镜第2部分: 渐变焦 [S].

60. 菲利普·科特勒著, 梅清豪译. 营销管理, 第11版. 上海: 上海人民出版社, 2003.

61. 克里斯托弗·布曼, 王煦逸, 帝洛·哈拉斯佐维奇, 著. 品牌管理 - 基于企业内部的视角. 上海: 上海财经大学出版社, 2015.

62. 李建军. 近视眼防控与防盲模式蓝皮书. 北京: 人民军医出版社, 2015.

63. 小威廉·D. 佩洛特, 尤金妮·E. 麦卡锡著, 胡修浩译. 基础营销学, 第15版. 上海: 上海人民出版社, 2006.

64. 凯文·莱恩·凯勒著, 吴水龙, 何云译. 战略品牌管理, 第4版. 北京: 北京人民出版社, 2014.

65. Holden BA，Fricke TR，Wilson DA，et al.Global Prevalence of Myopia and High Myopia and Temporal Trends from 2000 through 2050.Ophthalmology，2016，123（5）：1036-1042.

66. 刘科佑，连捷. 眼镜门店营销实务. 北京：人民卫生出版社，2016.

67. 魏峰. 眼镜销售学. 上海：东华大学出版社，2008.

68. 杨智宽. 视光与验配中心管理技术. 北京：高等教育出版社，2015.

69. 茱莉亚•希金斯，保罗•希金斯著，康瑞萍译. 10天读懂品牌管理. 北京：科学出版社，2013.

汉英对照索引

G

H

J

P

Q

R

S

Z

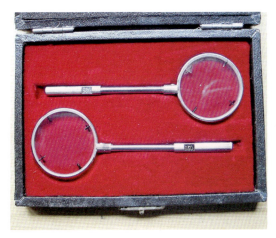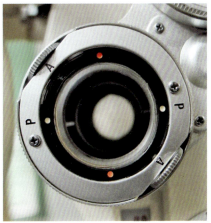

彩图4-13 交叉柱镜

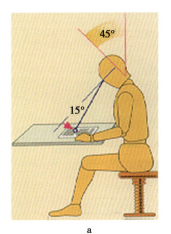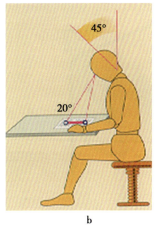

a　　　　　　　　b

彩图9-25　未老视者阅读时的自然姿态
a. 阅读者的头部自身体竖直线向下转动45°，眼球自第一眼位视轴向下转动15°
b. 阅读者无须转动头位而注视20°的垂直范围视场

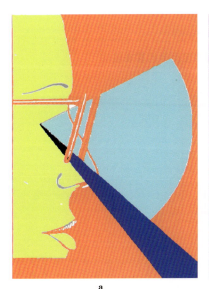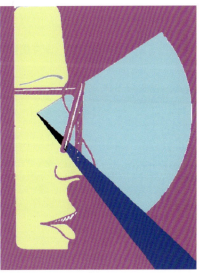

a　　　　　　　　b

彩图9-32　镜眼距离（a）和倾斜角（b）对有效视场的影响

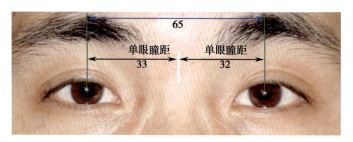

彩图 9-33　单眼瞳距

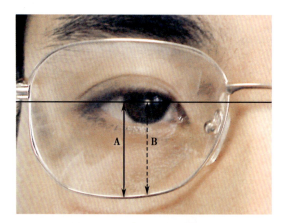

彩图 9-35　渐变镜的配镜高度

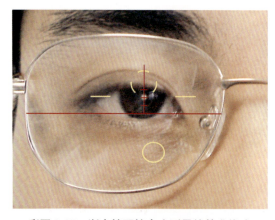

彩图 9-37　渐变镜配镜高度测量的基准线法

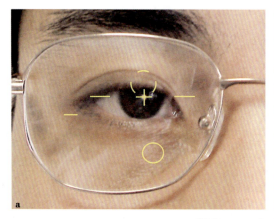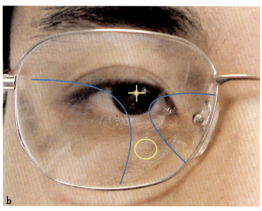

彩图 9-39　合适的渐变镜配适

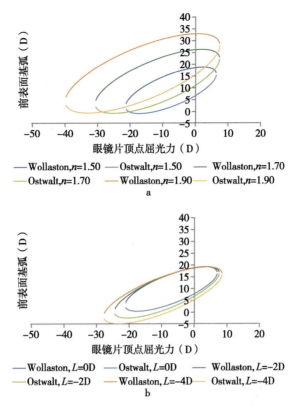

彩图 10-12　眼镜片点 - 焦形式设计的 Tscherning 椭圆

a. 眼镜片材料折射率 n 分别为 1.50、1.70、1.90，物方聚散度为 0D

b. 眼镜片材料折射率为 1.50，物方聚散度 L 分别为 0D、−2.00D 和 −4.00D

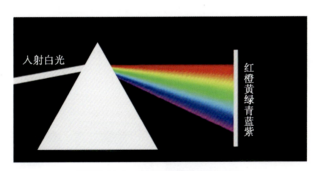

彩图 11-1　棱镜引起的色散现象

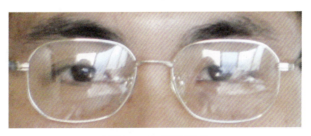

彩图 11-3　镜面反射

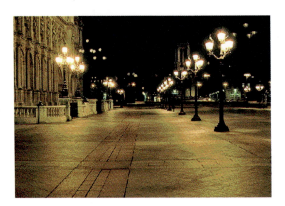

彩图 11-10　虚像"鬼影"

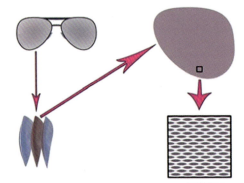

偏振滤膜嵌在镜片中　　　显微镜下，水平排列的滤膜分子

彩图 11-17　偏振眼镜片的结构示意图

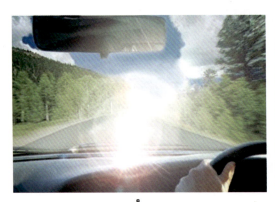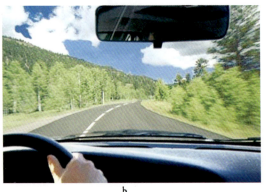

a　　　　　　　　　　　　　　　　　b

彩图 11-18　有无偏振滤膜眼镜片视物效果比较

a. 无偏振滤膜眼镜片　b. 有偏振滤膜眼镜片

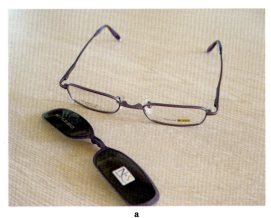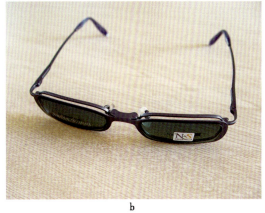

彩图 12-5　组合架图

a. 组合架拆分开示意图　b. 组合架组合在一起示意图

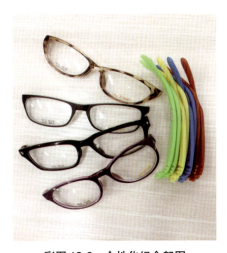

彩图 12-6　个性化组合架图

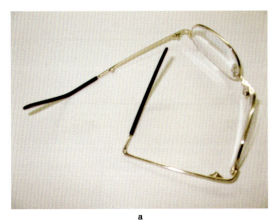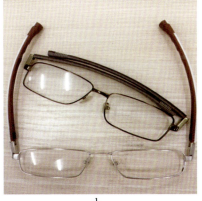

彩图 12-7　折叠架图

a. 六折镜架　b. 二折镜架

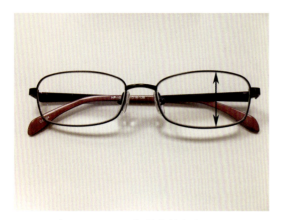

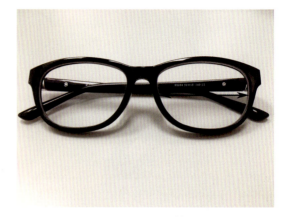

彩图 12-17 近视散光轴向为 180°
或远视散光轴向为 90° 眼镜架图

彩图 12-18 近视散光轴向为 90°
或远视散光轴向为 180° 眼镜架图

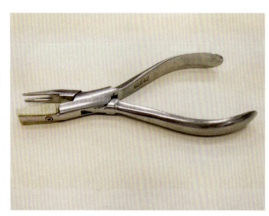

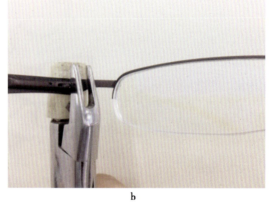

a

b

彩图 12-42 铰链固定钳及使用方法
a. 铰链固定钳　b. 使用方法

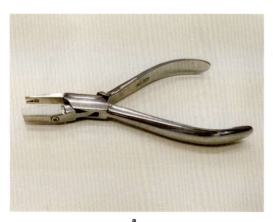

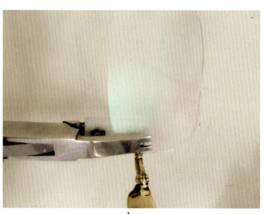

a

b

彩图 12-43 无框螺丝固定钳及使用方法
a. 无框螺丝固定钳　b. 使用方法

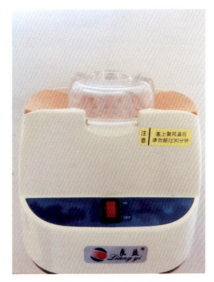

彩图 12-44　加热器

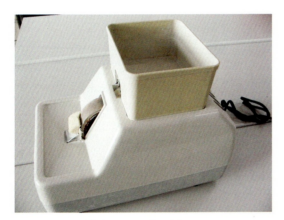

彩图 13-1　手工磨边机

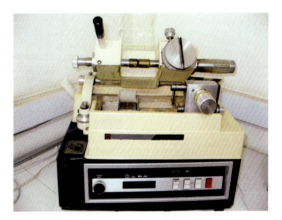

彩图 13-2　半自动磨边机

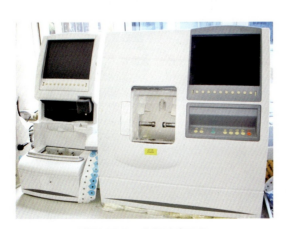

彩图 13-3　全自动磨边机

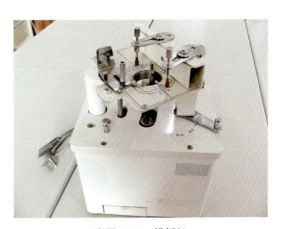

彩图 13-4　模板机

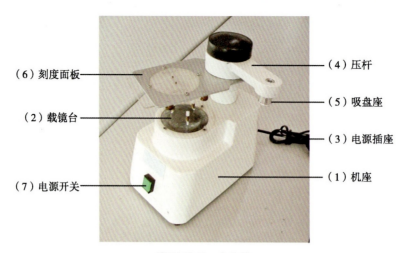

（6）刻度面板
（2）载镜台
（7）电源开关

（4）压杆
（5）吸盘座
（3）电源插座
（1）机座

彩图 13-5　中心仪

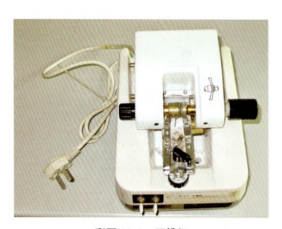

彩图 13-6　开槽机

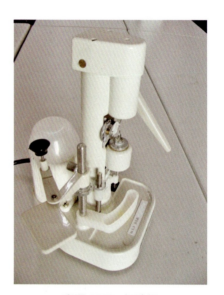

彩图 13-7　打孔机

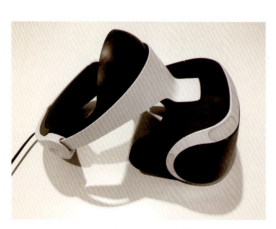

彩图 14-4　VR 眼镜

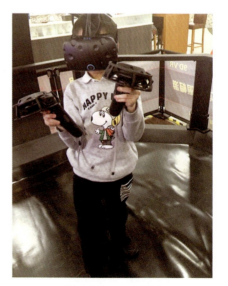

彩图 14-5　VR 游戏